The Silent Healers: Unveiling Care for the Disabled in the Past

Jessy

First Printing, 2024

*** ?8FI<G3 D<' 0DICE; J: I@ED**

< _iWXb[Z WdZ(eh_c fWh[Z _dZ_l_ZkWbi ^WZ[^_ijeh_YWbbo X[[d el[hbeea[Z _d j^[WhY^W[ebe]_YWb h[YehZ%W f[Wbi_d] edbo W b_c_dWb \]kh[i m^e h[Y[_l[b_jjb[je de Wjj[dj_ed ehh[Ye]d_j_ed "<eWf +)*0%f' , , 2# O ^[d j^[o Ze Wf[Wh% j^[i[_dZ_l_ZkWbi Wh[_Z[dj__[Z _d W [c ej_edWb Yedj[nj e\ *KLZMFULZZ%Z*h[WZ%WdZ Z[if Wbh "E [jpb[h +)*, %f' +# <k[je j^_i %WhY^W[ebe]_YWb WdWboi_i e\j[d ec_ji Z_iWXb[Z WdZ(eh_c fWh[Z _dZ_l_ZkWbi \hec j^[^_ijeh_YWb WhY^_l[%b[ikbj_d] _d W _dYec fb[j[kdZ[hijWdZ_d] e\ j^[fWj "L_bb[o +)*. %f' *- &+0#

Gd[c [j^eZ \ehh[_di[hj_d] Z_iWXb[Z WdZ(eh_c fWh[Z _dZ_l_ZkWbi _dje j^[^_ijeh_YWb h[YehZ _i Xo Yedi_Z[h_d] Wc _Yhe^_ijeh_YWb Xe_WhY^W[ebe]o e\ YWh[&]_l_d] X[^Wl_ehi' ; Wh[&]_l_d] X[^Wl_ehi Wh[iec [e\ j^[c eij Yec fb[n WdZ c kbj_&W[j[Ze\ ^kc Wd X[^Wl_ehi WdZ e\\[h h_Y^ _d\ehc Wj_ed _dje j^[jhWZ_j_edi WdZ l Wbk[i e\ j^[ieY_[jo _d m^_Y^ YWh[_i eYYkhh_d] "L_bb[o KY^h[da +)*0%f' , &+# L^[: _eWhY^W[ebe]o e\ ; Wh[": e; #_i W j^[eh[j_YWb c eZ[bZ[i_]d[Z je _Z[dj_\o Wf[Yji e\ YWh[&]_l_d] X[^Wl_ehi _d j^[WhY^W[ebe]_YWb h[YehZ Xo Yedi_Z[h_d] eij[eXe_e]_YWb[i "L_bb[o +)*. %f' *#

Gij[eXe_e]_YWb%m^_Y^ _i WdW j^[h c [j^eZ [c fbeo[Z \eh WdWboi_i%WZZh[ii[i ^em ia[b[jed_p[Z _dZ_l_ZkWbi Y^Wd][el[h j_c [_d h[ifedi[je Xe_e]_YWb fheY[ii[i%

---

[1] Disabled historical individuals are often viewed in a liminal status, which captures the biological state of being neither sick nor healthy; rather, these individuals existed on the border, the in-between, being not one nor the other (Metzler 2013, p. 5).

[dl _hedc [djWbYedZ j_edi%WdZ YkbjkhWb_d\bk[dY[i "@ei[a +)*2%f' -/# : []_dd_d] m_j^
j^[eXi[hl Wj_ed e\ i[l [h[fWj^ebe]o ed W^kc Wd ia[b[jed%j^[: e; eh] Wd_p[i j^[
Xebe] _YWb%eYWb%^_ijeh_YWb%Yedec _Y%febj_YWb%WdZ h[b] _eki b\[mWb [dl _hedc [dji e\ W
Z_i WXb[Z WdZ(eh_c f Wh[Z _dZ1 _ZkWbje X[jj[h kdZ[hijWdZ j^[XheWZ[h _c fb_YWj_edi e\ j^[
^_ijeh_YWbdWhhWj_l ["L_b[o KY^h[da +)*0%f' +#

Le h[_di[hj Z_i WXb[Z WdZ(eh_c f Wh[Z [nf[h_[dY[i _dje j^[^_ijeh_YWbdWhhWj_l [%j^_i j^[i_i [nWc_d[i jme ^kc Wd ia[b[jedi% kh_Wb*, %WdZ : kh_Wb*.) %Yeb[Y[Z \hec j^[: z] zp WhY^Wj[ebe] _YWbi_j[%_d E k] [d_%J ec Wd_W"i[[>] kh[+# L^_i i_j[YedjW_di W Y^khY^oWhZ \hec j^[: z] zp J [\ehc [Z; ^khY^ j^Wj ^W X[d _d ki[i_dY[**)) WdZ _i Ykhh[djbo ij_bb_d ki[jeZWb "NeW [j Wb +) +*%f' *# L^[: z] zp J [\ehc [Z; ^khY^ _i i_jkWj[Z _d @kd] Wh_Wd LhWdi ob Wd_W%ec [je Wd [j^d_YYkbjkh[ademd W j^[Kpua[bo ": [j^WZ +) *2%f' +. . #

Al WZZ_j_ed je h[[ijWXb_i^_d] Z_i WXb[Z WdZ(eh_c f Wh[Z _dZ1 _ZkWbi _dje c [Z_[l Wb WdZ [Whbo c eZ[hd LhWdi ob Wd_W ^_ijeho%j^_i j^[i_i Yedjh_Xkj[i je j^[^_ijeh_YWb ademb[Z] [e\ j^[WhY^Wj[ebe] _YWbi_j['< [if_j[fh[i[hl _d] _ji Wkjedec o \ehc eij e\ _ji ^_ijeho%LhWdi ob Wd_W WmWi imWf[Z XWWa WdZ \ehj^ X[jm[[d hkb_d] fem[hi "? s b+) *, %f' *-) # Mfed J ec Wd_W WXiehX_d] @kd] Wh o Ö [Wj[hd XehZ[h WdZ i _d *2*1 l _Wj^[Lh[Wjo e\ Lh_Wded%j^[beii e\ LhWdi ob Wd_W febj_YWbbo _ieb Wj[Z j^[Kpua[hi _d J ec Wd_W"R[`Z_ba [j Wb +) +*%f' / / # D1 _d] f[ef b[jeZWb h[YWbbWj_c [m^[d j^[o ehj^[_h] hWdZfWh[dji [nf[h_[dY[Z Wi ^\j_d _dj[hdWj_edWb XehZ[hi WdZ dWj_edWb _Z[djjo' < [if_j[j^[fh[i[dY[e\ @kd] Wh_Wd&f [Wi _d Kpua[bo _d LhWdi ob Wd_W%b[ho \[m ijkZ_[i Yedjh_Xkj[Wdo ademb[Z] [e\ j^[Kpua[bo\zbZ ": [j^WZ [j Wb +) *2%f' +. - #

L^_i j^[i_i [c fbeoi Wc _Yhe^_ijeh_YWb Xe_WhY^W[ebe]o e\ : kh_Wb*, WdZ : kh_Wb*.) mj^ W\e Yki ed YWh[&[_l_d] X[^W_ehi je Yedjh_Xkj[je @kd] Wi_Wd LhWdioh Wd_Wd ^_ijeho'
L^[Yec fb[n dWjkh[e\ YWh[&[_l_d] X[^W_ehi e\\[hi Wkd_gk[f[hif[Yj_l[_dje j^[l Wbk[i WdZ jhWZ_j_edi Kpuab[hi eY[jo%WdZ j^[h[\eh[_i ki[Zje _bbkc _dWj[XheWZ[h_c fb_YWj_edi e\ j^[bl_[Z [nf[h_[dY[\ehZ_i WXb[Z WdZ(eh_c f Wh[Z [j^d_YKpuab[hi \hec : z]zp% LhWdioh Wd_W'L_bb[o KY^h[da +) *0%' *+#

L^_i j^[i_i Z[l [befi c eZ[bi e\ YWh[\eh: kh_Wb*, WdZ : kh_Wb*.) Xo ZeYkc [dj_d] X_ebe]_YWb Z[dj__[hi%fWj^ebe]_[i% ehjkWho jh[Wjc [dj%WdZ j^[f^oi_YWb%eYe&Xkbjkh Wb% WdZ [Yedec _Yb\[mWbi' L^[d%j^[i[c eZ[bi e\ YWh[Wh[Wfb_[Z Wed]i_Z[bWh][&YWb[WdZ bed]&[hc f^[dec [dWje fheZkY[eij[eXe]hWf^_[i e\ Xej^ Xkh_Wbi' >_dWbo%j^[i[c kbj_iYWbWh _dj[hi[Yj_edWbj_[i Wh[WdWbop[Zje kdZ[hijWdZ j^[XheWZ[h_c fb_YWj_edi e\ c [Z_[l Wb WdZ [Wbo c eZ[hd LhWdioh Wd_W'H[bjed[d +)) *%' , - 14O Wjed +)) 1%' / #
KkY^_di_]^ji _dje YWh[&[_l_d] X[^W_ehi ^[bf je Yec fb[j[Xej^ j^[^_ijeho e\ Kpuab[hi _d LhWdioh Wd_W WdZ Z_iWXb[Z WdZ(eh_c f Wh[Z _dZ_l_ZkWbi \hec c [Z_[l Wb WdZ [Wbo c eZ[hd LhWdioh Wd_Wd ^_ijeho'

*** ?8FI<G7 LE' 7 ?<EG<I@8B2 E; <BH**

L^_i j^[i_i [c f\beoi \ekhj^[eh[j_YWbc eZ[bi \ehZWyWWdWbi_i' L^[i[c eZ[bi% _dYbkZ_d] c _Yhe^_ijeh_YWb WdWboi_i%eY_WbXe WhY^W[ebe]o%eij[eXe] hW^o%WdZ j^[: _eWhY^W[ebe] o e\ ; W[j^[eho%W[Z_ij_dYj heb[i' E _Yhe^_ijeh_YWb WdWboi_i _i ki[Zje eh] Wd_p[iYWb[i e\ WdWboi_i X[jm[[d _dj[hWYj_d] 1 Wi_WX[i e\ [WY^ Xkh_Wb WdZ j^[_h Yedj[njkWb if[Y_Yb\[mWb [dl_hedc [dji' KeY_WbXe WhY^W[ebe] o ^[bfi _d kdZ[hijWdZ_d] el [h&WhY^_d] j^[c [i e\ _dj[hfh[jW_ed%_dYbkZ_d] XeieY_WbYedi_Z[hW_edi' ; edijhkYj_d] eij[eXe] hW^_[i fbWY[i [WY^ Xkh_Wb m_j^_d j^[Yedj[nj e\ j^[ieY_W%b[b]_eki%ebj_YWb% WdZ [Yedec _YbWdZi YWf[i e\ c [Z_[l WbWdZ [Wbo c eZ[hd LhWdi ob WdWD Wjbo%j^[: _eWhY^W[ebe] o e\ ; W[j^[eho _i j^[c Wehj^[eh[j_YWb\ekdZWj_ed e\ j^_i j^[i_i \eh _dj[hfh[j_d] fW^ebe]_[i ed Xej^ Xkh_Wbi'

"! 2 @GE?@HEGN

E _Yhe^_ijeho _i W\b[n_Xb[c [j^eZebe] o j^Wj _dj[di[bo \eYki[i ed Wic WbbikX[Yj c Wj[hje h[l [WbYedd[Yj_edi _d ^kc Wd X[^W_eh"; e^[d +) *0%' . - # L^[i[Yedd[Yj_edi Wh[c WZ[Xo [nWc _d_d] ic Wbb&YWb[h[Wbj_[i e\ j^[b_l[Z [nf[h_[dY[[2]%_dYbkZ_d] WhY^_l Wb

[2] The notion of the 'lived experience,' developed from Marxist origins and directly challenges the idea that people move and exist within the obscure details of the everyday lives of the masses; this type of inquiry understands that macro-scale concepts, such as historical processes, industrialization, bureaucratization, and modernization blends people within arid abstractions (Crew 1989, 393-396). In order to deconstruct

WdZ Xebe]_YWbc W[h_Wb L^_i [nWc _dW_ed [dWX[i WXhe WZ[hkdZ[hij WdZ_d] e\ Wd

_dZ1_ZkWbÖ Yedij Wdj d[]ej_W_ed% Wd_fkbW_ed%Ye_Y[i%WdZ Z[Yi_edi m j^_d W

dehc W_1 [h[Wbjo "D[1 _*22*%f' 21&22# Ad ej^[hmehZi%e _Yhe^_ijeho _i Wd

Wdj^hefebe]_YWbo _d\ehc [Z Wf fhe WY^ je Z[1 [bef_d] ieY_Wb^_ijeho m_j^ j^[Y[djhWb\eYki

X[_d] j^[^_ijeho e\ [1 [hoZWo b_\["? h[]eho *222%f' *). # >ehj^_i j^[i_i%W

c _Yhe^_ijeh_YWbj^[eh[j_YWbc eZ[b_i ki[Z je eh]Wd_p[WdWboi_i \eh: kh_Wb*, WdZ *.)'

E _Yhe^_ijeh_YWbWdWboi_i Z[1 [bef[Z \hec ? [hc Wd KjhkYjkhWb^_ijeho%

B[Y\ R[\ YNLZJOPJQL"j^WmW [c fbeo[Z \eh^_ijeh_YWbWdWboi_i X[\eh[j^[*2/)i WdZ *20)i

WdZ [1 [djkWbo X[YWc [j^[d[mbo WYY[fj[Z f WhWZ]c % *0 SSJHNZNLZJOPJQL* "; h[m *212%f'

, 2- 4? h[]eho *222%f' *)) # *0 SSJHNZNLZJOPJQL* [nWc _d[i meha_d] YbWi YkbjkhW[i%eY_Wb

ijhkYjkh[i%efkbWh [nf[h_dY[i%WdZ febj_YWbfhe Y[ii[i je h[Yedijhk Yj j^[1 Wbk[i%

W_jkZ[i%d[[Zi%mWdji%WdZ Z[i_h[i e\ ehZ_dWho f[efb["; h[m *212%f' , 2. # L^_i jof[e\

WdWboi_i [nWc _d[i ioc XebYWdZ c W[h_Wbh[iekhY[i WdZ Wfb_[i j^[i[_dj[hfh[jW_edi je

^_ijeho je kdZ[hijWdZ j^[b_1 [Z [nf[h_dY["D[1 _*22*%f' 22#

9 \[m a[o _Z[W ^[bf Z[_d[j^[XekdZWh[i e\ Wc _Yhe^_ijeh_YWbWfhe WY^' L^[

_hij _i j^Wc _Yhe^_ijeh_YWbWdWboi_i h[ZkY[i j^[iYWb[e\ eXi[hl W_ed%m^_Y^ Wbemi \eh Wd

_dj[di_1 [ijkZo e\ j^[c W[h_Wb L^hek]^ j^_i f[hif[Y_1 [%YWb[_i Z[_d[Z W Wjeeb\eh

WdWboi_i j^Wi[h1 [i je c [Wkh[WdZ Z[_d[j^[Z_c [di_edi _d W_[bZ e\ h[bW_edi^_fi' D[1 _

"*22*#[nfbWdi j^Wj^[h[ZkY_ed e\ iYWb[_i Wd WdWboj_YWbj[Y^d_gk[%m^_Y^ YWd X[

Wfb_[Z Wdom^[h[_dZ[f[dZ[djbo e\ j^[Z_c [di_edi e\ j^[eX[Yj WdWbop[Z "f' 22&)) #

L^[fkhfei[e\ ic Wbb&YWb[WdWboi_i _i je i[[Y Wc _Yhe&Z[jWb_e\ b_\[WdZ kdZ[hijWdZ _ W

jÖ Wfb[Z je j^[c Whe&[di["D[1 _*22*%f' *)) # Ke%Wj^ek]^ c _Yhe^_ijeho YWd X[

---

these ideas, microhistory gleans on the lived experience of people- their active and personal identity as historical subjects (Crew 1989, 396).

WfbZ_d Wl Wi[jo e\ Yedj[nji%j^[kd_\o_d] fh_dY_fb[e\ Wbc _Yhe^_ijeh_YWbh[i[WhY^ _i j^[X[b_[\ j^Wj c _YheiYef_YeXi[hl Wj_ed YWd h[l [Wb \WYjehi j^Wj%ej^[hm_i[%mekbZ]e kdeXi[hl [Z "D[l _*22*%f' *)*#

E _Yhe^_ijeho Wei e _di_iji ed j^[j^_Ya Yedd[Yj[Zd[ii e\ j^_d]i%ed iYWb[i Xej^ ic Wb WdZ bW][&j^Wj Wi kX'[Yj_i WmWbi c [Z_Wj_d] X[jm[[d X_ehe]_YWb%beY_Wb%[Yedec _Y% h[b]_eki%WdZ febj_YWbYhYkc ijWdY[i "; e^[d +)*0%f' . 2# E _Yhe^_ijeho Wc i je kdZ[hijWdZ j^_i ed]e_d] d[]ej_Wj_ed e\ f[hiedWb W][dYo[3]%bWj^[hj^Wd `kij WYY[fj_d] W][d[hWb YedZ_j_ed e\ h[bWj_edi^_f%Wi eY_Wj_ed%WdZ Yedd[Yj_ed' >kj^[h%e _Yhe^_ijeho Wei e Yedi_Z[hi ^em Wf[hiedÖ ikhhekdZ_d]i WdZ YedY[fjkWb_pWj_edi%Xej^ _d jWd]_Xb[WdZ ded& jWd]_Xb[\ehc i%W\[Yj j^[_h _dj[hf h[jWj_ed e\ j^[mehbZ WhekdZ j^[c "; e^[d +)*0%f' /*#

>hec j^_i f[hif[Yj_l[%e _Yhe^_ijeho _dl _j[i j^[h[i[WhY^[hje fedZ[h[nf[h_[dY[\hec _di_Z[j^[^_ijeh_YWbW][dj "; e^[d +)*0%f' . 2# Ad j^[Yedj[nj e\ j^_i j^[i_i%j^_i _Z[Wi Wffb_[Z je kdZ[hijWdZ ^em c [Z_[l Wb @kd] Wi_Wd LhWdiobl Wd_Wi kdZ[hijWdZ WdZ h[WYj je Z_iWij[Z WdZ(eh_c fW_h[Z _dZ_l _ZkWbi'

L^[ ]eWb e\ [c fbeo_d] Wc _Yhe^_ijeh_YWb WdWboi_i _d j^_i fhe`[Yj _i je kdZ[hijWdZ j^[ZodWc _Y^kc Wd _dj[hWYj_edi j^Wj W\[Yj[Z : kh_Wb*, WdZ : kh_Wb*.) "? h[]eho *222%f' *). # L^_i j^[i_i [nfbeh[i l Wh_eki \WYjehi%_dYbkZ_d] X_ehe]_YWb%beY_Wb%[Yedec _Y% ^_ijeh_YWb%febj_YWb%WdZ h[b]_eki Yedi_Z[hWj_edi&Wbe\ m^_Y^ c kij X[[nWc _d[Zj^hek]^ j^[f[hif[Yj_l[e\ WZ_iWX[Z(_c fW_h[Z ^_ijeh_YWb _dZ_l _ZkWb b_l_d] _d c [Z_[l Wb je [Whbo c eZ[hd LhWdiobl Wd_W

---

[3] Agency, as applied to this thesis, is defined as the intentionality and ability to make decisions and act on these ideas during life (Tilley 2015, p. 130). In regard to microhistorical analysis, the intent is for the reduction of analytical scale to allow for a more inciteful interpretation of agency, or the ability to understand how a particular individual made decisions and acted within these decisions in their specific spatial and temporal context.

Gd[e\ j^[_hij c_Yhe^_ijeh_YWb meha i_ ; Whe ? _dpXkh]Ö "*20/ #ÇL^[; ^[[i[

WdZ j^[O ehc i3L^[; eic ei e\ W K_nj[[dj^& [djkho E _bb[hÉL^_i f_ed[[h_d] meha

YedZkYj[Z Wd _dj[di[WdWboi_i e\ Wic Wbh&YWb[ikX[Yj%ki_d] WhY^_l Wb h[iekhY[i je

Wjj_YkbWj[j^[b_\[e\ Wd _dZ_l _ZkWb WdZ m[W[j^_i _bbkijhWj_ed _dje j^[^_ijeh_YWb \WXh_Yed W

c Wbhe&YWb["@ei[a +)+) %f' 2# 9 dej^[h [nWc fb[e\ Wd [Wbho ic Wbh&YWb[ikX[Yj WdWboi_i

_i Dkjp F _[j^Wc [hÖ "*21. #fkXb_YWj_ed ed j^[^_jeho e\ j^[J k^h] [X[j X[jm[[d *2,)

WdZ *2/)' Ad j^_i ijkZo%j^[iYWb[e\ WdWboi_i mW h[ZkY[Z je ehWb ^_ijeho' : o \eYki_d] ed

`kij ehWb ^_ijeho%F _[j^Wc [h"*21. #[nfei[Z meha_d] YbWi [nf[h_[dY[i j^Wj Yekb Z dej X[

\ekdZ _d WhY^_l Wb WdZ fkXb_^[Z iekhY[i "; h[m *212%f' , 2/ &20# : o jWa_d] Wic Wbh&YWb[

ikX[Yj WdZ Wf fbo_d] _j je j^[c Wbhe&[di[%j^[i[ijkZ_[i e\\[hd[m mWoi je kdZ[hijWdZ j^[

XheWZ[h _dj[hb[Yjk WbWdZ h[b]_eki jh[dZi %efkbWh Ykbjkh[%ehWbjhWZ_j_edi %WdZ b_\[e\ W

if[Y_YYedj[nj "@ei[a +)+) %f' 24RWd[jj_+) *-%f' *) 10#

Gj^[h_d\bk[dj_Wb [nWc fb[i e\ c _Yhe^_ijeh_YWb WdWboi[i _dYbkZ[; b_\\ehZ ? [[hjpÖ

"*20+# WdWboi_i e\ YeYa_]^j_d] W Wioc Xeb\eh: Wb_d[i[ieY[jo' L^_i ijkZo Ye_d[Z j^[

j[hc [OPJR KLZJYPW[FVUZ"m^_Y^ X[YWc[Wa[o _Z[W_d c _Yhe^_ijeh_YWb meha' L^_Ya

Z[iYh_fj_edi%ehl [ho Yhei[WdZ ic Wbh&YWb[WdWboi_i%YWjkh[i j^[dkWdY[Z _dj[hfh[jWj_edi

h[gk_h[Z \eh WYYkhWj[^_ijeh_YWb meha' ? [[hjpÖ "*20+# WdWboi_i j_[i je] [j^[hj^[c Weh

j^[eh[j_YWb YedY[fji kj_bp[Z _d j^_i j^[i_i%_dYbkZ_d] Ykbjkh Wb c Wj[h_Wb_jo[4] WdZ j^[

Wfb_YWj_ed e\ f[hiedWb W[dYo "E Y? [[O Wc i +)+) %f' -/, &-/2#

[4] Cultural materiality acknowledges that people conceptualize and react to the world around them from a subjective lens. That how a person's decisions and actions, such as naming, labeling, explaining, celebrating, writing, hiding, selling, etc. originates from a personal meaning that is intellectual emotional, and/or sacred. By utilizing cultural materiality, microhistory places a person's experiences and interpretations as central proponents for analysis (Cohen 2017, p. 61).

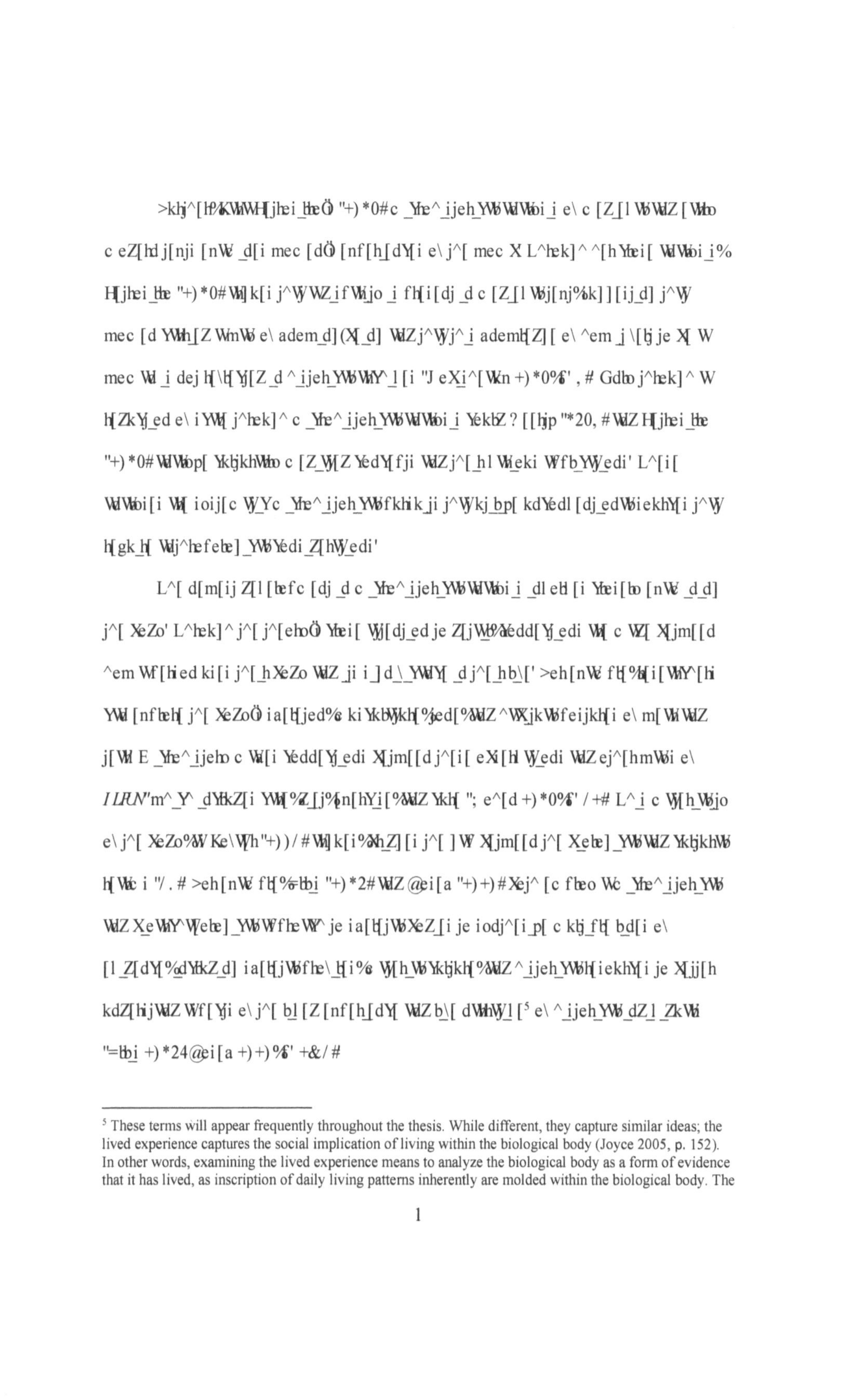

[5] These terms will appear frequently throughout the thesis. While different, they capture similar ideas; the lived experience captures the social implication of living within the biological body (Joyce 2005, p. 152). In other words, examining the lived experience means to analyze the biological body as a form of evidence that it has lived, as inscription of daily living patterns inherently are molded within the biological body. The

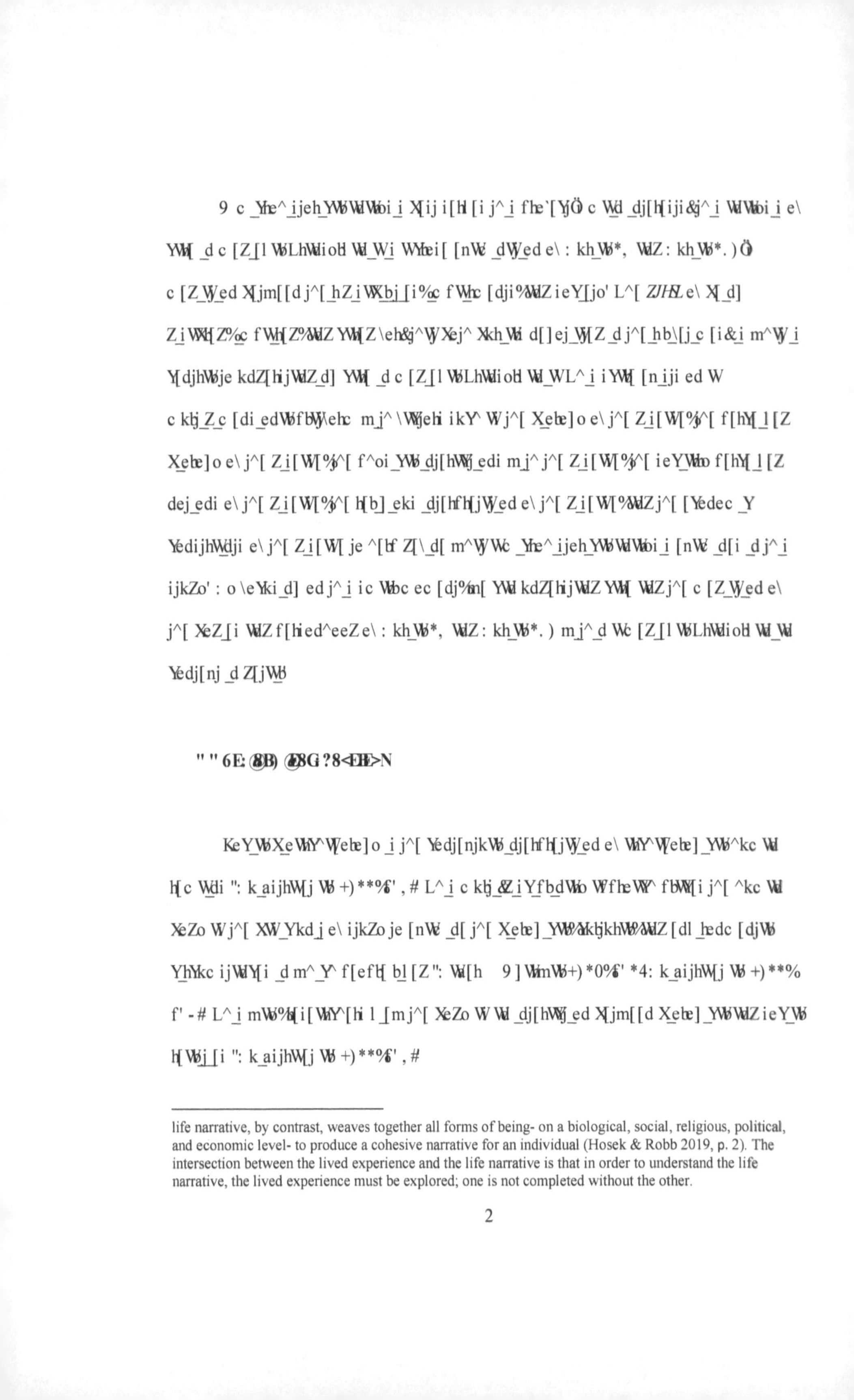

life narrative, by contrast, weaves together all forms of being- on a biological, social, religious, political, and economic level- to produce a cohesive narrative for an individual (Hosek & Robb 2019, p. 2). The intersection between the lived experience and the life narrative is that in order to understand the life narrative, the lived experience must be explored; one is not completed without the other.

: _eWhY^W[ebe]oÖ \eYki _i i[f WhW[Z _dje jme Z_ij_dY[jh[dZi3 j^[_hij \eYki[i ed XW_YX_ebe]_YWb \WYjehi e\ WhY^W[ebe]_YWb ^kc Wd h[c W_di%kY^ W [ij_c Wj_d] W][&Wj&Z[Wj^ WdZ i[n ": k_aijhW[j Wb +) **%f' ,&# L^_i X_eWhY^W[ebe]_YWb \eYki [nWc _d[i jef_Yi ikY^ W] [eif Wj_Wb WdWboi_i%c _Yhe_c Wj_d]%eb[YkbWh WdZ Y^[c _YWb WdWboi_i%f_][d[j_Yi%WdZ Z[l[befc [djWb X_ebe]o ": Wd[h 9] WhmWb+) *0%f' -# Al Yedjhwj%j^[i[YedZ jh[dZ _d X_eWhY^W[ebe]o h[Ye] d_p[i j^Wj X_ebe]_YWb c [Wkh[c [dji ^ebZ b_jjb[h[b[l WdY[ekji_Z[e\ Yedj[njkWb pWj_ed j^Wj%Xo [nWc _d_d] X_ebe]_YWb \WYjehi m_j^ekj ieY_WbYedi_Z[hWj_edi%j^[c Wj[h_WbjoW e\ ^kc Wd [n_ij[dY[_i ec _jj[Z "Hh[kY[b E [ia[bb+)) -%f' -# O_j^ ieY_Wb X_eWhY^W[ebe]o Wj^[iebkj_ed%eY_Wbj^[eho _i _dj[]hWj[Z WdZ kj_bp[i Ç^eb_ij_Y _dj[hfh[jWj_edi%W WfbbfZje ^kc Wd h[c W_di ": k_aijhW[j Wb +) **%f' -&#

9 dWboo_d] WhY^W[ebe]_YWb ^kc Wd h[c W_di X[] Wd _d j^[bWj[[_]^j[[dj^ Y[djkho' 9 i ijWdZWhZ je WhY^W[ebe]_YWb h[i[WhY^ \ehj^_i j_c [%WhY^W[ebe]_YWb Yedj[nji WdZ c ehjkWho Yedj[nji m[h[a[fj i[f WhWj[' A ^kc Wd h[c W_di m[h[ijkZ_[Z%h[i[WhY^ \eYki[Z ed W][&Wj& Z[Wj^%i[Wj^%Z_[j%WdZ WdY[ijho WdZ Z_Z dej [nf WdZ X[oedZ j^[i[X_ebe]_YWb f WhWc [j[hi ": k_aijhW[j Wb +) **%f' .# =WhWo f_ed[[hi e\ WdWboo_d] ^kc Wd h[c W_di _dYkZ[KW k[b ?[eh][E ehjed "*1. +#%Wei[f^ Bed[i "*101#%WdZ O W^_d]jed E Wj^[mi "*12, #": k_aijhW [j Wb +) **%f' 0# DWj[h%E Wj^[mi "*12, #_dif_h[Z 9 d][bÖ "*2- / #j[hc %*VJHHSI FVSVN "* m^_Y^ _i Wd WdWboi_i X[_d] _hc bo heej[Z _d Yedj[njkWbX_ebe]_YWbc Wj[h_Wb m_j^_d W ieY_Wbo Yedijhky[Z h[Wbc ": k_aijhW[j Wb +) **%f' 1# >hec j^_i fe_dj ed%X_ebe]_YWb Wdj^hefebe]o ihemb X[YWc [c eh[_dj[h&WdZ _djhW&Z_iY_fb_dWho WdZ [l[djkWbo Z[l[bef[Z _dje j^[X_eYkbjkhWbWfheWY^ kj_bp[Z jeZWo "9 hc [bW[ei ? [hl[d +)), %f' . 1#

9 bj^ek]^ ; bWha "*20+#mW j^[_hij je ki[j^[j[hc *I FVHYJCHLVSVN "j^_i Wfb_YWj_ed mW bc _j[Z je \WkdWbh[c W_di' BWd[=' : k_aijhWmW j^[_hij Wdj^hefebe]_ij je

Z[_d[WdZ Wffbo *IVHYJOHLVSVN* je j^[WdWboi_i e\ ^kc Wd ia[b[jWb h[c Wdi _d *20/ Wj^[

WdkWbc [[j_d] e\ j^[Kekj^[hd 9 dj^hefebe]_YWb KeY[jo ": k_aijhW[j Wb +)**%f' *+# Le

kdZ[hijWdZ j^[Yec fb[n dWjkh[e\ ^kc Wd f^[dec [dWwbeY_WbX_eWhY^W[ebe]o h[iji kfed

i[l [hWbj^[eh[j_YWbYedY[fji \eh_dj[hfh[jWj_ed%_dYbkZ_d] c Wj[h_Wb_jo%Yedj[njkWb_jo%

[c XeZ_c [dj%j^[b_\[Z[nf[h_[dY[%WdZ W][dYo ": k_aijhW[j Wb +)**%f' **4KY^_\\[h+)))%

f' +#

E Wj[h_Wb_jo [nWc _d[i j^[XeZo W W Yedijhk Yj_ed e\ j^[ieY_Wb%f^oi_YWb%

[dl _hedc [djWb%febj_YWb%WdZ h[b]_eki c [Wd_d]i j^Wj Wh[_c fei[ZZkh_d] j^[b_\[Yekhi[

"Ke\Wh+))/%f' /.# Al ej^[hmehZi%c Wj[h_Wb_jo _i [l _Z[dY[_d j^[XeZo e\ Ykbjkh Wb

fhWYj_Y[i%[di[i%[di Wj_ed%c el [c [dj%WdZ j[c fehWbZ_c [di_ed j^Wj eYYkh X[\eh[%

Zkh_d]%WdZ Wj[h b_\["Ke\Wh+))/%f' //# L^hek] ^ j^_i kdZ[hijWdZ_d]%j^[fbWij_Y

Y^WhWYj[h_ij_Ye\ b_\[_d XeZ[i Wbbemi j^[c je X[i^Wf[Z Xo Xej^ j^[dWjkhWbWdZ Ykbjkh Wb

[dl _hedc [dj' HbWij_Yjo _i WX_ebe]_YWb\kdYj_ed j^Wj WbbYekdji \eh ioij[c Wj_Y Y^Wd][i _d W

f[hiedÖ ijhkYjkh[WdZ(eh \kdYj_ed' E Wj[h_Wb_jo _i Wb^_[l [Z j^hek] ^ j^[i[%Çh f[Wj[Z

f[h\ehc WdY[i e\ mWbi e\ X[_d]%j^Wj j^[XeZo h[Wbji je%^W[i%WdZ [c XeZ[i Ykbjkh Wb

[nf[h_[dY[i' O _^ fbWij_Yjo W WekdZWj_ed%c Wj[h_Wb_jo Wbbemi h[i[WhY^[hi je c [Z_Wj[

X[jm[[d j^[c Wj[h_WbWdZ j^[X_ebe]_YWb "BeoY[+)))%f' -0-4Ke\Wh+))/%f' 0*#

9 dej^[h f_bbWh e\ ieY_WbX_eWhY^W[ebe]o _i [c XeZ_c [dj j^[eho%m^_Y^ ijkZ_[i j^[

ijhkYjkh[i WdZ [dYekdj[hi e\ _dZ_l _ZkWbi[6] "@ei[a +)+)%f' *,# =c XeZ_c [dj j^[eh_[i l _[m

f[efb[W ieY_WbikX[Yji m^e Wh[j^[ehp[Z m_j^_d j^[_hif[Y_Y ieY_Wbh[Wbc ' H[efb[Wh[

---

[6] Phenomenological approaches view the experience of the mind and body as an instrument for which information and experiences are received, acted through, and from which meaning is generated. In other words, by placing a hermeneutic interpretive perspective in place of a semiotic one, embodiment can be understood as the applied analysis to the processes and contingencies of human bodies "being in the world," and an attempt to "conceptualize the past as a lived, sensual experience," (Hamilakis et al. 2002, p. 1; Joyce 2004, p. 83; Merleau-Ponty 1962, p. 167).

Wb_d WijWY[e\ [l[h&WWj_d] Y^Wd][Wj^[o [nf[h_[dY[b_[' L^hek]^ j^_i _Z[We\ Yedij Wdj Y^Wd][WdZ _dZ_l_ZkWbjo%j_i [ii[dj_Wbje dej[j^Wj j^[h[_i de _n[Z _Z[dj_jo je Wf[hied% hWj^[h Wc oh_WZ e\ ikX[Yj_l_jo WdZ ieY_Wbjo \eh[l[ho _dZ_l_ZkWb"9 bX[hj_+))*%$' *2)4 BeoY[+))-%$' 1+%-# : o l _[m_d] f[ef b[W WYjehi m^e fWj_Yf Wj[_d j^[hjkWbi WdZ][ijkh[i e\ [l[ho ZWb b\[%c XeZ_c [dj j^[eh_[i h[l[Wb ^em fhWYj_Y[WdZ _Z[dj_jo Wh[c [Z_Wj[Z j^hek]^ j^[XeZo' L^[i[^WXjkWb WYj_edi Wh[h[\b[Yj[Z _d XeZ_[i WdZ Wbem ieY_WbXe WhY^Wj[ebe]_iji je [c XhWY[j^[Yedj_dkeki Z[l[bef c [djWbijWj[e\ ia[b[jWb h[c Wdi "<kha^[_c *2*+4@ei[a +)+)%$' *, 4BeoY[+))-%$' 1+4E Wkii *20, #

A_i _c fehjWdj je dej[j^Wj WY[fj_d] j^Wj XeZ_[i feii[ii c Wj[h_Wbjo WdZ [c XeZo [nf[h_[dY[i \khj^[h Wbe]k[i \ehj^[WY[fjWdY[j^Wj XeZ_[i YedjWd Wf[Yji \hec j^[*SYLK L_WLYHLUJL$* L^[b_l[Z [nf[h_[dY[YWd X[Z[_d[Z W%Gj^[XeZoÖ _dj[hdWbehfioY^_Y _diYhfj_ed%e\ ZWbo WYj_l_j_[i j^WjeYYkh\hec b_l_d] "BeoY[+))).%$' *. +# Bkij W ia[b[jWbXeZ_[i ^WXeh[l_Z[dY[\hec b_l_d]%kY^ Wj[[j^ feii[ii_d] c _YheiYef_Y iYhWjY^[i \hec c Wj_YWj_ed fheY[ii[i%ehZ[l[bef_d] Wj^hj_i \hec el[hk&nj[di_l[`e_dj ki[%WdWbop_d] j^[b_l[Z [nf[h_[dY[W WYedi[gk[dY[\hec Wf[Yji e\ ZWbo b\[Wbemi h[i[WhY^[hi je h[Wbij_YWbo fbWY[_dZ_l_ZkWbi m_j^_d j^[h[bY_edWbdeZ[i e\ X_ebe]_YWb% ieY_WbWdZ c Wj[h_Wb\ehY[i "@ei[a +)+)%$' *, 4H[Wbi ed : k_aijhW+))-%$' +*. 4J ei[: kha[+))/%$' , +, # 9 Y^_[l_d] j^_i f[hif[Yj_l[\eh WdWbop_d] edY[&b_l_d] ia[b[jWbXeZ_[i _i [ii[dj_Wb\ehkdZ[hijWdZ_d] ^em j^[ekji_Z[mehbZ W\[Yji WdZ Y^Wd][i Wf[Yji je j^[ia[b[jWbXeZo "BeoY[+))-%$' *. +#

L^[bWj j^[eh[j_YWb\ekdZWj_ed \ehj^_i h[i[WhY^ _i W[dYo j^[eho%m^_Y^ _i j^[WX_bjo je c WdjWd _dj[dj_edWbjo m^[d c Wa_d] Z[Y_i_edi WdZ WYj_d] ed j^[i[Z[Y_i_edi Zkh_d] b\["L_bb[o +)*.%$' *,)# 9][dYo _i _Z[dj__[Z _d X[^Wl_ehi j^Wj Xej^ Y^Wbb[d][

WdZ ikffehj ieY_[jWbdehc i&j_i i_c fbo Wi [hj_d] _dj[dj_ed m^[d c Wa_d] WZ[Y_i_ed "L_bb[o +)*. %f' *+2# L^[WXbjo WdZ Wj_ed e\ c Wa_d] _dj[dj_edWbZ[Y_i_edi W\[Yji j^[c Wj[h_Wbjo%jc XeZ_c [dj%WdZ bl_[Z [nf[h_[dY[e\ Wf[hied' L^[h[\eh[%W[dYo j^[eho YWd X[l_[m[Z W j^[YWjWboij \eh Wbej^[hieY_Wb YedY[hdi m^[d WdWbop_d] ^kc Wd ia[b[jWb h[c Wdi'

L^_i Wf[Yj e\ W[dYo j^[eho _i l_jWb WdZ _i j^[XWi_Yj^[eh[j_YWb \ekdZWj_ed \eh m^_Y^ j^[: e; _i Xk_bj' L^[c Wehj[d[ji e\ j^_i j^[eh[j_YWb c eZ[b \ebbem E eeh[Ö "+)))# Z[_d_j_ed j^Wj W[dYo _i dej j^[eXi[hl[Z WYj_ed "Z[YZ_d]# eh _ji ekjYec [%Xkj j^[ÇeY_Wbbo i_]d__YWdj gkWbjo e\ WYj_edÉ "f' +)/# Adj^[Yedj[nj e\ : e; _dj[hfh[jWj_ed e\ W[dYo%jj h[\[hi je j^[Z[Y_i_ed je X[ ]_d%je WdjWd%WdZ Z[YZ[m^Wj c eZ[b e\ YWh[_i Wffb_[Z[7] "L_bb[o +)*. %f' *,)# >eh[nWc fb[%j^[j[hc _dW[d e\ YWh[_i [l_Z[dY[\eh j^[X[^Wl_ehWbZ[Y_i_ed je ijef h[Y[_l_d] YWh[WdZ "iec [j_c [i#h[]W_d _dZ[f[dZ[dY["L_bb[o +)*. %f' *+1# L^_i YedY[fj Wffb_[i m[bb\eh: kh_Wb*.)%m^e b_a[bo h[Y[_l[Z YWh[W Z_h[Yj ikffehj \eh Wi^ehj je c [Z_kc Zkh_Wj_ed%WdZ edbo h[gk_h[Z YWh[_i WYYec c eZWj_ed kdj_b ^_i Z[Wj^'

9 ffbo_d] W[dYo _d j^[Yedj[nj e\ ^[Wj^&h[bWj[Z YWh[ ]_l_d] fhel_Z[i jme ikYY[ii\kbf[hif[Yj_l[i \eh WdWboi_i' >_hij%jj Wb]di j^[: e; Z_h[Yjbo m_j^ j^[_dj[h[iji e\ ieY_WbXeWhY^W[ebe]o' K[YedZ%j^[kd_gk[Wffb_YWj_ed e\ W[dYo Wc i je kdZ[hijWdZ j^[Z[Y_i_edi je fhel_Z[(h[Y[_l[%WdZ Yedijhk Yj c eZ[bi e\ YWh[_d ikY^ WmWo j^Wj _i h[Yel[hWXb[\hec j^[WhY^W[ebe]_YWb h[YehZ "L_bb[o +)*. %f' *, +# : o h[\eYki_d] j^[YedY[fj e\ W[dYo%j^[: e; YWd h[l[Wb j^[WdWboi_i e\ YWh[X[^Wl_ehi _d ikY^ WmWo j^Wj

[7] For a detailed description of the range of decisions (agency) involved with providing/receiving care, see Tilley (2015).

mekbZ ^W[ej^[hm_i[X[[d d[]b[Yj\kb e\ j^[[c X[ZZ[Z ie Y_Wb fhWYj_Y[i WdZ h[bWj_edi j^Wj fheZkY[Z YWh[_d j^[_hij fbWY["L_bb[o +)*. %f' *, *#

"# 3 H<E9@E>C8F?N

Gij[eX_e]hWf^o%ehj^[c _Yhe WdWbo i_i e\ _dZ_l_ZkWb ia[b[jedi%_i j^[j^[eh[j_YWb c [j^eZebe]o j^Wj Yec X_d[i c _Yhe^_ijeh_YWb X_eWhY^W[ebe]_YWb j[d[ji je [l_Z[dY[Yebb[Yj[Z j^hek]^ j^[: e; je Yedijhk Yj Wb_\[dWhhWj_l["@ei[a J eXX +)*2%f' +# J eXX "+))+#Z[_d[i eij[eX_e]hWf^o Wi j^[ijkZo *[OYV\ NO*^kc Wd ia[b[jedi e\ j^[X_e]hWf^o e\ j^[YkbjkhWb dWhhWj_l["@W_bWd_i [j Wb +))+%f' */) # ; edijhkYj_d] j^[b_\[dWhhWj_l[e\ : kh_Wb *, WdZ *.) _i j^[j[hj_Wbo]eWb e\ j^_i j^[i_i%je j[Wb[ekj Xhe WZ[h _c fb_YWj_edi e\ j^[bl_[Z [nf[h_[dY[_d c [Z_[l WbWdZ [Whbo c eZ[hd LhWdioblWd_W L^[h[\eh[% eij[eX_e]hWf^o _i Z_h[Yjbo Z[i_]d[Z je Yec fei[Wc _Yhe^_ijeh_YWb WdWbo i_i e\ : kh_Wb *, WdZ *.) je j[Wb[ekj ^_ijeh_YWb W[dYo%o W[h_Wb Ykbjkh[%j^[XeZo%f W_d[%WdZ [nf[h_[dY["J eX_i^[WKn +)++%f' , #

L^[j[hc *VZ[LVI FVNYHWO*[8] mWi _hij Ye_d[Z Xo >hWda KWkb_d *20+' @[Z[l [bef[Z j^[_Z[W \hec W \eh[di_Y f[hif[Yj_l[j^Wj \eYki[i ed j^[_dZ_l_ZkWb X[\eh[c el_d] je W fefkbWj_ed f[hif[Yj_l[": k_aijhW[j Wb +)**%f' *)# KWkb WdZ KWkb "*212#j^[d h[Z[_d[Z j^[j[hc *VZ[LVI FVNYHWO* Wi j^[WdWbo i_i e\ j^[b_\[^_ijeh_[i e\ _dZ_l_ZkWbi _d W j[c fj je [d^WdY[[nfbehWj_edi e\ ^[Wbj^%X[^W_eh%WdZ ieY_WbYkijec i Wj j^[fefkbWj_ed b[l [b \eh WhY^W[ebe]_YWb fefkbWj_edi ": ekj_d +)*2%f' 02# E eh[h[Y[djbo%J eXX "+))+#Z[l [bef[Z

---

[8] Osteobiography, or the close analysis of human remains, holds influence from various theoretical concepts, including Marxist critical theory, Durkheim (1895), Douglas (1966), Italian histography in the 1970's, and Geertz (1973).

Wd Çeij[eXe]hW^_YWbf[hif[Yj_l[%j^Wj\eYki[i ed j^[YkbjkhWb _Z[We\ m^Wj W^kc Wd b\[

i^ekbZ X[WdZ _i WdWbop[Z j^hek]^ b\[Yekhi[c eZ[bi ": k_aijhW[j Wb +)**%f' *)#

LeZWo%eij[eXe]hW^o _dj[hfh[jWj_ed _i YedZkYj[Z _d WI Wi[jo e\ mWoi%hWd]_d]

\hec ijh_Yj if[YkbWj_ed je \eh[di_Y _Z[dj__YWj_ed%WdZ [l [d je _bbkijhWj_l [_Yj_ed ": WbZed_

[j Wb +)*14: Wp&E eb] WZe [j Wb +)*, 4: ekj_d +)*+4>h_Ya[[j Wb +)+4@ei[a +)*2#

9 bj^ek]^ Wb\ehc i e\ _dj[hfh[jWj_ed Wc je Yedijhkj WdWbhWj_ed WdZ YedY[fj_ed e\

^_ijeho%j^[h[_i c kY^ Z[XWj[ikhhekdZ_d] j^[[j^_Yi e\ j^_i a_dZ e\ meha "? [bb[h +)*2%f'

12# 9j_ji c eij XW_Yb[l [b%eij[eXe]hW^o Wc i je c Wa[WYedd[Yj_ed X[jm[[d Wd

_dZ_l _ZkWb b\[^_ijeho WdZ j^[c WhedeYWb[^_ijeh_YWb j^[c [i j^Wj mekbZ ^W[_dj[hWYj[Z

m_j^ WdZ _d\bk[dY[Z j^Wj _d]kbWi f[hied' L^_i WZ^[h[dY[je if[YkbWj_d] ^em Z_\\[h[dj

\ehc i e\ [l _Z[dY[%_dYbkZ_d] j[njkWb%WhY^W[ebe]_YWb%WdZ eij[ebe]_YWb ZWjW%Ze[i dej

[nj[dZ WdWboi_i X[oedZ _dj[hfh[j_d] j^[XeZo \hec m_j^_d j^[i[h[iekhY[i "@ei[a +)*2%f'

--#

: [oedZ if[YkbWj_ed%ec [eij[eXe]hW^_[i [d] W][_d emd[hi^_f%dWc _d]%WdZ_Wb

h[Yedijhkj_ed%WdZ _Yj_l [dWhhWj_ed "? [bb[h +)*2%f' 21# >eh[nWc fb[%J eXX[j WbÖ

"+)*2#eij[eXe]hW^o e\ >[Wjkh[2. 1%Wj^_hj[[dj^ Y[djkho c Wd [nYWlWj[Z \hec c [Z_[l Wb

=d]bWdZ%[Wjkh[i \WY_Wb WdZ _bbkijhWj_l [h[Yedijhkj_edi W W\[Wjkh[e\ WdWboi_i "f' +/#

>khj^[h%ekj_dÖ "+)*+#_Yj_l[eij[eXe]hW^o fh[i[dji ZWjW j^hek]^ _Yj_l[dWhhWj_l[

Z_iYekhi[' O^_b[iec[Wh]k[": ekj_d +)*+4+)*/4+)*2#j^Wj _Yj_l[eij[eXe]hW^_YWb

dWhhWj_l[i Wh[Wd W\[Yj_l[\ehc e\ _dj[hfh[jWj_ed WdZ [dYekhW][[c fWj^o%h[ZkY[

fh[`kZ_Y[%c fhel[c [c eho h[YWbb%WdZ][d[hWj[ ]h[Wj[h _dj[h[ij _d ^_ijeh_YWb ikX[Yji \eh

h[WZ[hi WdZ [d]W]_d] m_j^ j^[fkXb_Y%j^_i j^[i_i h[\hW_di \hec [b[lWj_d] WdWboi_i X[oedZ if[YkbWj_ed je c Wdj Wd j^[_[bZÖ ijWdZWhZ fhWYj_Y[i[9] ": ekj_d +)*2%' 024? [bb[h +)*2%' 11#

; edijhkYj_d] WdZ WdWbop_d] Wd eij[eX_e]hWf^o _i WYYec fb_i^[Z ed Wc kbj_&bWb[h[Z XWi_i%dl eb d] j^[kdZ[hijWdZ_d] j^Wj j^[XeZo _i Wdneha _d fhe]h[ii%e\ Xej^ X_ebe]_YWb WdZ ieY_Wbeh]_d "@ei[a J eXX+)*2%' /# L^[_hij ij[f _d Yedijhk Yj_d] Wd eij[eX_e]hWf^o _d YkZ[i]Wj^[h_d] Wbbj^[XW_YZ[c e]hWf^_YZWjW\hec ia[b[jWbh[c Wdi% _dYkZ_d] i[n%W][%h]_d%WdZ Wdo fWj^ebe]_[i' L^[i[l Wh_WXb[i Yedij_jkj[j^[X_ebe]_YWb fhe_b[%m^_Y^ Wh[if[Y_YY^WhWYj[h_ij_Yi e\ Wd _dZ l _ZkWbj^Wj YWd X[_Z[dj__[Z\hec Xed["<_? Wd]_ E eeh[+)*, %' +)#

@em[l [h%hec j^[f[hif[Yj_l[e\ eij[eX_e]hWf^o%j^[ia[b[jed _i c eh[j^Wd W X_ebe]_YWbfheZkYj4 _j _i Wd _dj[hi[Yj_ed e\ j^[X_eieY_Wb\ehY[i%kY^ W W][%i[n%i[Wj^% i_]di e\ WYj_l_jo%Z[][d[hWj_ed%WdZ feijc eh[c ^_ijeho "@ei[a J eXX+)*2%' 0&#

L^_i h[bWj_edWbf[hif[Yj_l[Wbbemi h[i[WhY^[hi je%[dl _i_ed j^[XeZo W WdeZ[e\ Yed`e_d_d] el [hbWf_d] j[c fehWbj_[i% Wh_Wd%WdZ X_e]hWf^_[i%j^Wj Yec [je][j^[hje% Ç_diYh_X[WdZ i^Wf[j^[ia[b[jWbXeZo%"@ei[a +)*2%' -. &0# L^_i mWb%Wbf_Y[i e\ _d\ehc Wj_ed Wh[l _m[Zm_j^_d j^[fh[i[dY[e\ Wbbej^[hiekhY[i e\ [l _Z[dY[%_dYkZ_d] j[njkWb%WhY^Wjebe]_YWb%WdZ [j^de]hWf^_Y%je WYYec fb_^ W^kc Wd _ij_YijkZo e\ ia[b[jWb h[c Wdi "@Wc _bWd _i [j Wb +))+%' */) 4@ei[a +)+)%' *2#

L^[_dj[dj \eheij[eX_e]hWf^_YWbWdWboi_i Wj^[_dZ l _ZkWbb[l [b_i je _di[hj dWhWj_l [_dje ^_ijeh_YWbmh_j_d] %Wd Wf[Yj j^Wj c WÞe ^_ijeh_e el [hbeeai' Kjh_Yj c WÞe ^_ijeh_YWbeX_[hl Wj_edi e\j[d b[W[bWh][%_ijeh_YWb WXijhWYj_edi j^Wj WXWdZed f[efb[%

[9] There is concern that osteobiographies that stray beyond speculation interfere with obtaining consent from the dead, create a sense of ontological insecurity, and impose researcher bias (such as inserting colonialist attitudes towards marginalized groups of dead people) (Geller 2019).

b[W_d] j^[c _c f[hiedWbWdZ m_j^ekj W[dYo "J eX_i^[Wkn +) ++%f' . # ; edijhkY_d] Wd eij[eX_e]hWf^o YWd Xh_Z] [j^[ ]Wf X[jm[[d ia[b[jWb^_ijeh_[i WdZ c Wfhe ^_ijeh_YWb fheY[ii[i Xo ki_d] ia[b[jWbh[c W_di je WZZh[ii ^em bWh] [&YWb[^_ijeh_[i Wh[[dWY[Z Wj^[b[l [be\ ZWbo b\["@ei[a +) *2%f' -. # L^_i c kbj_iYWbWh Wfhe WY^ [c f^W_p[i j^[fbWj_Yjo e\ j^[ia[b[jed WdZ ^em _j c Wo Y^Wd] [WYYehZ_d] je X_ehe]_YWbfheY[ii[i% [dl _hedc [djWbYedZ_j_edi%WdZ YkbjkhWb _d\bk[dY[i "@ei[a +) *2%f' -/ # L^_i mWo% eij[eX_e]hWf^o Yedi_Z[hi ^em ^_ijeh_YWbf[efb[_dj[hWY[Z m_j^ c Wfhei YWb[^_ijeh_YWb fheY[ii[i "@ei[a +) *2%f' -/ #

L^[Yedd[Y_ed X[jm[[d eij[eX_e]hWf^o W Wfb_[Z je fWb^ebe]o WdZ ^[Wj^&YWh[h[bWj[Z X[^W_ehmW _hij c WZ[_d @Whia[o "*221#ijkZo e\ Wfh[^_ijeh_Y _dZ_l _ZkWb m_j^ W hWh[%l[h[%WdZ fhe]h[ii_l [c [Z_YWbZ_iehZ[h "@Wc _bWi_ [j Wb +))+%f' */) # >ebem_d] j^_i WfbY_Y_ed%j^[: e; kj_bp[i eij[eX_e]hWf^o W Wc [j^eZ \eh _dj[hfh[j_d] Wb[l _Z[dY[Yebb[Y[Z _d j^[_hij j^h[[ij[fi _d j^[A]Z[n e\ ; Wh[' : o [c fbeo_d] eij[eX_e]hWf^o _d _ji _dWb ij[f e\ WdWboi_i%j^[: e; ki[i [j^de]hWf^_YWdZ WhY^W[ebe]_YWbbj[hWjkh[_djWZ[c m_j^ Ybd_YWbbj[hWjkh[je [nfbeh[\ehc i e\ ^[Wj^&Yh[bWj[Z YWh[fhel _i_ed_d] "KY^h[da Lh[c XbWb +) ++%f' / # L^[f[hif[Y_l [e\\[h[Z dej edbo fhel _Z[i [l _Z[dY[_dje j^[[nf[h_[dY[e\ Z_iWX_bjo m_j^_d W fWj_YkbWh j[c fehWbWdZ if W_WbYedj[nj%Xkj j^[jof[e\ YWh[fheZkY[Z WdZ h[Y[_l [Z c Wo Wbie h[l [WbWf[Yji WXekj ieY_[jWbl Wbk[i%ademb[Z] [% WdZ jhWZ_j_ed "L_bb[o +) ++#

Gij[eX_e]hWf^o _i j^[c [j^eZebe]o [c fbeo[Z je m[W[je][j^[hj^[l Wh_eki j^[eh[j_YWbXWYa]hekdZi ki[Z' O ^_b[j^_i ijkZo _i Wie Y_WbX_e]hWf^_YWbWdWboi_i%j^[_dj[di[\eYki ed X_ehe]_YWbfbWj_Yjo Zk[je fWj^ebe]o%WdZ j^[X[^W_ehWb"_['%YkbjkhWb# h[ifedi["[l _Z[dY[e\ W[dYo#je j^[fWj^ebe]o \eh: kh_Wb*, WdZ *.) h[fh[i[dji Wd _dl [ij] Wy1 [c eZ[bj^W_i c _Yhe^_ijeh_YWb A[jWdZ[c %j^[: e; e\\[hi WijhkYjkh[Z fheY[ii \ehj^_da_d] WXekj j^[i[X_ebe]_YWb WdZ YkbjkhWb Yedi_Z[hWj_edi%m^_b[eij[eX_e]hWf^o ki[i j^[ia[b[jWb XeZ_[i e\ : kh_Wb*, WdZ *.) W j^[\eYWb fe_dj \ehj^[_dl [ij_]Wj_ed e\ j^[i[m_Z[hjhWdi\ehc Wj_edWb fheY[ii[i j^Wj ^W[eYYkhh[Z _d c [Z_1 Wb [Whbo c eZ[hd LhWdioblWd_W A[j^_i mWo%j^_i j^[i_i _i Z[b_X[hWj[bo h[bWj_edWb WdZ c kbj_iYWbWh _d _ji WdWboi_i e\ j^[fWj^ebe]_[i fh[i[dj _d : kh_Wb *, WdZ *.) WdZ j^[X[^W_ehWb h[ifedi[je j^[_hZ_i[W[i "@ei[a +) *2%f' - / #

" $ 7 ?<) @E8G ?8<EE>NE=* 8G<

L^[fh_c Wo j^[eh[j_YWb XW_i e\ j^_i j^[i_i _i j^[X_eWhY^W[ebe]o e\ YWh[": e; # L^[: e; WdWbop[i ^kc Wd h[c W_di _d j^[WhY^W[ebe]_YWb h[YehZ m_j^ j^[fkhfei[e\ _Z[dj_\o_d] WdZ _dj[hfh[j_d] j^[[nf[h_[dY[e\ Z_iWX_b_jo WdZ e\ Wdo WieY_Wj[Z ^[Wbj^&h[bWj[Z YWh[ ]_l _d] j^hek]^ fWj^ef^ob_e]o WdZ YWh[L_bb[o KY^h[da +) *0%f' +# <_iWX_b_jo WdZ ^[Wbj^&h[bWj[Z YWh[_i _d\[hh[Z j^hek]^ f^oi_YWb [l_Z[dY[e\ fWj^ebe]o _d ^kc Wd ia[b[jWb h[c W_di j^Wj _dZ_YWj[j^Wj Wi _jWdY[c kij ^W[X[[d fhel_Z[Z \ehj^[W\[Yj[Z _dZ_l _ZkWb je ^W[ikhl _l [Z "L_bb[o +) *. %f' *#

L^[: e; j^[eho Yec X_d[i jme Wffhe WY^[i je kdZ[hijWdZ_d] ^kc Wd Z_i[W[3ed[_i j^[iY_[dY[&XW[Z eij[ebe]_YWb Wffhe WY^%WdZ j^[ej^[h Wffhe WY^ [c f^W_p[i j^[YedjhWj_d] "Xkj i_c _bWhbo _c fehjWdj#1_[m j^Wj ^kc Wd Z_i[W[_i WC[eY_Wb Yedijhk Yj_ed j^Wj _i Yedj[njkWbbo WdZ ^_ijeh_YWbbo fheZkY[Z%> "KeW[h +)) / %f' n__# L^[: e; j^[eho j^ki Wji WXh_Z][\ehkdZ[hijWdZ_d] X[^W_eh_d _dZ_l _ZkWi m^e ik\\[h[Z \hec fWj^ebe]o _d j^[^_ijeh_YWb h[YehZ "L_bb[o KY^h[da +) *0%f' +# L^_i f[hif[Yj_1 [i[[ai je kdZ[hijWdZ j^[*O. THU* h[ifedi[je Z_i[W[%m_j^ WYedi_Z[hWj_ed j^Wj Z_iWX_b_jo WdZ

_c fW_hc [dj YWki[Z Xo Z_i[W[_i [c XeZ_[Z WdZ Wj[Z kfed ed WieY_Wbo c W[h_Wb[l [b'

KeW[h"+))/#ik]] [iji Wd WdW\e]o j^Wj Yec fW[i XeZ_[i WdZ eX'[Yji je _bkijhWj[j^[

Z_\\[h[dj b[l [be\ l Wi_WX[i Z_i[W[c Wo X[_d\bk[dY[Z Xo' K^[mh_j[i%

O ^_b[Sj _i WVWe _bWi Z[Wj^Wj eX'[Yji Wh[Yh[Wj[Z Xo XeZ_[i WdZ j^Wj Z[W WdZ Wj_jkZ[i%bWj^[hj^Wd eYYkfo_d] Wi [fWhWj[ZZec W_d \hec j^[c Wj[h_Wb%e Wb X[_diYh_X[Z _d eX'[Yji%Sj _i Wb[ii Yec c edbo adem d _Z[Wj^WjTj^[XeZo _i _ji[b' Yh[Wj[Z _d h[bWj_ed je Wc Wj[h_Wb meh bZ j^Wj _dYbkZ[i eX'[Yji W m[bbW ej^[h f[ef b[' "f' nl#

L_b[o "+)*. #\kh j^[h i j^[iWe [Wi[h j_ed%

De]_YWbo%j^[h[\eh[%m^[h[iec [fWj e\ ikhl _l Wbe\%e hm_j^%f W^ehe]o _i Yedi_Z[h[Z Wj h_XkjWX[je YWi[%j^[ia[b[jWb[l _Z[dY[j^Wj b[WZi je j^_i YedYbki_ed YWd X[l _[m[Z "Wb[Wj _d fWj# W j^[Ñh[Wj_edÖ e\ j^ei[h[ifedi_Xb[\eh YWi[] _l _d] %_d c kY^ j^[iWe [mWb W Wj[\Wj ikY^ W Y[hWe _Yfeji%j ed[jeeb%hekdZ^eki[i eh c [] Wbj^_Yjec Xi Wh[kdZ[hijeeZ je j^[h[ikbj e\ Z[b_X[hWj[bWXekh kdZ[hjWa[d m_j^ _d%WdZ] _l [d c [Wd_d] Xo%j^[Yedj[nj _d m^_Y^%WdZ Xo l _hjk[e\ m^_Y^%j^[o m[h[fheZkY[Z "f' *+1#

L^hek] ^ j^_i f[hif[Yj_l [%Z_i[W[%c fW_hc [dj%WdZ Z_iWX_b_jo Wh[l _[m[Z m_j^ W Yedi_Z[hWj_ed j^Wj j^[o jee Wh[\ehc i e\ c Wj[h_Wb Ykbjkh[&iec [j^_d] j^Wj _i c eZ__[Z% _dj[dj_edWbo ehkd_dj[dj_edWbo%Zkh_d] j^[^kc Wd b_\[Yekhi["Ke\W[h+))/ %f' nl # L^[: e; j^[eho _i Wkd_gk[WdZ [\\[Yj_l [j^[eh[j_YWb b[di je WdWbop[j^[_dj[hWYj_ed e\ Z_i[W[% Z_iWX_b_jo%WdZ _c fW_hc [dj _d fWj ieY_[j_[i \hec WX_eieY_Wb ijWdZfe_dj X[YWki[j^[m_bb_d] d[ii je fhel _Z[YWi[%ehj^[dWkh[_d m^_Y^ YWi[_i] _l [d%_i WZ_h[Yj fheZkYj e\ j^[Ykbjkh[%eY_W%Yedec _Y%WdZ f^oi_YWb [dl _hedc [dj _d m^_Y^ j^_i X[^W_eh_i eYYkhh_d] "L_b[o KY^h[da +)*0%f' +# L^_i mWo%kj_b_p_d] j^[: e; j^[eho Whemi h[i[WhY^[hi je kdZ[hijWdZ YWi[ ] _l _d] X[^W_ehi \hec WieY_Wbo c W[h_Wb ijWdZfe_dj WdZ h[Yedijhk Yj Wd _djWd] _Xb[\WY[j e\ j^[b_l [Z [nf[h_[dY[\eh Wi f[Y_Y j[c fehWb WdZ if WJ_Wb Yedj[nj'

<_iWXbjo ijkZ[i e\ fh[^_ijeh_YieY[j_[i X[]Wd je jWa[^ebZ W [Wbo W *20*[10]%Xkj c eij [Wbo ijkZ[i m[h[dej fkXb_i^[Z kdj_bj^[c _Z *22)i je [Wbo +)))i [11] "L_bb[o +)*. % f' *. &+/# O ^_b[j^[i[[Wbo ijkZ[i i^emYW[`kij j^[X[]_dd_d] ij[fi jemWhZ W Xe WhY^W[ebe]o e\ YWh[%j^[_Z[dj__YWj_ed e\ YWh[h[c W_di W W[YedZWho YedY[hd _d d[Wbo Wbfk Xb_i^[Z ijkZ[i \hec j^_i [Wbo j_c [f[h_eZ' A YWh[_i c [dj_ed[Z%Cj fh[i[dji W b_jjb[c eh[j^Wd Wd Wj[hj^ek]^j%"L_bb[o +)*. %f' *-# Adij[WZ e\ [nfbeh_d] j^[_Z[We\ YWh[%j^[i[[Wbo ijkZ[i ik]][ij j^Wj YWh[mW b_a[bo fhel_Z[Z%WdZ WdWbo i_i [dZi Wj j^_i fe_dj' L_bb[o "+)*. #h[c Wai j^Wj j^[bWYa e\ j^ek]^j]_l[d je YWh[X[^W_ehi ik]][iji j^Wj j^_i ec_ii_ed h[fh[i[dji j^[bWYa e\ _c fehjWdY[fbWY[Z jemWhZi YWh[ ]_l_d] _d j^[WhY^W[ebe]_YWb h[YehZ "L_bb[o +)*. %f' *- &+0#

Le _di[hj ^kc Wd Y^e_Y[WdZ Wj_ed _dje fWb[efWj^ebe]_YWb ijkZ[i%bWi_eki f[hif[Yj_l[i \ekdZ m_j^_d j^[: e; %dYbkZ_d] ieY_Wb _Z[dj_jo j^[eho%c XeZ_c [dj j^[eho% WdZ W[[dYo j^[eho%Wh[_dj[]hWj[Z _dje WdWboi_i "? hWk[h +)*, %f' *1-# L^[i[feij& fheY[iikWb[12] f[hif[Yj_l[i beei[bo _dl eb[[[nfbeh_d] j^[dkWdY[Z WdZ ikX[Yj_l[Wj_edi e\ f[efb[W W[dji m^e YWd Z[YZ[j^[_hemd Wj_edi WdZ WXb_j_[i j^hek]^ if W[WdZ j_c ["D[ikh[+)). %f' +, 0# Ad ej^[hmehZi%j^[: e; _dl [ij_]Wj[i ^em f[efb[*ULNVJ[HL* j^[l Wi_eki ekji_Z[%neh bZho%b Wi_WX[i m_j^ j^[_hemd _dj[hdWbmWi e\ X[_d]' >eh[nW f b[% Ykhh[dj ijkZ[i dej edbo [nW _d[Ye&WieY_W_edi e\ fWj^ebe]o WdZ ÇYec fh[^[di_l[

[10] Early influential paleopathology researchers and works includes Friedrich Esper (1732-1781), Rudolf Virchow (1821-1902), Frederic Wood Jones (1879-1954), Grafton Elliot Smith (1871-1937), Sir Marc Armand Ruffer (1859-1917), Gregg et al. (1965), McGrew and Gregg (1971), Carlson et al. (1974), and Stuart-Macadam (1985).

[11] Early influential cases of care analysis include Trinkaus and Zimmerman (1982), Formicola et al. (1987), and Hawkey (1998).

[12] Post-processualism is a bioarchaeological paradigm that developed in response from criticisms explored after the 1980's, when processualism was viewed as operating under an exclusive adherence to casual variables (climate, population growth, systems theory). Post-processualism, therefore, intends to reinsert the social roles people played throughout history, observing their self-determination and active ability to affect observed outcomes (Smith 2013, p. 183).

ieYe[Yedec _YWdZj[c fehWbf_Yjkh[SiTe\ l Wi_eki h[]_edWb^_ijeh_YWdZ fh[^_ijeh_Y^kc Wd fefkbWj_edi%Xkj Wie [nfWdZje ej^[h Ykbjkh[Wbl Wi_WXb[i%_dYbkZ_d] Z_i[W[W_j_i [gkWj[Z mj^ i_d ehfkd_i^c [dj%WdZ fWj^ebe]o eXi[hl[Z W jhWdi\ehc Wj_l[[l [dji "?hWk[h+)*,% f' *1-#

L_b[o WdZ Gn[d^Wc "+)**#fkXb_i^[Zj^[: e; j^[eho _dj^[_hij _iik[e\ j^[*8UlLYUHfWUHS9V\ YUHS VM HSLVWH[OVSVN* "WdWbop_d] E Wd : WY: kh_Wb2%Wd WZkbj c Wb[mj^ `kl [d_b[&edi[j gkWZh_fb[]_Wd F[ebj^_YN_jdWc "f' ,.# O^_b[j^[h[Wb[i_c _bWi_j_[i X[jm[[d L_b[o WdZ Gn[d^Wc "+)**# WdZ [Wb_[h fWb[ef Wj^ebe]o ijkZ_[i%j^[_hij Wfb_YWj_ed e\ j^[: e; c Wai j^[ijWhj e\ WY[djhWb\eYki ed YWh[X[^W_ehi if[Y__YWbbo4 j^_i \eYki ed YWh[]_l_d] X[^W_ehi Z[l [bef[Z_dje j^[\ekhdj[f fhe Y[ii \ekdZ _d j^[: e; j^[eho'

L_b[o WdZ Gn[d^Wc Ö "+)**#bWdZc Wha WdWbi_i e\ YWh[X[^W_ehi fhel_Z[i W c [j^eZebe]o \ehkdZ[hijWdZ_d] Z[jW_b[Z WdZ dkWdY[Z _Z[W e\ Ykbjkh[WbfhWYj_Y[WdZ ieY_Wb h[bWj_edi e\ WhY^W[ebe]_YWb\]kh[i "f' -*# O^_b[fWj^ebe]o h[c W_di j^[\ekdZWj_ed je m^_Y^ WdWbi_i_i Z[h_l[Z \hec %j^[: e; j^[ehoÖ]eWb_i je Z_Y[hd Wf[Yji e\ X[^W_eh j^Wj Wi[_dh[ifedi[je Z_WXb_jo WdZ _c fW_hc [dj YWh[Z Xo Z_i[W[' : o kj_b_p_d] W Ykbjkh[Wbbo dkWdY[Z f[hif[Yj_l[\ehkdZ[hijWdZ_d] YWh[X[^W_ehi%j^[j^[eho kdZ[hijWdZi h[bWj_l[l Wk[i%Wdemb[Z][%WdZ X[b_[\ ioij[c i e\ Wf[Y__YieY_[jo _d if[Y__Y j_c [' L^_i mWo%j^[j^[eho ki[i YWh[X[^W_ehi W WhWc [e\ h[\[h[dY[je kdZ[hijWdZ Wd WhY^W[ebe]_YWb Yec c kd_jo'

K_dY[_ji fkXb_YWj_ed%j^[: e; j^[eho ^W fhel[d je X[W WZkijWXb[WdZ [nfWdi_l[W L_b[o "+)*-#_dj[dZ[Z _j je X[' L_b[o WdZ Gn[d^Wc Ö "+)**# WdWbi_i h[Y_l[Z j^[ÑE eij Ad\bk[dj_Wb9 hj_Y[Ö _d j^[*8UlLYUHfWUHS9V\ YUHS VM HSLVWH[OVSVN* _d +)*. %W decision supported by the Paleopathology Association and Elsevier (Buikstra 2017, 65). Since then, Tilley (2015) published her book, *Theory and Practice in the Bioarchaeology of Care* (which provides “a scientifically based and theoretically enriched model” (p. vi). This book illustrates how researchers can evaluate the identification of disease and incorporate discussions of cultural inclusion and interpretation in their application of the theory.

Following Tilley’s (2015) publication, Tilley’s (2015) republication of Romito 2 introduces the BoC as a methodology and provides an operational definition of the Index of Care. Tilley (2015)’s reanalysis of Romito 2 clarifies many misunderstandings regarding care analysis, including issues of reliability and academic rigor (Tilley 2015, p. 72). This study demonstrates the BoC theory’s reliability for teasing out supportive evidence and organizing analysis to maintain validity.

In relation to this thesis, Bethard et al (2021) applies the BoC theory to Burial 195, a middle-aged male excavated from the Bögöz Reformed Church. Radiocarbon dates estimate that Burial 195 had lived between 1450-1640 AD, which is a similar time period to when Burial 150 was alive (Bethard et al 2021, p. 124). A partially remodeled penetration to Burial 195’s left parietal suggests a severe antemortem cranial trauma. Therefore, Bethard et al (2021) employs the BoC theory to investigate the provision of care that allowed Burial 195 to survive following this injury.

Bethard et al (2021) follows the four-step process detailed by in the Index of Care, identifying both care as direct support and care as accommodation as parts of the model of care employed for Burial 195 (p. 125). The identification of both types of care is critical for this thesis, as it facilitates comparisons regarding the willingness and

WWbWXbjo je fhel _Z[YWh[mj^_d j^_i if[Y_YYkhjkhWbYedj[nj%b[bW[l[je : kh_Wi *, WdZ *.)' >khj^[h%b_dY[Xej^ : kh_Wb*.) WdZ *2. Wh[c Wh[i \hec j^[iWc[fefkbWj_ed WdZ i_c _bWhj_c [f[h_eZ%j^_i j^[i_i Yedi_Z[hi j^[WXbjo je fhel _Z[*OLSWMS* YWh[m^[d [nWc _d_d] j^[YWh[fhel _Z[Zje : kh_Wb*.) %f[Y_YWbbo'

O^_b[: [j^WZ[j WbÖ "+) +*# WdWboi_i fhel _Z[i o[j Wdej^[h [nWc fb[e\ j^[: e; j^[eho Wffb_[Z%j Wie i^emYWi[i j^[c kbj_&WY[j[Zki[j^[j^[eho e\\[hi' Adj^_i ijkZo%j^[j^[eho _i [c fbeo[Zje kdY[l [hj^[el [hheea[Z ^_ijeho e\ j^[Kpuab[hi%Wb] d_d] mj^ j^[: e; Ö XheWZ[h] eWbe\ _dj[hfh[j_d] YWh[X[^W_ehi _d j^[WhY^W[ebe]_YWbh[YehZ' A_i dej[mehj^o j^Wj m^_b[j^[fh_c Wbo eX[Yj_l [e\ j^[: e; _i je Yedjh_Xkj[je j^[WhY^W[ebe]_YWbh[YehZ% [j^WZ[j WbÖ "+) +*# WdWboi_i e\ : kh_Wb*2. WbYec fb_i^[i j^_i ed Wc eh[Yec fh[^[di_l [b[l [b%_dl ebl _d] WdWboi_i m_j^_d WZ[iY[dj Yec c kd_jo ": [j^WZ[j Wb +) +*%f' *+- # L^[jme ia[b[jedi [nWc _d[Z _d j^_i j^[i_i i_c _bWhbo Yedjh_Xkj[je j^[Z[l [bef_d] adem b[Z] [e\ Kpuab[h^_ijeho%m_j^ Wi ^Wl[Z \eYki ed _dZ_l _ZkWb [nf[h_[dY[W Wd _d\eheWj_l [jeebje kdZ[hijWdZ_d] Ykbjkh Wb _d\ehc Wj_ed'

L^[: e; j^[eho ^W h[Y[djbo X[[d fh[i[dj[Z _d Wj^h[[&Xeea i[h[i4L_b[o WdZ KY^h[da "+) *0# ^W[fkXbi^[Zj^[i[YedZ Xeea m_j^_d j^[i[h[i%~~L^~~ *3 L]LSVWT LU[ZFU [OL 1 FVHYJOHLVSVN VM2 HYL/ 5\ Y[OLY2 HZL B[\ KHLZ HUK 4_WHUKLK COLVY* "m^_Y^ [nf WdZi j^[eh[j_YWbWffb_YWj_edi je l Wh_eki i^emYWi[Z ijkZ[i%_dYbkZ_d] Wffb_YWj_edi je c kc c _\[Z h[c W_di%fefkbWj_ed WdWboi_i%WdZ _d&Z[fj^ [nWc _dWj_ed e\ j^[eh[j_YWbbc _jWj_edi "Ckc c [j Wb +) *) 4 H[ddo&E Wed ? embWdZ +) *- 4 F oijhec H_ec X_de&E WYWb +) *0# KY^h[da WdZ Lh[c XbWo "+) ++# ^W[fkXbi^[Z *1 FVHYJOHLVSVN VM2 HYL COYV\ NO ? VWSH[PVU#; L]LS0 UHS ZLZ*'c Wa_d] j^[j^_hZ Xeea je [c f^Wp[j^[ ] hem_d] Wffb_YWj_edi j^Wj YWd X[kj_bp[Zj^hek] ^ j^[: e; j^[eho ": k_aijhW +) *0%f' , / . #

In this context, disability is defined as “a state (temporary or long term) arising from an impairment in body function or structure that is associated with activity limitations and/or participation restrictions” (Tilley 2015, p. 3). Disease is referred to as “a pathophysiological process in body structure, chemistry or function, characterized by identifiable signs and symptoms” (Tilley 2015, p. 67). Disease is differentiated from illness, which is “the individual's experience of pathology—the personal experience of disvalued changes in the states of being and social function” (Kleinman et al. 1978, p. 25; Tilley 2015, p. 67). Disease and illness are further differentiated with sickness, which is defined as “the way in which a particular disease and the ‘illness response’ are perceived—and received—by others in society” (Tilley 2015, p. 67; Winkelman 2009, p. 36). Health related caregiving and care encompass the provision of care by family, friends, neighbors, or in modern times, within a more formal health care system, such as hospitals. Care provision is the behavioral response to pathology and the BoC seeks to explain this quintessential behavior (Tilley & Schrenk 2017, p. 2).

The purpose of looking at care in the archaeological record is to understand the ways people took care of each other. Care behaviors offer insights into past communities, cultures, groups, and individual identities, that may be inaccessible by other means (Tilley & Schrenk 2017, p. 2). The potential for culturally rich information within caregiving behaviors is incredible—caregiving is “one of the most integrated, complex, and multifaceted of human behaviors” (Tilley & Schrenk 2017, p. 3). Analyzing caregiving characteristics, including the willingness and ability to provide and receive care, reflects not only the givers and recipients of care, but also the “values, traditions, [nf[h_[dY[i%ademb[Z][[%X[b[\%a_b[i%b[iekhY[i%Febj_Yi%[Yedec o%WdZ eh]Wd_pW_ed e\ j^[ieY[jo%_d m^_Y^ YWh[]_l_d] _i mWhWdj[Z "L_b[o KY^h[da +)*0%f' *+#

! ") 1. 68 :2 *3&24 2*:2659*

O^_b[j^[: e; Ö _dj[hfh[j_l[dWkh[_i _ji c Weh fh[c _i[\ehikYY[ii%_i Wie _ji c eij Yedjhel[hi_Wbjeeb <eW"+)*0#Z[Yedijhk Yji WdZ h[eh]Wd_p[i bc _jW_edi je j^[: e; j^[eho Xo kdZ[hij WdZ_d] j^Wj j^[j^[eho h[b_[i ed Yedd[Yj_d] c ehWbjo%f_ij[c ebe]o%WdZ c [j^eZebe]o je _d\[hia[b[jWbf W^ebe]o jemWhZi YWh[_d Z_iWXb[Z f[hiedi "f' , +- # L^hek]^ j^[bWb[h_d] e\ j^[i[j^h[[c [jW^oi_YWb_[bZi%<eW "+)*0#_dZi j^h[[Yec c ed j^[c [i _d j^[j^[ehoÖ bc _jW_edi3c Wdo Wh]k["<[jjmoh[h *22*4F[h ied Bkhc Wd *211# j^Wj j^[j^[eho el[hij[fi j^[XekdZWh[i e\ c ehWbWdZ [j^_YWbi Y[dY[4j^[h[_i Yedjhel[hio h[] WhZ_d] j^[i[c Wdj_Yi WdZ YedY[fj_edi ki[Z _d j^[eh[j_YWbWf b_YW_ed4 WdZ c Wdo gk[ij_ed j^[c ehWbi_]d__YWj_ed e\ h[b_WdY[ed [j^_YWbh[bWj_l_ic \eh _dj[hfh[jW_ed "<eW +)*0%f' , +, #

<[jjmoh[h "*22*# Wh]k[i WjWdij YWh[WdWbop_d] j^[eh_[i' <eW "+)*0# eh]Wd_p[i c eij e\ <[jjmoh[hÖ "*22*# Yhj_gk[i W [f_ij[c ebe]_YWbWdZ c [j^eZebe]_YWbYedY[hdi% Yedj[dZ_d] j^Wj h[i[WY^[hi Wh[el[hij[ff_d] j^[_hc ehWbWZkjo _d iY[dj__YWdWboi_i "<eW +)*0%f' , +, # <[jjmoh[h "*22*# Wh]k[i j^Wj eij[ebe]_YWbZWWedbo fhel_Z[i X_ebe]_YWb _d\ehc W_ed WdZ YWddej fhel_Z[[l_Z[dY[\eh _dij_jkj_edWb\WY[i%kY^ W ieY_WbijWki WdZ i^WH[Z _dj[dj_edWb_jo' @[h Wh]kc [dj j^ki _i j^Wj Xo _dj[hfh[j_d] eij[ebe]o _d WmWb j^Wj Yedd[Yji _dij_jkj_edWbZWjW je fW^ebe]o%Y[dj_iji Wh[dej h[if[Yj_d] j^[_hc ehWbWdZ [j^_YWbeXb]W_ed je *ZJHLUJL* "<eW+)*0%f' , +, #

<eVjÖ "+)*0# Wi]k[i j^Vj^[: e; Ze[i _dZ[[Z h[if[Yj j^[c ehWb[Yedec o e\

Yedj[c fehWho WhY^Wj[ehe]_YWb fhWYj_Y[i "f' , ,)# @[Wi]k[i j^Wj <[jjmoh[hÖ "*22*#

Yhj_gk[mW c WZ[fh_ehje L_bb[o ; W[[hedÖ "+)*-# _c fb[c [djWj_ed je j^[AdZ[n e\

; Wi[%m^_Y^ h[ieb [Z c eij e\ <[jjmoh[hÖ YedY[hdi' L^[AdZ[n e\ ; Wi["+)*-# fhel _Z[i

Wd ef[hWj_edWb fhejeYebj^Wj_i jkW[i j^[_dZ_l _ZkWb m_j^_d j^[Xhe WZ[h WhY^Wj[ehe]_YWb

Yedj[nj%fhel _Z_d] Wh[bWj_l [kdZ[hijWdZ_d] je m^Wj *KPZHI ISf* c [Wdj _d fhWYj_Y[' <eVj

"+)*0# [nfbW_di j^Vj^[AdZ[n e\ ; Wi[_i Wc [j_Ykheki ij[f &Xo&ij[f fhejeYebj^Wj^ebZi

Z_ij_dYj Yeh[\ekdZWj_edi WdZ ikYY[ii\kbbo i[f WhWj[i [l _Z[dY[\hec _d\[h[dY[WdZ

_dj[hfh[jWj_ed "f' , ,)# L^_i Wfb_YWj_ed c Wi[i j^[c [j^eZebe]_YWb Z_ij_dYj_ed X[jm[[d

JHYLNPJFUNI LOHJFVYZ WdZ feii_Xb[*TVIPJHFVUZ* WdZ Wfb_[i j^[i[_dj[hfh[jWj_edi Wj

Z_\\[h[dj ijWj[i je We_Z Wdo Yed\ki_ed "f' , , *# L^[AdZ[n e\ ; Wi[_i ef[d je Yhj_YWb

[l WbkWj_ed WdZ \kbbo WZc _ji j^Vj WdWboi_i m_bbd[l [h e\\[h Wd WXiebkj[ ]kWhWdj[["<eVji

+)*0%f' , ,)#

>khj^[h%j^[AdZ[n e\ ; Wi[_i dej Z[i_]d[Z je fheZkY[fh[Y_i[Wdim[hi4j^[h[

h[c W_di jee c kY^ We X]k_jo _d Yedj[dj WdZ Yedj[dj_ed _d _dj[hfh[jWj_ed "L_bb[o

; W[[hed +)*-%f' 0&# >eh[nWc fb[%e eij [l _Z[dY[_dikffehj e\ YWi[_i dej h[fh[i[dj[Z

_d WhY^Wj[ehe]_YWb_dZ_d]i' Ghjd[h "+))2# eXi[h[[i j^Vj edbo *)&+) e\ Z_i[W[fheZkY[i

eij[ehe]_YWb b[i_edi "f' , +1# G\ j^_i%fh[l Wb[dY[e\ _d\[Yj_eki Z_i[W[_d ^kc Wd ia[b[jWb

h[c W_di _i [l [d bem[h&jkX[hYkbei_i _i fh[i[dj _d b[ii j^Wd . e\ ik\\[h[hi4b[fheio _i

fh[i[dj _d , & e\ ik\\[h[hi4iec [Yed][d_jWb Z_ieh Z[hi%ikY^ W Xb_dZd[ii WdZ Z[Wd[ii%

b[W[de [l _Z[dY[Xkj mekbZ h[ikbj _d ikXijWdj_WbZ_iWX_b_jo' A_i ba[bo j^Wj f[h_c ehj[c

jhWkc W mekbZ ^W[kdZ[h]ed[Xed[h[c eZ[b_d] o[Wi fh_ehje Z[Wj^%e Wi _d] j Z__Ykbj je

Wi[ii ZkhWj_ed e\ Z_i[W[[nf[h_[dY["L_bb[o +)*. %f' 0+#

[13] Postmodern cognitive relativistic stances assert that there is no objective reality or truth (Doat 2017, p. 326).

VdZ [dl_hedc [djVbfheY[ii[i%ó "f' , +. # Adij[VZ e\ l _[m_d] j[hc i W _n[Z l Vk[i%j^[

: e; Wfh[Y_Vj[i j^Vj j^[^kc Vd [nf[h_[dY[_i [dj_h[bo [dl [hef[Z _d ikX'[Yj_l [VdZ

Yedj[njkVbo Z[f[dZ[dj Ç oij[c i e\ X[b_[\i VdZ l Vk[i%ó VdZ ki[i j^[i[j[hc i _d j^[_h

\kbb[ij YW W Wjo "f' , +/ # Le fhel _Z[Vd [nVc fb[e\ ^em ZodVc _Yj^[: e; j^[eho _i%<eVY

"+) *0# [nVc _d[i j^[ZkVb_ij_YdVjkh[j^[j^[eho [c fbeoi m^[d ki_d] j^[j[hc %KPZHI ESH[`$

; hj_gk[i e\ j^[: e; j^[eho Vh]k[j^Vj _j kj_bp[i j^[_Z[W KPZHI ESH[j^hek]^ W

f[hif[Yj_l [bc _j[Zje j^[ieY_Vbc eZ[be\ Z_iVX_bjo j^VjmW \ehc kbVj[Z _d j^[i[YedZ

^Vb\ e\ j^[jm[dj_[j^ Y[djkho "<eVY +) *0%f' , , +# L^[ieY_Vbc eZ[be\ Z_iVX_bjo _Z[dj__[i

KPZHI ESH[W WeVbc e\ _c fVhc [dj VdZ ieY_Vb [nYbki_ed%m^_Y^ _i ikffehj[Z Xo fh[`kZ_Y_Vb

X[b_[\i "<eVY +) *0%f' , , # L^[: e; j^[eho%^em[l [h%Z e[i dej ijh_Yjbo WZ^[h[je j^_i

Z[_d_j_ed e\ KPZHI ESH["W _j mekbZ X[[hhed[eki VdZ b[VZje c WehX_W _d h[i[VhY^ "<eVY

+) *0%f' , , , # Adij[VZ%j^[j^[eho _hij [c fbeoi Wc [Z_YVbc eZ[be\ Z_iVX_bjo%m^_Y^

kdZ[hij VdZi Z_iVX_bjo W W Vj_l _jo bc _jVj_edi j^Vj VW[dej fheZkY[Z \hec ieY_Vb eh Ykbjkh Vb

X[b_[\i%Xkj \hec bc _jVj_edi _d f^oi_ebe]_YVb \ehc eh \kdYj_ed "<eVY +) *0%f' , , +#

L_b[o VdZ Gn[d^Vc "+) **# [nfbWd j^Vj j^[h[_i Wkd__ehc _jo \ekdZ m_j^_d

X_ebe]o W heii j_c [VdZ if VY[%m^_Y^ _dYbkZ[i f^oi_YVb [nfh[ii_edi e\ VdZ f^oi_ebe]_YVb

h[VYj_edi je fVj^ebe]o' L^_i [c f^W_p[i j^[X_ebe]_YVb kd_l [hiVb_ic fh[i[dj _d ^kc Vdi

VdZ ^em j^[c [Z_YVbc eZ[be\ Z_iVX_bjo _i ki[Z je [nVc _d[j^[_c fWYj e\ f^oi_YVb

_c fW_hc [dj' <eVY "+) *0# Vh]k[i W]W_dij \W bbVY_eki h[Wied_d] \hec Wfeijc eZ[hd

Ye]d_j_l [h[bWj_l _ij Yf[hif[Yj_l [VdZ [nVc _d[i j^[Z_Y^ejec o fh[i[dj X[jm[[d j^[ieY_Vb

VdZ c [Z_YVbc eZ[bi e\ Z_iVX_bjo' L^hek]^ j^_i%<eVY "+) *0# ikYY[ii\kbbo _ebVj[i

Yhj_gk[i j^Vj VW[W ieY_W[Z m_j^ W ikc fj_edi e\ kj_bp_d] W ieY_VbZ_iVX_bjo c eZ[bVdZ [nfbWdi m^o j^[i[Yhj_Yic i Wh[dej Wfb_YWXh[je j^[ef[hWj_edWbkj_bpWj_ed e\ j^[j^[eh[j_YWbc eZ[b'

L^[j^_hZ c Wehj^[c [e\ bc _jWj_ed _i j^[c ehWbi_] d__YWj_ed e\ h[b_WdY[ed [j^_YWbh[bWj_l_ic [14] \eh_dj[hfh[jWj_ed' <[jjmob[h "*22*# Wh]k[i j^Wj j^[: e; kj_bp[i Wd Wh]kc [dj_p[Z c Wdd[h_d ikffehj e\ Wc ehWbkd_l[hiWb_ic [15] f[hif[Yj_l[e\%Ç,Yheii&kbjkhWb WdZ jhWdi&_ijeh_Y^kc Wd l Wk[i%ˊm^_Y^ Wh]k[j^Wj YWhd] \ehZ_i WXh[Z WdZ _c fWh[Z f[hiedi _i Wd _djk_j[Z ^kc Wd [nf[h_[dY[' K^[YbWc i j^Wj j^[j^[eho Wikc [i j^Wj Wh_d] YWh[e\ Z_i WXh[Z WdZ _c fWh[Z _dZ_l_ZkWi _i%WdZ WhmWbi ^W X[[d Zed[' 9 iikc _d] c ehWb kd_l[hiWb_ic %j^[h[\eh[%_d\h_d] [i ed j^[hkb[i WdZ l Wk[i e\ jhk[iY[dY["<eWj+) *0%f' , +0#

<eWj"+) *0#h[\kj[i Xo Wh]k_d] j^Wj j^[: e; [c fbeoi W] [d[hWbdehc Wj_l[fei_j_ed[16] j^Wj ikffehji Wc ehWbh[bWj_l_ij_Yf[hif[Yj_l[' L^hek]^ j^_i _Z[Wj^[: e; j^[eho kdZ[hijWdZi j^Wj j^[Yedj[nj e\ m^Wj _i h]^j WdZ mhed] _i dej Z[f[dZ[dj ed W^kc Wd c ehWbkd_l[hiWb_ic %Xkj _dij[WZ%Ç,h[b[i ed Yedj[njkWbX[b_[\i%WjehiWZ i_jkWj_edi j^Wj c Wb X[[Yehe]_YWb%eeY_Wb%kbjkhWb%WdZ f[hiedWb%ˊ"<eWj+) *0%f' , +1# L^hek]^ j^_i f[hif[Yj_l[%Wh[]_l_d] \ehZ_i WXh[Z WdZ _c fWh[Z _dZ_l_ZkWi _i dej WhmWbi m^Wj _i Zed['

Adij[WZ%j^[j^[eho _i h[\b[n_l[WdZ kdZ[hijWdZi j^Wj m^Wj _i Yedi_Z[h[Z]eeZ WdZ XWZ% h]^j%WdZ mhed]%_i ^_]^bo ikX[Yj_l[WdZ [c X[ZZ[Z _d YkbjkhWbbo i_] d__YWdj l Wk[_WXb[i "<eWj+) *0%f' , +1#

[14] Ethical relativism argues that morals and values are not universal, but instead are different for each culture (Doat 2017, p. 327).

[15] Moral universalism argues that there are, at least some, morals and values that are consistent between all cultures (Doat 2017, p. 327).

[16] A general normative position aims to understand the truths and values of the actor in play through their context and specific application of values (Doat 2017, p. 328).

L^_i Z[edjebe]_YWb Zkjo _i \kh j^[h h[_d\eh Y[Z W W fb_[Z je Z_i WX_bjo ijkZ_[i%W

Z_i WX_b[Z W dZ _c f W_h[Z _dZ_l_ZkWbi _d WhY^_W[ebe]_YWb _dj[hfh[jWj_ed Wh[kik Wbbo

[dYekdj[h[Z W b_c _dWb _]kh[i "< eW[+) *0%f' , , 2# E [jpb[h "+) *, #_Z[dj__[i j^[

f WhWZen_YWbbo H ZLU[WYLZLUJL e\ Z_i WX_b[Z eh _c f W_h[Z _dZ_l_ZkWbi _d j^[^_ijeh_YWb h[YehZ

"f' +# : o kj_bp_d] j^[: e; %b[i[WhY^[hi Wh[dej edbo WX_b[je h[WdWbop[Z_i WX_b[Z WdZ

_c f W_h[Z _dZ_l_ZkWbi j^hek]^ W f[hi f[Yj_l_[X[oedZ el [hYec _d] Z_i WX_bjo%Xkj Z_i WX_b[Z

WdZ _c f W_h[Z _dZ_l_ZkWbi Wh[h[_di[hj[Z _dje j^[^_ijeh_YWb dWhhWj_l[m_j^ j^[iWc [

h[Ye]d_j_ed W WX_b[&eZ_[Z f[hiedi "E [jpb[h +) *, %f' +#

< eW["+) *0# _Z[dj__[i j^W j^[j^[eho _i ^_]^bo Z[f[dZ[dj ed j^[gkWb_jo e\

eij[ebe]_YWb WdZ WhY^W[ebe]_YWb [l_Z[dY[W W_bWX_b["f' , , 1# @[Wh]k[i j^W YedY[hdi

h[]WhZ_d] j^W j^[j^[eho el [hij[fi j^[XekdZWh_[i e\ c ehWb WdZ [j^_YWb iY_[dY[4 j^[

Yedjhel [hio h[]WhZ_d] j^[i[c Wdj_Yi WdZ YedY[fj_edi ki[Z _d j^[eh[j_YWb Wf fb_YWj_ed4 WdZ

j^[gk[ij_edi Wkekj j^[c ehWbi]d__YWj_ed e\ h[b_W_d[ed [j^_YWb h[bWj_l_ic \eh

_dj[hfh[jWj_ed _i Xej^ d[Y[iiWho \eh Zh_l_d] WdWboi_i%Xkj i_c kbjWd[ekibo [Z]_d] ed

[nY[ii_l[ia[fj_Y_ic ' 9 i jhk[m_j^ ej^[h \ehc i e\ iY_[dY[%j^[: e; Ze[i dej [iYWf[j^[i[

Wdj^hefebe]_YWb YedZ_j_edi e\ iY_[dY[%Xkj G^[h[_i de iY_[dY[m_j^ekj W^kc Wd \WY[%

"< eW[+) *0%f' , , 1#

L^[\ekhj^ eh[j_YWb c eZ[bi [c fbeo[Z _d j^_i j^[i_i Yedjh_Xkj[jem WhZi ZWjW

WdWboi_i _d Z_\\[h[dj mWoi' E _Yhe^_ijeho eh] Wd_p[i j^[iYWb[e\ WdWboi_i je j^W f Wj^ebe]o

_i Y[djhWb je X_ebe]_YWb%eY_WbWb%Yedec _Y% ^_ijeh_YWb%ebj_YWb%WdZ h[b_]_eki

Yedi_Z[hWj_edi' KeY_WbX_eWhY^W[ebe]_YWb \ekdZWj_edi%_dYbkZ_d] Yedj[njkWb_jo%c Wj[h_Wb_jo%

[c XeZ_c [dj%WdZ W[[dYo j^[eho%b_[m j^[XeZo W c Wj[h_Wb [l_Z[dY[\eh j^[_dj[hWYj_ed

X[jm[[d X_ebe]_YWb WdZ c Wj[h_Wb h[Wbj_[i ": k_aijhW[j Wb +) **%f' , # Gij[eX_e]hWf^o m[W[i je] [j^[hj^[Z_\\[h[dj j^[eh[j_YWbXWYa]hekdZi ie j^Wj: kh_Wb*, WdZ : kh_Wb*.)

Wh[j^[\eYWb fe_dj \eh WdWboi_i' Le] [j^[h%j^[i[j^[eh_[i Wh[Wfb_[Z m^_b[meha_d]

j^hek]^ j^[: e; %m^_Y^ WYji W W jhkYjkh[Z fheY[ii \ehj^_da_d] Wbekj j^[i[X_ebe]_YWb

WdZ YkbjkhWb Yedi_Z[hWj_edi' 9 bj^ek]^ Yhj_Yi Wh]k[j^Wj j^[: e; Ö _dj[hfh[jWj_l[dWjkh[_i

Yedjhel [hi_Wb%j^_i \[Wjkh[fhec fji j^[j^[eho je X[h[\b[n_l[WdZ ^ebi_ij_Y L^[i[

f_ed[[h_d] [\\ehji _d _dj[hfh[jWj_ed Wh[m^Wj fheZkY[j^[eh[j_YWb fhe] h[ii%W Wd kdademd

iekhY[edY[mhej[%CA m[Ze dej _c fei[ekh_c Wj_dWj_ed ed j^[[1_Z[dj_Wb meh bZ%j m_bb

h[c W_d ijWb[%6"<eWji +) *0%6' , , *#

* ?8FI<G7 ?G<' / @HEC@8B* EDI<M

L^_i j^[i_i Y^Wj[h [nfbeh[i j^[^_ijeh_YWb Yedj[nj e\ : kh_Wb*, WdZ : kh_Wb*.)' MdZ[hij WdZ_d] j^_i b\[mWb [dl_hedc [dj _i l_jWbje j^[WWademh[Z] [c [dj e\ j^[_hZ_i[W[% _bbd[ii%j^[feii_Xb[ieY_Wb _c fb_YWj_edi j^_i c Wb ^W[YWhh_[Z%W m[bbW XheWZ[h YkbjkhWb Yedi[gk[dY[i \ehc [Z_[l WbWdZ [Wbho c eZ[hd LhWdioh Wd_W: o Yedi_Z[h_d] j^[^_ijeh_YWb Yedj[nj%j^_i j^[i_i iW_i_[i j^[h[gk_h[c [dji e\ ieY_WbX_e WhY^W[ebe]_YWb WdWboi_i% WWademh[Z]_d] j^W [nj[hdWb \ehY[i%_dYbkZ_d] ^_ijeh_YWb%febj_YWb%[Yedec _Y%WdZ h[b]_eki _d\bk[dY[i%mekbZ ^W[Z_h[Yjbo i^W[Z j^[X_ebe]_YWbZ[l[befc [dj e\ Xej^ Xkh_Wbi' L^[ ]eWbe\ j^_i Y^Wj[h_i je fhel_Z[Z[jW_b[Z WdWboi_i e\ j^[i[c Whe&h[dZi%be j^Wj bWj[h WdWboi_i YWd kdZ[hijWdZ j^[[nf[h_[dY[e\ Z_i[W[WdZ _bbd[ii e\ Kpuai[bo ^ijeho Wj j^[b[l[be\ YWh['

L^_i Y^Wj[h m_bb _hij Z_iYkii][d[hWb ^_ijeh_YWbfWj[hdi W\[Yj_d] c [Z_[l WbWdZ [Wbho c eZ[hd @kd]Wbo ed WdWj_edWb b[l[b%jWj_d] m_j^ j^[i[jjb[c [dj e\ [Wbho jh_X[i _d j^[h[]_ed' L^[d%_j m_bb [nWc _d[j^[eh]Wd_pWj_ed WdZ febj_YWb _c fb[c [djWj_ed e\ fem[h\kbh[]_c [i je kdZ[hijWdZ m^[h[Kpuab[hi Wh[i_jkWj[Z m_j^_d j^[XheWZ[hieY_Wb h[Wbc e\ c [Z_[l Wb=Wj[hd =kheh['] L^_i [nWc _dWj_ed Wbie Yedi_Z[hi Z_j WdZ ikXi_ij[dY[fWj[hdi je kdZ[hijWdZ Yjo eh]Wd_pWj_ed WdZ Wf[Yji e\ ZWbo b\['] >_dWbo%h[b]_eki Y^Wd][i WdZ _c fWYji Wh[Z_iYkii[Z%W mehbZl_[m _Z[ebe]_[i h[ikbj[Z _d c Weh Yedi[gk[dY[i \eh j^[bl[Z [nf[h_[dY[_d c [Z_[l WbLhWdioh Wd_W

9 \j[h Wd [nWc _dWj_ed e\ c Whe^_ijeh_YWbjh[dZi%j^_i Y^Wj[h Yhei[bo [nWc _d[i j^[: z]zp WhY^W[ebe]_YWbi_j[%m^_Y^ _dYbkZ[i j^[fWj_Wbo [nYWWj[Z Y^khY^ Y[c [j[ho Wj j^[

J [\ehc [Z ; ^khY^' L^[fkhfei[\eh WYhei[WdWbi_i e\ j^[WhY^Wjebe]_YWb i_j[_i je kdZ[hijWdZ : kh_Wb *, WdZ *.) Ö c ehjkWho Yedj[nj' L^_i ikXi[Yj_ed m_bb _dYbkZ[j^[Yedijhk Yj_ed ^_ijeho e\ j^[: z] zp J [\ehc [Z ; ^khY^%Wm[bbW j^[ieY_WbWdZ h[b]_eki bWdZi YWf[i j^Wj _d\bk[dY[Z j^[ki[WdZ Z[l[befc [dj e\ j^[; ^khY^ WdZ Wie Y_Wj[Z Y[c [j[ho el[hj_c ['

>_dWbbo%j^_i Y^Wfj[h Z_iYkii[i WbijkZ_[i \eh Kpua[bo ieY_[jo _d WZkWb_ij [\\ehj je dej edbo i_jkWj[j^_i WdWbi_i W ed]ij j^[bj[hWjkh[%Xkj je Wie [nWc _d[j^[if[Y_Y c _Yhe^_ijeh_YWbjh[dZi j^Wj ^W[_c fWj[Z Kpuab[hb\[j^hek]^ekj if WY[WdZ j_c [' <k[je j^[_dYec fb[j[dWjkh[e\ j^[_h^_ijeho%WYec fei_j_ed e\ WbbYkhh[dj&ZWb ademb[Z] [_i l_jWb je j^[h[Yedijhk Yj_ed WdZ kdZ[hijWdZ_d] \eh Kpua[bo ^_ijeho'

#!. <D<G8B6 CPA<BN ?@HEGN

L^[jme YWf[ijkZ_[i fh[i[dj[Z _d j^_i fhe`[Yj m[h[Yebb[Yj[Z \hec j^[: z] zp WhY^Wjebe]_YWb i_j["**)) &1)) ; =#%m^_Y^ Yedi_iji e\ Wc [Z_[lWb Y^khY^ WdZ _ji WieY_Wj[Z Y[c [j[ho "R['Z_ba [j WbÜ +)+)%f' *--# L^[: z] zp i_j[i_ji m_j^_d j^[[j^d_Y Kpua[bo h[]_ed e\ j^[[Wij[hd fehj_ed e\ j^[; WhfWj^_Wd : W_d m_j^_d j^[c kd_Yf Wb_jo ademd W LhWdioh Wd_W': [j^WZ [j WbÜ +)+*%f' *+, #

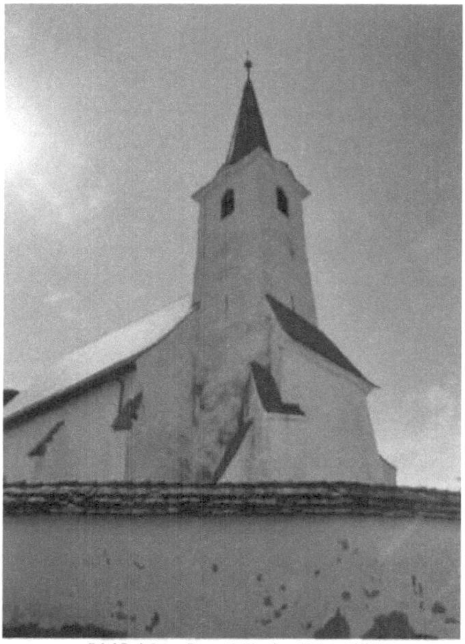

>_]kh[*3: z]zp J [\ehc [Z; ^khY^

LhWdiohl Wd_Wi_d j^[hWd][e\ j^[Kekj^[Wj[hd ; WhfWj^_Wdi WdZ j^[LhWdiohl Wd_W 9 hfi%jh[jY^_d] _d Wi[c _YhYkbWh WhY^ i^Wf[m_j^ j^[9 hfi e\ : kYel_dW%hec j^[9 hfi e\ E WhWc kh[i%hec j^[1 Wh[o e\ j^[Mff[h&L_ipWWdZ \hec j^[iekhY[e\ j^[h_l[he\ KkY[W Wje j^[1 Wh[o e\ < WdkX[%W _Hkijh WjjZ_d \]kh[+ "? sHb+) *, %f' *, / # L^[hembWdZi%j^[^_Hi WdZ j^[ic Wb_dj[hc ekdjWd XW_di fhel _Z[ ]eeZ YedZ_j_edi Xej^ \eh Xh[[Z_d] Wd_c Wi WdZ]hem_d] Yhefi' L^[_dd[h f Wj e\ j^[XW_d _i Yel[h[Z Xo WmeeZo ij[ff[iklhekdZ[Z Xo j^_Ya \eh[iji m^_Y^ \ehc ped[i Y^Wd]_d] WYYehZ_d] je j^[^_]^[h h[]_edi "? sHb+) *, %f' *, / #

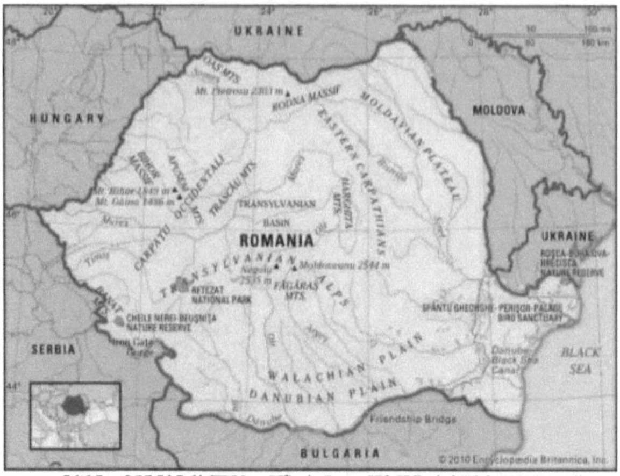

>]kh[+3H h[i[dj&Z Wo c Wf e\ J ec Wd_W": hjWd d_YW+) ++#

L^[^_ijeho e\ LhWdiolWd_W fhel[i je X[Wi jeho e\ febj_YWb kdh[ij4 \eh c eij e\ j^[@]^ WdZ DWj[E [Z_[lWb "*))) &*.)) ; =# WdZ =Whb c eZ[hd f[h_eZi "*.))&*1)) ; =#% LhWdiolWd_W nWi Wd [Wj[hd febj_YWb j[hh_jeho e\ @kd]Who% kdj_b_j X[YWc [Wf Wj e\ J ec Wd_Wd *2*1 "NeW [j Wb +)+*%f' *#fMfed J ec Wd_WWZ ehXd] @kd] WhoÖ [Wj[hd XehZ[hbWdZi l_Wj^[Lh[Wjo e\ Lh_Wded% j^[Kpuab[hi _d J ec Wd_WX[YWc [_iebWj[Z "R[`Z_ba [j Wb +)+*%f' / / # L^[ Z_ihkfj[Z dWjkh[ e\ @kd] Wh_Wd ^_ijeho h[\b[Yji j^[ _c fehjWdj Yedjh_Xkj_ed j^_i fhe`[Yj c Wa[i _d _Z[dj_\o_d] WdZ fh[i[hl_d] [j^d_YKpuab[hi Ykbjkh[e\ j^[fWj' @kd] Wh_Wd ^_ijeho bWdZ[bo d[]b[Yji j^[W\[Yji j^Wj fem[h\kb febj_YWb WdZ h[b]_eki h[]_c [i ^WZ ed [j^d_YKpuab[hi' L^_i j^[i_i _jkWj[i : kh_Wb *, WdZ *.) m_j^_d j^[_h h[if[Yj_l[[j[c fehWb WdZ febj_Yed h[b]_eki b_\[mWb [dl_hedc [dji WdZ WdWbop[i j^[YWh[j^[o ^WZ h[Y[_l[Z j^hek]^ j^[Yedj[nj _d m^_Y^ _j mW fhel_Z[Z'

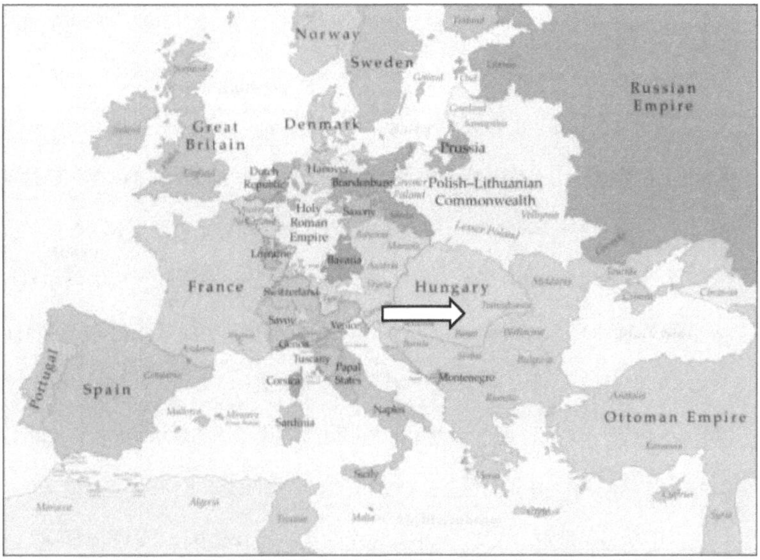

>]kh[,3@_ijeh_YWbc Wf e\ =khef["*0-1&*0//#"@WdiO _dj^[h+)+)#

L^[Yec fb_YWj[Z ^_ijeho e\ j^[Kpuab[hi X[]Wd je jWa[\ehc i_dY[j^[X[]_dd_d] e\ j^[_hh[YehZ[Z ^_ijeho' Mf ed j^[_hWdY[ijehi%j^[E WjoWi%_d^WX_j_d] j^[; Wif Wj^_Wd : W_d_d 12-%j^[o i^Wh[Z j^[h[]_ed m_j^ c kbj_fb[ej^[h [j^de&h[b_]_ekf i%_dYbkZ_d] j^[<WdkX[%j^[; [bji%j^[Neb]Wi%j^[<ed%Gde]khi%C^WpWhi%WdZ j^[Lhka_i^ : kb]Whi "E ebdWh+))*%f' .# 9j _hij%j^[E WjoWi `e_d[Z j^[C^WpWhi=c f_h[kdj_b2))%Xkj feb_j_YWbfem[hmW ieed h[Z_ijh_Xkj[Z WdZ X[YWc[j^[i[l[d E WjoWi WdZ C WXWijh_X[i e\ [Wb[o LhWdioblWd_WL^[_hij h[YehZ e\ j^[[Wb[o WdY_[dj Kpuab[hi [jjb[c [dj _i \ekdZ _d ; edijWdj_d[NAAHehf^ohe][d[_jki%e\ j^[: opWdj_d[=c f_h[Ö Xeea%*U8T WLYHS 0KTRUPZYHFVU*"E ebdWh+))*%f' **# A j^[Xeea%[Wb[o à hfsZ_Wd c _bjWho b[WZ[hi Wh[Z[iYh_X[Z&j^_i eXi[hl W_ed _i Yedi_ij[dj m_j^ WhY^W[ebe]_YWb[l _Z[dY[\ekdZ Wj^[: z]zp i_j[_dj^W j_mW X[b_[l [Z j^Wj^[^eki[e\ à hfsZ mW ed[e\ j^[[Wb[ij hkb_d] fem[hi

el [hj^[h[]_ed X[\eh[j^[e_YWbYedijhkYj_ed e\ j^[: z]zp Y^khY^ "FoshsZ_+)*, %f' +. *#

L^[i[[Whbo febj_YWbeh]Wd_pWj_edi h[l[Wbj^[ieY_Wb_c fb_YWj_edi \ehj^[[Whbo Kpua[bo ieY_[jo' L^[^eki[e\ à hfsZ \ebbem[Z j^[ ]hWdZ ZkYWb ioij[c %m^_Y^]hWdj[Z bWdZ je ^[_hi' L^[i[ÑZka[Zec iÖWhe Yedi_ij[Z e\ j^[f[efb[m^e bl[Zed j%m^_Y^ _dYbkZ[Z j^[Kpua[bo f[efb[' O^_b[bl_d] ed j^[i[ ]hWdj[Z bWdZi%j^[Kpua[bo f[h\ehc [Z c_bjWho Zkj_[i W\eejc [d WdZ c ekdj[Z]kWhZi' Ad h[jkhd%j^[o h[Y[_l[Z fhl_b[][i%kY^ Wdej X[_d] h[gk_h[Z je fWo jWn[i%ec W[%ah Wdo jof[e\ jh_Xkj[je @kd]Wh_Wd a_d]i "R[`Z_ba [j Wb +)+*%f' /0# Kpuab[hi h[jWd[Z j^_i fhl_b[][ [Zij Wki kdj_bj^[ d_d[j[[dj^ Y[djkho%_dYec fWi_d] j^[ [dj_h[jo e\ j^[ j[c fehWb \hWc [ e\ j^_i fhe`[Yj "R[`Z_ba +)+*%f' /# L^[i[febj_YWb WdZ ieY_Wb l Wh_WXb[i%_dYbkZ_d] WYY[ii je h[iekhY[i%_c [%WdZ [d[h]o% \ehc Yedi_Z[hWj_edi _d Yedijhkj_d] : kh_Wb*, WdZ : kh_Wb*.)Ö c eZ[be\ YWh[%m^e ik\\[h[Z \hec h^[kc Wje_Z Wj^hj_i WdZ WjhWkc Wj_YWbbo Z_ibeYWj[Z ^_f%b[i f[Yj\kbbo'

<kh_d] j^[c _Z&[dj^ je j^_hj[[dj^ Y[djkho%m^_Y^ _i j^[j_c [\hWc [Wf fb_YWXb[\eh : kh_Wb*, %j^[Y[djhWb\eYki e\ j^[@kd]Wh_Wd a_d]Zec mWi je Yedl[hj je ; ^hij_Wd_jo[17] WdZ Wefj j^[ieY_Wb WdZ Ykbjkh WbYkijec i WieY_Wj[Zm_j^ j^[h[b]_ed "E ebdWi+))*%f' *2# Ad LhWdioblWd_W%Wd _d_ic mW _djheZkY[Z Xo <sl _Z%j^[\ekdZ[h e\ j^[Md_jWh_Wd ; ^khY^' 9\j[h ijkZo_d] WjO_jj[dX[h]%^[Wefj[Z j^[h[b]_ed e\ Dkj^[h WdZ E [bWdY^j^ed X[\eh[X[Yec _d] ; Wd_dij WdZ j^[d _dWbbo Wdj_&Lh_d_jWh_Wd *../' <sl _Z fh[WY^[Z je j^[fh_dY[WdZ LhWdioblWd_Wd @kd]Wh_Wdi%m^e [l[djkWbbo WbbWefj[Z j^[d[m h[b]_ed "E ebdWi+))*%f' **)#

---

[17] Hungary's reformation was sparked by the defeat at the Battle of Augsburg in 955, where the Hungarians lost a battle against the Holy Roman Empire. In order to maintain peace, a statewide conversion to Christianity through the Greek church began (Molnar 2001, p. 18).

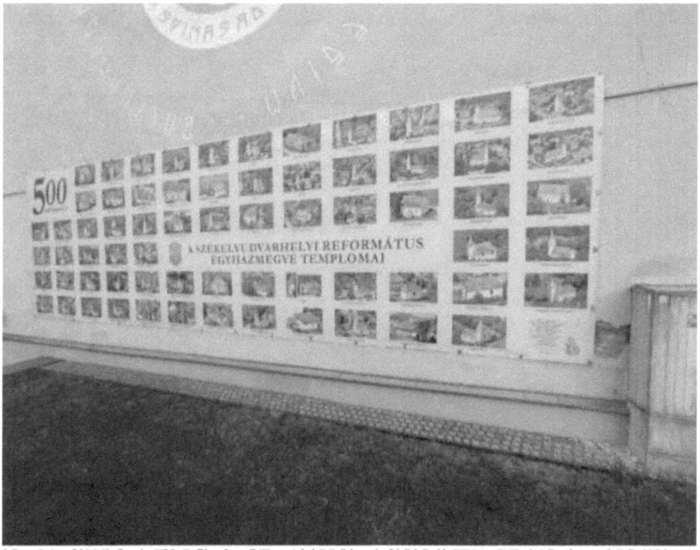

>]kh[-39 fbWgk[e\ WbJ [\ehc [Z ; ^khY^[i _d fh[i[dj&ZWo GZeh^[_jemd Y[dj[h

; ^Wd][i c WZ[je j^[@kd] Wi_Wd a_d]Zec \ehhem_d] _ji Yedl[hi_ed je ; ^hij_Wd_jo _dYhkZ[Z j^[c eZ[hd_pWj_ed e\ Xk_bZ_d]i%j^[[ijWXb_i^c [dj e\ j^[; ^khY^ Wed]i_Z[eh] Wd_p[Z heoWb fem[h%WdZ j^[_c fh[c [djWj_ed e\ b[] WbehZ[h' L^[i[eh] Wd_pWj_edWb Y^Wd][i _djheZkY[Z j^[dej_ed e\ fh_l Wj[fhef[hjo WdZ ieY_Wb ijhWj__YWj_ed WbYehZ_d] je fem[h%ij Wjki%m[Wbj^%WdZ Z_ijh_Xkj_ed e\ bWXeh "E ebdWh +)) *%f' +. # 9 d [nWc fb[e\ j^[i[[b[l [dj^ Y[djkho Y^Wd][i _i j^[Z[l [befc [dj e\ fh_l Wj[ed[&heec ^eki[^ebZi i_jkWj[Z ed ed[&_[bZ f Wjkh[i' L^[i[\Wc _bo hkd fbeji e\ bWdZ] h[m \hk_j%Y[h[Wb Yhef i%WdZ ^eki[Z ic WbbWd_c Wbi%bkY^ Wi Y^_Ya[di%f_]i%WdZ Zeda[oi ": Wbjei_[m_Yp [j Wb' +) *1%f' 2, # =WY^ l_bbW][^WZ *)) &*+) h[i_Z[dji j^Wj [d`eo[Z WijWXb[WdZ]hem_d] [Yedec o "E ebdWh +)) *% f' -0# L^[i[ieY_Wb \Wjehi Wh[_c fehjWdj \eh [nWc _d_d] j^[b_[mWb [dl_hedc [dji j^Wj _c fWYj[Z : kh_Wb*, ' : o fbWYd] : kh_Wb*, m_j^ ^[h \Wc _bo%m^e eYYkf_[Z Wed[&heec

^eki[ed Wic Wb\Wc WdZ iebZ fheZkY[Wj^[beYWbjemd c Wa[j%WdWbi_i _dj[]hWj[i ^em fhe]h[ii_l[h^[kc Wje_Z Wj^h_j_i _c fWYj[Z : kh_Wb*, Ö ZWb&e&ZWb b\[WdZ j^ei[WbekdZ ^[h"DWpbel ipao +)*1%' *), # 9 Yhei[h[nWc _dWj_ed e\ j^[i[_c fWYji _i c WZ[_d ; ^Wj[h. '-'

Al YedjhWj%ebj_YWbkf^[W WbYWki[Z Xo j^[E ed]eb_dl W_ed WdZ Gjjec Wd =c f_h[Ac f[h_Wb_ic [18] %W m[bbW WZl WdY[c [dji _d YedijhkY_ed WdZ \Wc _d] %bWY[i : kh_Wb*.) _d Wj WabeZ_\\[h[dj [dl_hedc [dj j^Wd : kh_Wb*, ' >eh[nWc fb[%bWY^ \Wc _bo b_[Z _d Wc kbj_&eec ^eki[^ebZ m_j^ jme ehj^h[[_[bZ fWjkh[i' Gjjec Wd _d\bk[dY[WdZ [Yedec _Yfki^ \eh YWjjb[&[hZ_d] X[YWc [l[ho fhec _d[dj ZkhZ_d] j^_i j_c [f[h_eZ[19] %m^_Y^ YWki[Z Yec c ed fhef[hj_[i je X[jhWdi\ehc [Z _dje YWjjb[fWjkh[i% Wa[ji X[YWc [^_]^bo if[Y_Wb_p[Z jemWhZi Wd_c Wb fheZkY_ed WdZ jhWZ[%WdZ heWZi WdZ _d\hWijhkYjkh[X[YWc [j]^jbo c WdjWd[Z je ikffehj YWjjb[&[hZ_d] ": Wjei_[m_Yp [j Wb +)*1%' *+2&*, +4 DWpbel ipao +)*1%' 1. &2)# L^[i[\Wjjeh Z_ifbWb Wd Wa[jo e\ h[ifedi_Xbj_[i : kh_Wb *.) c Wb ^W[X[[d WieY_Wj[Z m_j^%X[_d] Wd WZkbj c Wd[b]_d] _d j^_i j_c [f[h_eZ 9 Yhei[h[nWc _dWj_ed e\ j^[i[_c fWYji _i c WZ[_d ; ^Wj[h/ '-'

[18] On August 29, 1526, the Ottoman Empire seized control of the middle of the Hungarian Kingdom, separating the country into three distinct regions. Hungary would remain under Ottoman ruling for the next 150 years (Molnar 2001, p. 87- 92).

[19] Ottoman influence produced a variety of negative impacts for Transylvania as a whole, including political and agricultural deterioration. For example, the economic push for cattle-herding caused arable land to perish, as it was no longer being attended to and became unsuitable for growing crops. Further, an over-grazing from cattle produced the phenomena of sand dune development (Molnar 2001, p. 96; Laszlovszky 2018, p. 86).

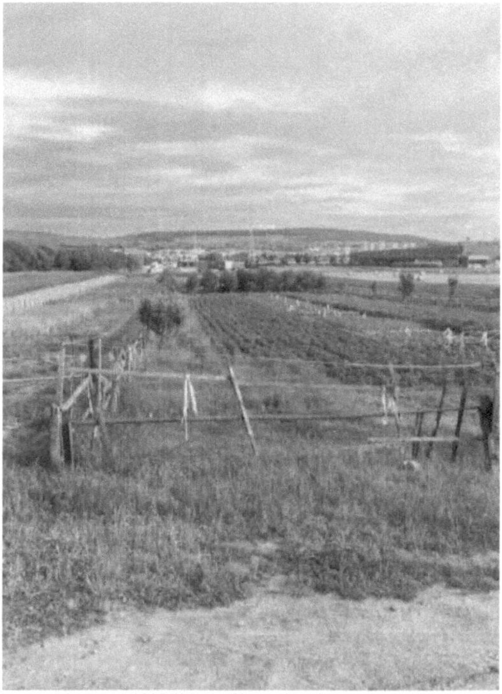

>]kh[. 3Hh[i[dj&ZW fbem_d] _d GZeh^[_

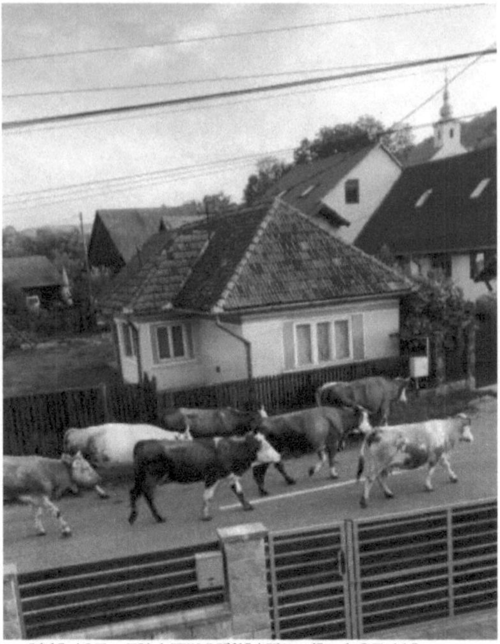

>_]kh[/3E eZ[hd ZWb YWjjb[\Wic _d] _d GZeh^[_

" 6CPA<BN5 <B@@JH* EDI<M

Le kdZ[hijWdZ ^em c Wdhe&YWd[h[b]_eki Y^Wd][_c fWYj[Z c eZ[bi e\ YWh[\eh : kh_Wb*, WdZ *.)%j^_i ijkZo [nWc _d[i c [Z_[1 WbWdZ [Wdho c eZ[hd LhWdiobl Wd_Wd h[b]_eki l _[mi ed Yehfeh[Wbjo WdZ XeZ_bo _djWjd[ii' >eh[nWc f b[% kh_Wb*, b_l [Z Zkh_d] j^[j^_hj[[dj^ Y[djkho%Wf[h_eZ X[jm[[d j^[J [\ehc Wj_ed WdZ j^[ifh[WZ e\ ; Wd _d_ic ' L^[h[\eh[%eY[jWbl _[mi ed Z_i WXbjo \ebbem[Z c [Z_YWbademb[Z] [ikf fehj[Z Xo @_f f e YhWj[i WdZ ? Wb[d "*+2&*/ #%n^ei[\kdZWc [djWbfh_dY_f b[i h[Ye] d_p[Z \ekh XW_Y \bk_Zi%eh^kc ehi &XbeeZ%XbWa X_b[%o[bbem X_b[%WdZ f^b[]c &Wj^[[ii[dj_WbikXijWdY[i _d j^[XeZo' L^[fhef[hXWbWdY[e\ j^[i[\ekh^kc ehi mW YhkY_Wb \eh W^[Wbj^o XeZo

Yec fei_j_ed "HWWa[h+) *- %&' *+/ 14R[`Z_ba [j Wb +) *2%&' 01# 9 do h[gk_h[Z c [Z_YWb

_dj[hl [dj_ed mW \eYki[Z ed h[XWbWdY_d] XeZ_bo ^kc ehi'

>khj^[h%j^[Yec fei_j_ed e\ ^kc ehi h[\b[Yj[Z XeZ_bo WdZ if_h_jkWb m[bbWh[' >eh

[nWc fb[%W^]^[h Yec fei_j_ed e\ j^[XbeeZ ^kc ehh[ikbj[Z _d W^]^bo Y^Wh][Z

_dZ_l _ZkWb%eh ^]^ Yec fei_j_edi e\ f^b[]c mekbZ h[ikbj _d Wi bk]] _i^ WdZ c [djWbbo ZkbbW

_dZ_l _ZkWb "HWWa[h+) *- %&' *+/ 2# >ebbem_d] ; ^h_ij_Wd _Z[ebe]_[i e\ j^[j^_hj[[dj^

Y[djkho%j^[f[hY[_l[Z kd_jo e\ j^[XeZo WdZ iekb WbbemZ \eh _Z[W e\ f^oi_ebe]_YWb

[\\[Yji e\%Yc ehWbWdZ if_h_jkWb febbkj_ed%ike X[ik]][ij[Z XW[Z ed j^[ijWjki e\ Wd

_dZ_l _ZkWb X_ebe]_YWb ^[Wbj^ "HWWa[h+) *- %&' *+/ 2# >ebbem_d] j^_i h[b]_eki Yedd[Yj_ed

je X_ebe]_YWb ^[Wbj^%Yec c kd_jo c [c X[hi c _]^j ^W[l _[m[Z%kdZ[hijeeZ%WdZ _dj[hWYj[Z

m_j^ : kh_Wb*, Ö Z_i WX_bjo m_j^ j^_i _Z[W e\ WYbei[_Z[dj__YWj_ed e\ j^[jhWdi Y[dZ[dj WdZ

j^[c Wj[h_Wb4 WYbei[h beea Wj j^[i[l Wh_eki _c fb_YWj_edi _i [nWc _d[Z \khj^[h _d i[Yj_ed /'-%

: kh_Wb*, Ö eij[eX_e]hWf^o'

O ^[d ; Wd _d_ic mWi fh[WZ_d] _d j^[c _Z_i_nj[[dj^ Y[djkho%9 dZh[W N[iWb_ki Ö

"*. *- &*. / - # <[7 \ THUP2 VYWYH5 HI YPJH mW fkXb_i^[Z "*. -, # WdZ Wh]k[Z \eh W

Yec X_dWj_ed e\ Wd [c f_h_YWb%WdWjec _YWbo XW[Z W fheWY^ \eh c [Z_Y_d[WdZ

Yedi_Z[hWj_ed \eh h[b]_eki kdZ[hijWdZ_d]' N[iWb_ki Z_Z dej ekjh_]^j h[`[Yj j^[jhWZ_j_edWb

^kc ehWb l _[mi e\ XeZ_bo Yec fei_j_ed%Xkj _dij[WZ Yec X_d[Z ? W[d_Y f^oi_ebe]_o WdZ

XeZo&ekbf[hc [WX_bjo j^Wj Yedj_dk[Z je ikf fehj ; Wj[i_Wd ZkWbjo "HWWa[h+) *- %&' *+/ 0&

*+/ 1# L^ek]^ j^_i%N[iWb_ki Yh[Wj[Z Wd[m c [j^eZebe]o \eh f[hY[_l_d] j^[XeZo Xo

\eYki_d] ed]W^[h_d] WdZ Z_i[c _dWj_d] WdWjec _YWbadem b[Z]["HWWa[h+) *- %&' *+/ 0#

Al Wb]dc [dj m_j^ ; Wd _d_ij l _[mi%m^_Y^ mWj^[Zec _dWdj h[b]_eki _Z[ebe]o \eh j^[i_nj[[dj^ Y[djkho%j^[XeZo mWi dem l_[m[Z dej Wi Wd _c fb[Yec fei_j_ed e\ ^kc ehi j^Wj mekbZ jhWdibWj[je Wf[Yji e\ iekbfkh_jo%Xkj _dij[WZ Wi fhee\ e\ W]eeZ% Yec fWi_edWj[%WdZ m_i[?eZ ; Wd_d_ij f^oi_YWd%@[ba_W ; heea[%'*. 0/ &'/ , . # [nYbWc [Zj^Wj%Gj^[h[_i dej^_d] _d ^[W[d eh [Wj^%eh _d j^[WZc _d_ijhW_ed e\ j^[c Xej^Ä j^Wj _i dej [gkWb[Z%e [Wj^[Z l_d[ ]beho] l[j^ ki mWhWdj je iWo%[nY[[Z[Z _d j^[\hWc[e\ c Wd'ÉBe^d ; Wd_d ^_c i[b\ "*.) 2&'. / - # Z[YbWh[Z j^Wj%Gj^[ ]beho e\ ?eZ ek]^j _d c [Wkh[je i^_d[_d i[l[hWbfWhji e\ ekh XeZ[i%b'HWha[h+) *- %f' *+0* # L^hek]^j^_i% ; Wd_d_iji iWh c [Z_Yd[WdZ WdWjec o W%QWYec fb[c [dj je j^[Wkj^ehjo e\ j^[iYh_fjkh[i%_dY[j^[o m[h[b[Wd_d] WdZ WZc _h_d] Wmeha e\ ?eZÉ"HWha[h+) *- %f' *+0+# Al j[hc i e\ Z_iWX_bjo%Wd_d_ij _Z[ebe] _[i l _[m[Z j^[XeZo W]bc fi[i _dje j^[ijW[e\ j^[iekb L^[h[\eh[%j mW X[b[l [Z j^Wj c ehWbZ_iehZ[hmW [l _Z[dj _d j^[f^oi_YWb Zoi\kdYj_ed e\ j^[XeZo "HWha[h+) *- %f' *+0. #

L^[i[Y^Wd][i _d h[b]_eki _Z[ebe]o Wh[h[\b[Yj[Z _d j^[_dj[h_ehe\ j^[: z]zp J [\ehc [Z ; ^khY^' >eh[nWc fb[%_d WYYehZWdY[m_j^ ; Wd_d_ij X[b_[\%e [c X[hi e\ j^[Y^khY^ Yel [h[Z j^[mWbfWdj_d]i WdZ _Yedi m_j^ m^_j[mW^ WdZ h[c el [Z WbbWhjWi "FoshsZ_+) *, %f' +. , # Adj[h[ij_d]bo%j_i Wfeii_Xb_jo j^Wj_d[_j^[h: kh_Wb*, deh*.) mekbZ ^W[i[[d j^[mWbfWdj_d]i i_dY[j^[o m[h[Yec fb[j[Z Wj[h: kh_Wb*, Ö b_\[WdZ m[h[Yel [h[Z X[\eh[: kh_Wb*.)' >ehj^[fkhfei[i e\ j^_i fhe`[Yj%j^[mWbfWdj_d]i Wh[Yedi_Z[h[Z _d j^[c Wde&[di[je [ijWXb_i^ XheWZ[h^_ijeh_YWbjh[dZi j^Wj mekbZ ^W[_c fWYj[Z : kh_Wb*.)Ö fej[dj_Wbc eZ[bi e\ YWh[' E eh[el [h%j^[_dj_WbfWdj_d]%j^[ikXi[gk[dj Yel [h_d] %WdZ j^[\ehem_d] \ UYel [h_d] e\ j^[mWbfWdj_d]i fhel _Z[i Wd _ikWb h[fh[i[djWj_ed e\ j^[h[b]_eki Y^Wd][i j^Wj ^W[_c fWYj[Z j^[; ^khY^ el [h j^[o[Wi'

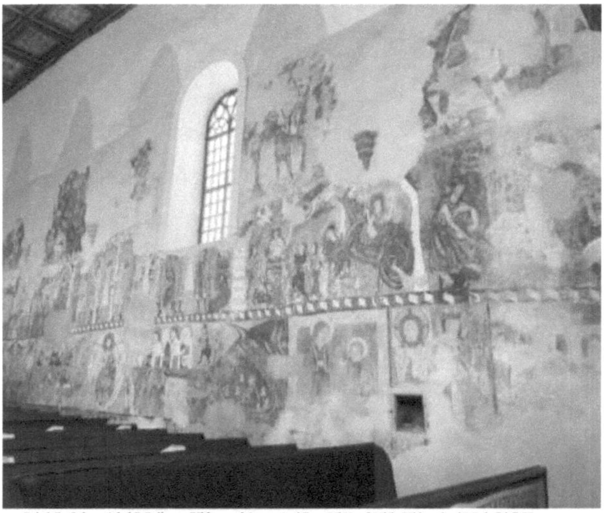

>]kh[03; ^khY^!i mWbm_j^ m^_j[mW^ fWj_Wbo kdYel [h[Z

O^_b[iec[c[Z_[l WbijkZ_[i Wh]k[j^Wj j^[;^hij_Wd X[b_[\ _d j^[ZkWbjo e\ j^[iekb WdZ XeZo jhWdib Wj[i Z_h[Yjbo jemWhZi Wj_jkZ[i e\ j^[Z_iWXb[Z%j^_i j^[i_i Y^Wbb[d][i j^_i X[b_[\ _d Wfhe]h[ii_l[WdZ fei_j_l[mWo' >_hij%j^[dWjkh[e\ : kh_Wb*.) Ö _d`kho mWi jhWkc Wj_YWdZ dej Yed][d_jWb L^[h[\eh[%WieY_Wj_ed \eh c ehWb_c fkh_jo \eh: kh_Wb*.) _i b[ii ik]][ij_l[_d j^_i YWi[%WYec fWh[Zje : kh_Wb*, Ö b_\[&bed] Z_i[W[' >khj^[h%j^[c ehjkWbo Yedj[nji \eh Xej^ Xkh_Wbi Wh]k[j^Wj j^[b_l[Z ieY_Wb b_l[i \eh Xej^ : kh_Wb*, WdZ *.) m[h[WYY[fj[Z Xo j^[Yec c kd_jo' L^[h[_i de [l_Z[dY[ik]][ij_d] j^Wj ieY_Wb [nYbki_ed _c fWj[Z [_j^[h Xkh_Wb%j^[h[\eh[j^[ieY_Wb _c fbYWj_edi e\ WYec c kdWb Z[Yi_ed \eh _dYbki_ed Wh[\khj^[h WdWbop[Z _d j^[eij[eXe]hWf^_[i \eh Xej^ Xkh_Wbi ": [j^WbZ +) *2%/ , 4? sbb+) *, %' *, 14E [jpb[h%+)) / %' , 1# L^_i j^[i_i [nfbeh[i

; ^hij_Wd WdZ ; Wd _d ij _Z[ebe] _[i je Yec fh[^[dZ j^[b\[mWo Yedj[nji j^Wj _c fWYj[Z Xej^ : kh_Wdi ed Wc Wbhe&[l [be\ WdWbo i_i'

) Q>QO(G?8<EHE>@8B6@<? / @HEGN

L^[: z]zp WhY^W[ebe] _YWb i_j[_i WY^khY^ Y[c [j[ho _d j^[fh[i[dj&ZWo 1 _bbW][e\ : z]zp j^Wj mWi _d ki[\hec **)) je *1)) ; =' L^[j_c [\hWc [e\ j^[Y^khY^ Y[c [j[ho _dYbkZ[i i[l [hWb febj_YWbo _c fehjWdj f[h_eZi _d LhWdi obl Wd_Wd ^_ijeho% _dYbkZ_d] j^[@kd] Wh_Wd hkb[e\ LhWdi obl Wd_W '2)) &*. +/ ; =#% j^[J [\ehc Wj_ed Zkh_d] j^[*.))i ; =% i[c _&dZ[f[dZ[dj ijWj[^eeZ kdZ[h j^[Gjjec Wd hkb[_d *. -) ; =%WdZ j^[\ehc Wj_ed e\ W fh_dY_fWb_jo e\ j^[9 kijhe&@kd] Wh_Wd =c f_h["*0**&*1/ 0 ; =#"NeW [j Wb +)+*% f' *# G\ j^[jme ia[b[jedi fheYkh[Z \ehj^_i ijkZo% kh_Wb *, %j nYWWj[Z \hec f_j -%mW [ij_c Wj[Z je ^W[X[[d Xkh_[Z Zkh_d] j^[jm[b j^ je j^_hj[[dj^ Y[djkho "F oshsZ_+) *, %f' +/ -# WdZ : kh_Wb *.) %j nYWWj[Z \hec jh[dY^ . %mW [ij_c Wj[Z je ^W[X[[d Xkh_[Z Zkh_d] j^[i_nj[[dj^ je i[l [dj[[dj^ Y[djkho[20] "F oshsZ_+) *, %f' +0*#

[20] Radiocarbon and relative dating techniques were used to estimate burial dates for Burial 13 and Burial 150 (Nyárádi 2013, p. 264, 271).

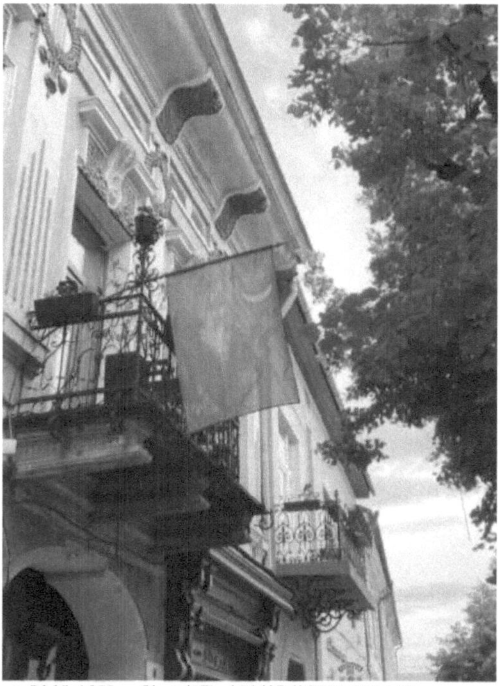

>]kh[13Kpua[bo >bW[_d Ykhh[dj&ZW GZeh^[_

A_i ij_bbkdY[Wim^[d j^[Y[c [j[ho mW [ijWXb_i^[Z4^em[l [h%j^[h[_i [l _Z[dY[j^Wj _j c Wo ^W[[n_ij[Z i_dY[j^[hkb_d] e\ à hfsZ "2)) &,)) ; =# 9 f_j%[h^Wi W Zm[bb_d] %WZ X[[d Zk] _dje j^[ ]hekdZ WdZ fh[ZWj[i j^[Yedijhk Yj_ed e\ j^[Y^khY^% ik]][ij_d] j^Wj^[fbej e\ bWdZ ^WZ X[[d _d ki[\eh Wbed] j_c ["F oshsZ_+) *, %f' +. *# K_dY[: kh_Wb*, _i [ij_c Wj[Z je ^W[X[[d Xkh_[Z _d j^[jm[bj^ je j^_hj[[dj^ Y[djkho%j_i b_a[bo j^Wj^_i Xkh_Wb [n_ij[Z Wj^[l [ho X[ ]_dd_d] e\ j^[Y^khY^ ki['

>ehj^[d[nj jme ^kdZh[Z o[Wi %j^[Y^khY^ kdZ[hm[dj Wbej e\ Yedijhk Yj_ed'

<kh_d] j^[X[ ]_dd_d] e\ j^[\ekhj[[dj^ Y[djkho%j^[Y^khY^ mW [nf WdZ[Z je _dYbkZ[Wd [bed] Wj[Z i[c _Yh Ykb Wi Wd Yjk Wo' L^[bWbekj ^W jhWZ_j_edWb \[Wjkh[i e\ j^[J ec Wd[igk[

Y`khY^%j^[c eij eXl _eki [nWc fb[X[_d] j^[m[ij[hd]Wj[mWo m_j^ j^[_dj[h_ehf Wkj

^W_d] Wi [c _YhWj[i^Wf[Z jef m^_b[_ji [nj[h_ehh_XX[Z m_j^ WhY^_l eb j [dZi _d Wf e_dj[Z

WhY^ "F oshsZ_+) *, %f' +. +# 9 jem[h mW Wie Xk_bj Wed] j^[dW[Ö m[ij[hd i_Z[%ed[e\

j^[[Wb_[ij jem[hi je X[Xk_bj _d j^[h[]_ed "F oshsZ_+) *, %f' +. +# Gd j^[_di_Z[e\ j^[

dW[%ed j^[iekj^[hd i_Z[%j^[h[_i Wf e_dj[Z WhY^ _d j^[Z[YehWj_ed e\ 9 d`ek \b[kh&Z[&b_i%

m^_Y^ mW WZ[YehWj_l [[b[c [dj ki[Z Zkh_d] j^[j_c [e\ ; ^Wh[i&I eX[hj "*,) 1&*, - +#%j^[

_hij a_d] e\ j^[9 d] [l _d [hW"E ebdWi+)) *%f' - 1# >h[iYei e\ DWZ_ibWki Ae\ @kd] Wo%

E Wh] Wh[j e\ 9 dj_eY^ WdZ j^[>_dWbBkZ] c [dj YoY[i m[h[f Wdj[Z ed j^[dehj^[hd mWb

Zkh_d] j^[i[YedZ ^Wb e\ j^[\ekhj[[dj^ Y[djkho "F oshsZ_+) *, %f' +. +# 9 bjjb[mWbmW

Xk_bj Zkh_d] j^[_\j[[dj^ Y[djkho WekdZ j^[Y[c [j[ho%Xkj j^_i mW `kij c [h[bo \ehXehZ[h

fkhfei[i%dej W WZ[\[di_l [c [Y^Wd_ic "F oshsZ_+) *, %f' +. , # J [Xk_bZ_d] e\ j^[

Y`khY^Ö dW[jeea fbWY[Zkh_d] j^[i_nj[[dj^ Y[djkho' L^[hee\ mW h[c el [Z%WdZ j^[

mWbi m[h[[nj[dZ[Z je c Wj[heec \eh bWh][ ]ej^_Ym_dZemi' DW[h _d j^[*/j^ Y[djkho%

j^[hee\ mW h[fbWY[Z m_j^ j_b['

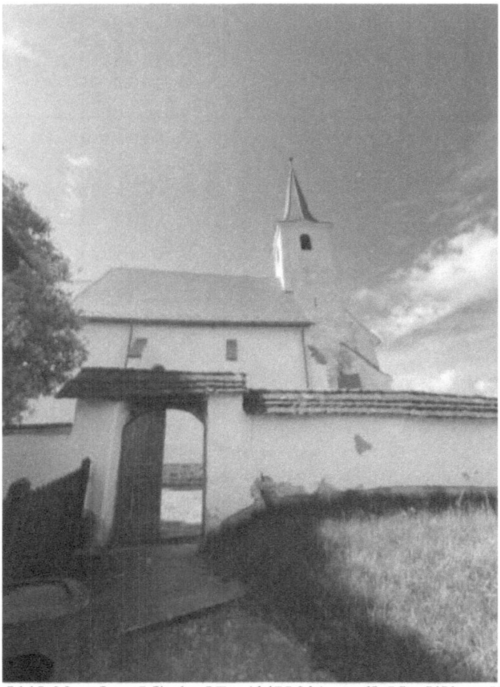

>_]kh[23: z]zp J [\ehc [Z; ^khY^%^em_d] Y[c [j[ho mWb

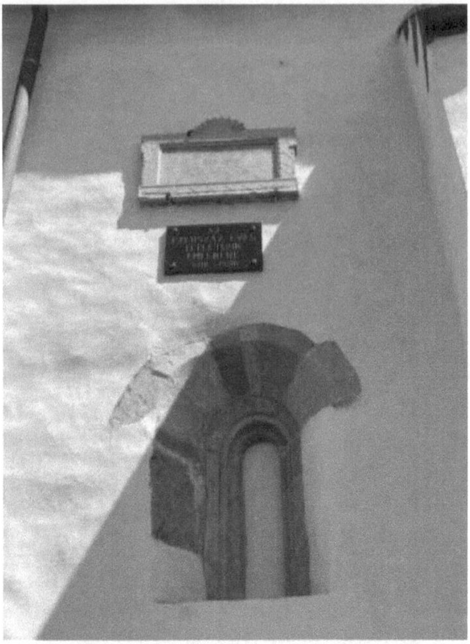

>]kh[*)3? ej^_Ym_dZemi Wh[a[fj ed j^[; ^khY^%Xkj Wh[de bed][h _d ki[

9 bj^ek]^ : kh_Wb *.) mWd Ö fbWY[Z kdj_bj^[i_nj[[dj^ je i[l [dj[[dj^ Y[djkho%j^[

[nf Wdi_edi e\ j^[Y^khY^ XehZ[hi [nY[[Z[Z _ji b_c _j WdZ Yedi jhkY_ed jeea fbWY[_d j^[

Y[c [j[ho _ji [b\' : ej^ : kh_Wb *, WdZ : kh_Wb *.) Ö]hWl [i m[h[Z_ijkhX[Z Xo j^_i [nf Wdi_ed

fhеY[ii%fhel _Z_d] Wd [nf bWdWj_ed \ehj^[[_h_dYec fb[j[[nYWlWj_ed' >]kh[i , '** WdZ , '*+

[n^_X_j j^[Yhh[dj Y^khY^ mWbbj^Wj mWi Xk_bj ed j^[h[c Wd_d] [b[c [dji e\ Xej^

ia[b[jedi%m^_Y^ ij_bbbWo kdZ[hd[Wj^ j^[mWbbje j^_i ZWo' L^hek]^ Yedl [hiWj_edi m_j^

Riyb Foshs Z_%j^[b[WZ WhY^Wl ebe]_Yb [nYWlWjeh\ehj^[: z]zp i_j[%j_i Yed YhkZ[Z j^Wj

j^[Yedi jhkY_ed e\ j^[Y^khY^ ed jef e\ c Wdo Xkh_Wbi ^eblZi de d[] Wj_l [ieY_Wb _c fbY_Wj_ed

\ehj^[i[_dZ_l _ZkWbi &j^[Y^khY^ oWZ mWi _c fbo YhemZ[Z' Ad \WYj%hWj c [dj[Z ^kc Wd

Xed[i Wh[\ekdZ iYWjj[h[Z Wc ed] j^[Y^khY^oWhZ jeZWo WdZ YWd X[_Z[dj__[Z WdZ ^WdZb[Z Xo Wdoed[l_i_j_d]' : W[Z ed eXi[hlWj_edWb ZWjW%oj Wf [Wh j^Wj Ykhh[dj c [c X[hi e\ j^[: z]zp J[\ehc [Z ; ^khY^ Ze dej ^ebZ Wdo Yeddej Wj_ed jemWhZi j^[i[ ]hWl[Z_ijkhXWdY[i'

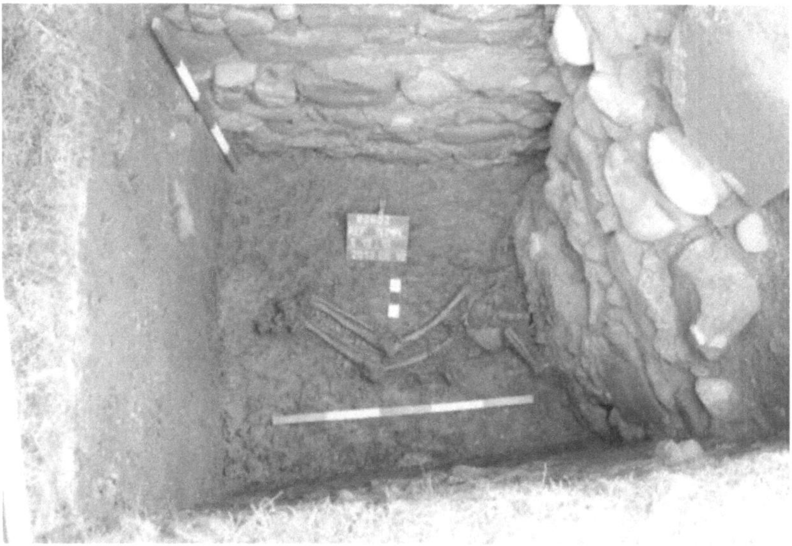

>]kh[**3: kh_Wb*, _d i_jk m_j^ Ykhh[dj Y^khY^ mWbed ia[b[jWb [b[c [dji ikf[h_ehje i[YedZ bkc XWh l[hj[XhW "H^eje fhel_Z[Z Xo <h BedW^Wd : [j^WhZ#

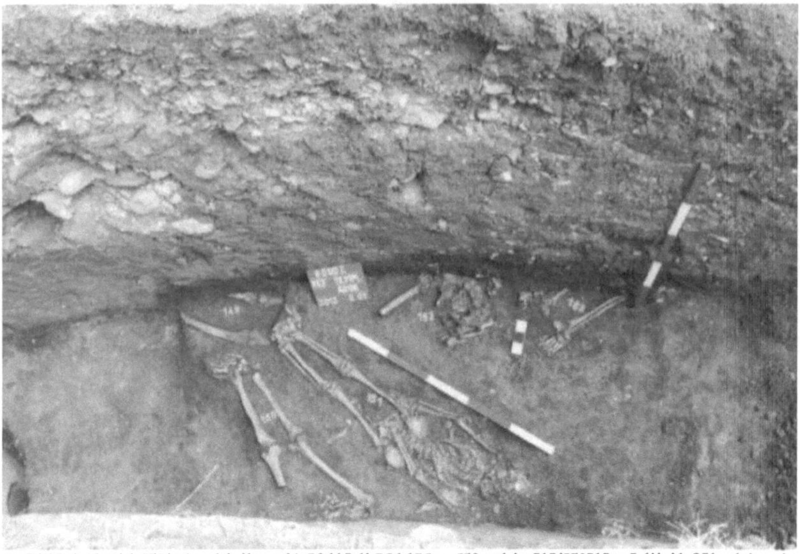

>]kh[*+3: kh_W*.) _d i _jk m_j^ Ykhh[dj Y^khY^ mWbbed ia[b[jWb[b[c [dji ikf[h_ehje ei YenW[' Fej[Yec c _d]b[Z Wf[Yji e\ ]hW[i "H^eje fhel _Z[Z Xo <h BedW^Wd : [j^WbZ#

<k[je j^[ki[WdZ h[ki[e\ j^[Y[c [j[ho i f WY[el [h 0)) o[Wi% [nYWlWj_ed e\ j^[: z]zpi j[_i Yec fb_YWj[Z 4c Wdo f_[Y[i e\ _iebWj[Z WdZ kdWieY_Wj[Z ^kc Wd h[c W_di m[h[Yec c _d]b[Z m_j^ _d _dZ_l _ZkWb]hW[i' E Wdo e\ j^[i[Xed[i m[h[c Wa[Z W ÑkdWieY_Wj[ZÖ WdZ m[h[Yebb[Yj[Z m_j^ ed[XWj c Wa[Z \eh W [d[hWb fhel [d_[dY[' O ^[d W]hW[fh[i[dj[Z j^[Wij_YkbWj_ed e\ jme ehc eh[Xed[i%j mW Z[[c [Z FU#ZH\ $ Mfed j^[kdYel [h_d] e\ WXkh_Wb\[Wjkh[%j^[c Wh]_di e\ j^[Yedj[nj m[h[Z[_d[Z m_j^ jhem[b' L^[d%j^[c Wjh_n mW h[c el [Z \hec j^[Xed[i m_j^ ded&c [jWb^WdZ jeeb%kY^ W XWc Xee f_Yai WdZ Xhki^[i' L^[d%Xed[i m[h[f[Z[ijWb[Z m_j^_d j^[Xkh_Wb\[Wjkh[WdZ fh[fWh[Z \eh h[c el Wb GdY[h[c el [Z%a[b[jedi Wh[^[bZ Wj @WpJ [piz E {p[kc _d GZeh^[_k K[Yk_[iY%@Wh]^_jW; ekdjo je X[eXi[hl [Z WdZ h[YehZ[Z'

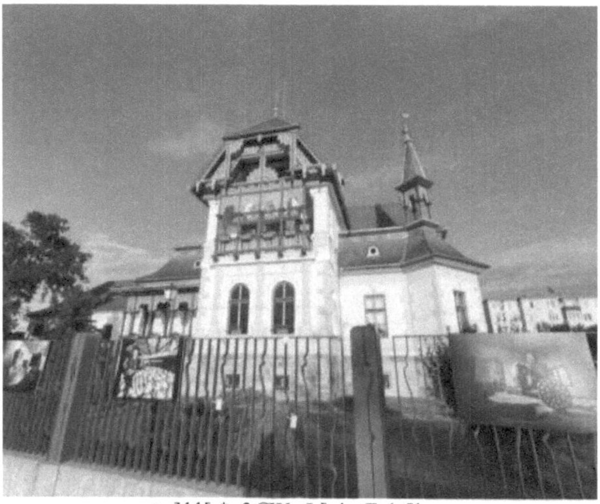

>]kh[*, 3@Wsp J [piz E {p[kc

L^[[nYWWy_ed e\ j^[Y^khY^ _i WiWd Wy[[nYWWy_ed fhe`[Yj%fhec fj[Z Xo j^[_dijWbbWy_ed e\ Wd[m ZhWdWy[ioij[c kdZ[h j^[Y^khY^oWhZ "E_bb[h[j Wb +)+)%f' -, # O eha X[]Wd _d +))0 m^[d j^[[nWj be YWy_ed e\ Wb Y^khY^ ijhkYjkh[i mW _Z[dj__[Z' J [i[WhY^ X[]Wd _d +))2 WdZ [nYWWy_edi X[]Wd _d Bkd[+)*+%m_j^ ikffehj Xo j^[@Wsp J [piz E {p[kc "E_bb[h[j Wb +)+)%f' -, #

>_hij%WZ[jWb[Z jefe]hWf^_Yikhl[o mW YedZkYj[Z je Yh[Wj[Wj^h[[&Z_c [di_edWb c eZ[be\ j^[Y^khY^ ^_bb' Ail [ij_]Wy_ed X[]Wd m_j^ . n . c [nYWWy_ed jh[dY^[i "1+. igkWh[c [j[hi# Yec fh_i_d] j^[bWdZiYWf[e\ j^[Y^khY^%j^[Y^khY^oWhZ%WdZ ekji_Z[j^[Y^khY^oWhZ' =l_Z[dY[e\ ki[\hec j^[jm[bbj^ Y[djkho mW ZWy[Z m_j^ fejj[ho \hW]c [dji% XWhWy[dZ ^Wf_di%WdZ beYa h_d]i' Gj^[hh[Yel[h[Z Wj_\WYji _dYbkZ[i_b [hYe_di%h_d]i%X[bj XkYab[i%Xkjjedi%Wbej^_d] Yb_fi%WdZ _hed ifkhi "Foshs Z_+)*, %f' +/)#

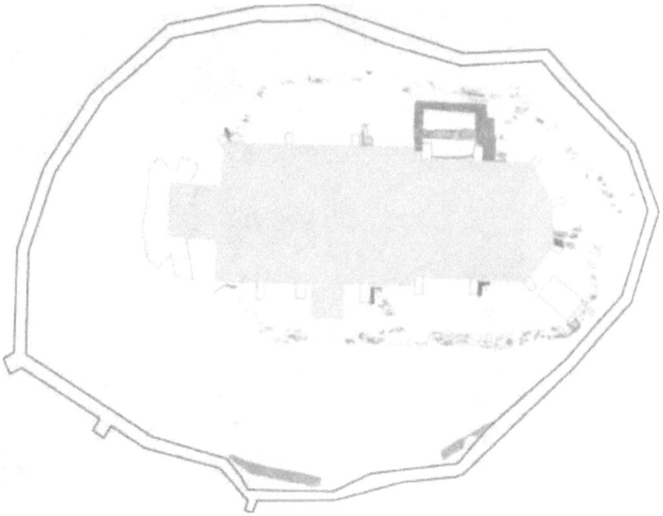

>]kh[*-39 bbh[YehZ[Z]hW[i WYYehZ_d] je f_j WdZ jh[dY^ "H^eje fhel_Z[Z Xo <h BedWj^Wd : [j^WZ#

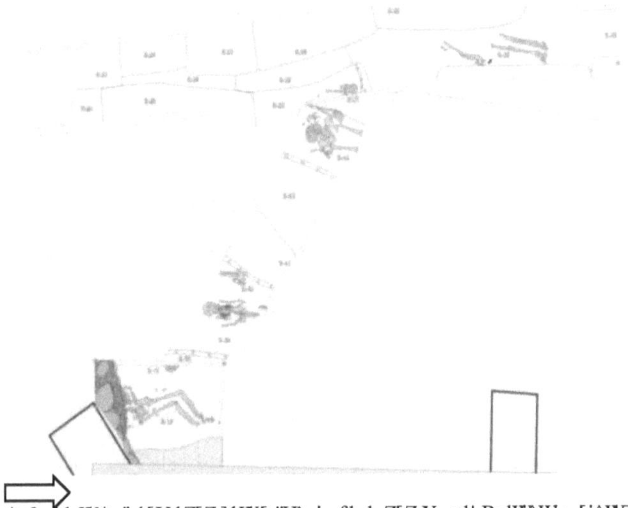

>]kh[*. 3: kh_Wb*, !i h[YehZ[Z]hW["H^eje fhel_Z[Z Xo <h BedWj^Wd : [j^WZ#

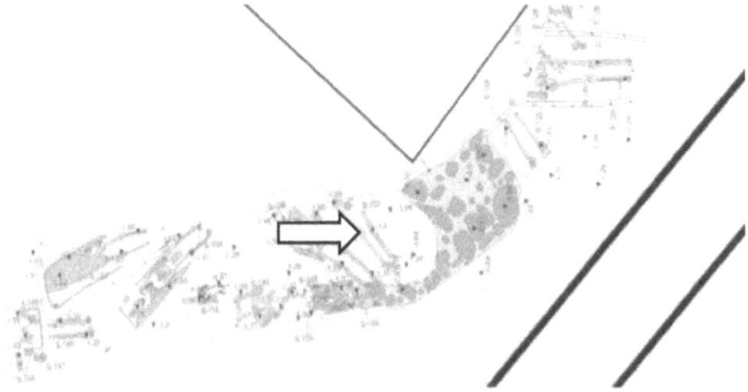

>_]kh[*/3: kh_Wb*.)5i h[YehZ[Z]hWf["H^eje fhel_Z[Z Xo <h BedW`^Wd : [j^WbZ#

9hY^Wfebe]_YWb_dZ_d]i je ZWj[i^em Wd _dYeb fb[j[Y^hedebe]o \ehj^[Y^khY^4 _j ik\\[h[Z ZWc W][_d j^[*/ / * h[jWb_Wjeho YWc fW_]d%m^[d Lkhai_i^ WdZ LWjWh jheefi beej[Z WdZ Xkhd[Z j^[Y^khY^' ; ^khY^ WhY^_l[i h[l[Wb j^Wj Zkh_d] j^[beej_d]%Y[h[c ed_Wb l[ijc [dji m[h[h[c el [Z' L^_i Y^Wd][mW _d h[ifedi[je j^[h[b]_eki i^_\j je ; Wd _dij fkhjWd l_[mi' Ad j^[\ebbem_d] o[Whi%j^[h[m[h[c Wdo Zed Wj_edi e\ YWhf[ji WdZ Yhej^i j^Wj m[h[c WZ[je j^[Y^khY^ \hec l_bbW][_d^WX_jWdji "Foshs Z_+)*, %f' +., #

Ad j^[*/2)i%j^[Y^khY^ mW f_bbW][Z Xo j^[jheefi e\ Ac h[L^azazbo "*/. 0&*0). #% W@kd] Wi_Wd deXh[c Wd WdZ b[WZ[h e\ j^[Wdj_&@WXi Xkh] kfhi_d]i "E ebdWi +)) *%f' *, *# Aj_l sd >[h[dYp_fWZ \ehj^[ZWc W][WdZ beij bjkh]_YWb eX`[Yji' 9 d _dif[Yj_ed \hec *0+* \ekdZ j^Wj Xej^ j^[ Y^khY^ WdZ j^[ Y[c [j[ho mWbb m[h[ _d Whk_d[Z ij Wj[ WdZ j^[ Yekdjo `kZ][mW ^[bZ h[ifedi_Xb[\ehj^_i X[YWki[^[Z_Z dej jWa[Wdo Wyj_ed je h[ijeh[j^[Y^khY^ "Foshs Z_+)*, %f' +., # L^_i j_c [%j^[hk_d[Z Y[_bd] mW h[c el [Z _hij WdZ h[fbWY[Z mj_^ Wd[m Ye\\[h[Z Y[_bd] fWdj[Z Xo Kj[f^Wdki >WXhj_ki WdZ < Wd_[b H^_bf%

.-

j^hek]^j^[fWyhedWy[e\j^[: ehi W_WdZ CehZWWe _b[i' 9\j[hj^_i%j^[hee\ mWi fbWd[Z mj^j_b[WdZ j^[o[Wi *0-/ mWi c Wha[Z ed j^[c "FoshsZ_+)*, %f' +., #

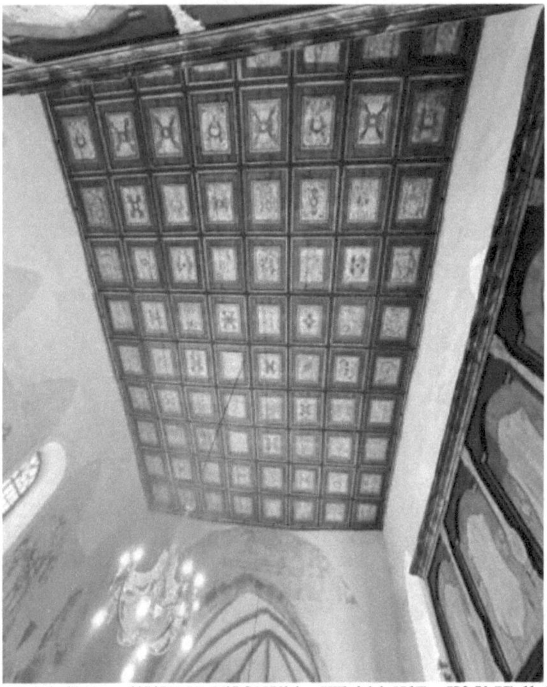

>_]kh[*03 HWdj[Z Y[_bd] Yec fb[j[Z Xo Kj[f^Wdki >WXhj_ki WdZ <Wd_[b H^_bbf _d *0-/

: o j^[c _ZZb[e\ j^[Y[djkho%j^[Y^khY^ mWi Yec fb[j[bo c eZ_[Z WYYehZ_d] je j^[ijob[e\ j^[d[m f[h_eZ' 9 d eh] Wd be\j ijWdZ_d] ed jme f_bbWhi mWi Xk_bj _d *0-/ WdZ Wd eh] Wd Xk_bj Xo Bsdei KpWXy mWi fbWY[Z ed _j "FoshsZ_+)*, %f' +.-# Ad *0-1%j^hek]^j^[ZedWj_ed e\ Aj_l sd : ehi W_F Wjo%j^[Y^khY^ h[Y[_l[Z Wd[m f h[WY^[hY^W_h Ad *0/*% : ehi W_WdZ ^_i m_\[%q l W=Yi[Z_%Yec c _ii_ed[Z W Lh Wdioh Wd_Wd KWied YhWjic Wd je Xk_bZ Wh_Y^bo f W_dj[Z be\j m_j^ Wjm_ij[Z f WhW[j%m^_Y^ YWd ij_bb X[i[[d jeZWo'

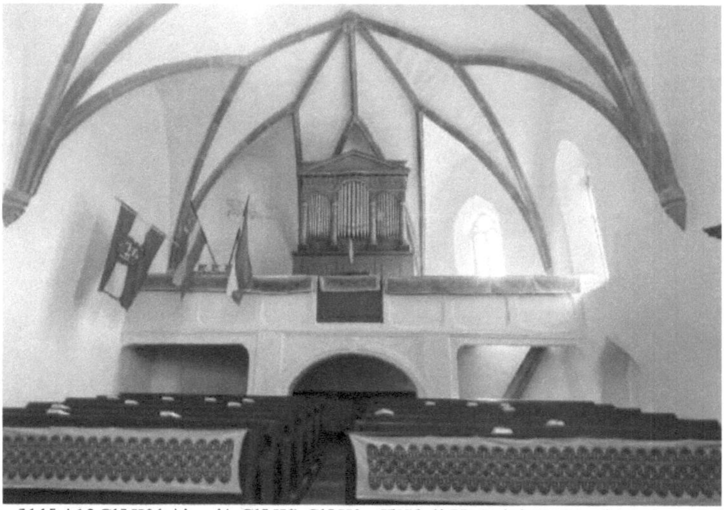

>]kh[*13Gh]Wd be\j m_j^ Gh]Wd' Gh]Wd mW Xk_bj Xo Bsdei KpWXy_d *0-/

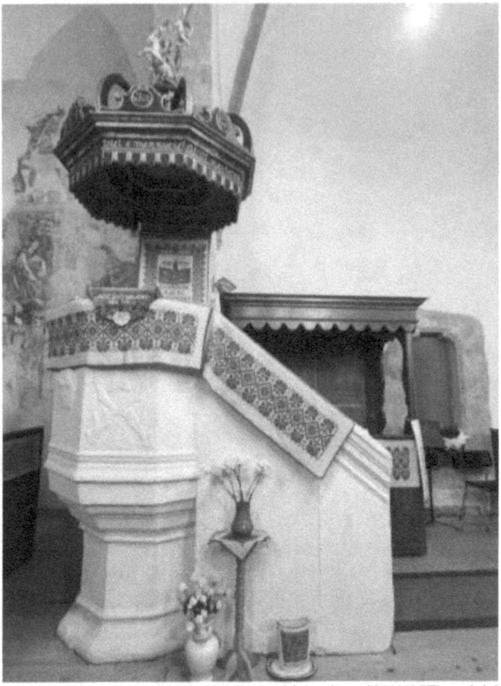

>_]kh[*23Hh[WY^[hY^WhmW\kdZ[Z Xo Aj_l sd : ehiW_F Wo _d *0-1

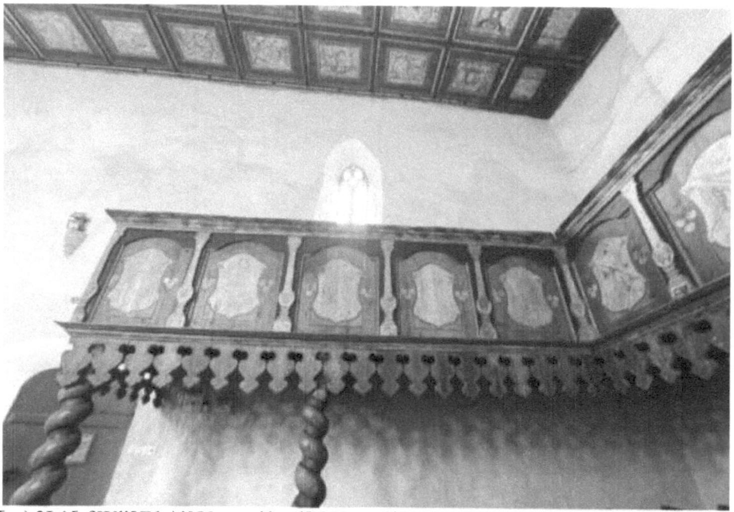

>]kh[+)3L^[fWdj[Zbe\j%Yec c_ii_ed[Z Xo : ehiW_WdZ ^_i m_\[%q1 W=Yi[Z_%d *0/*

Ad *0/+%j^[Y^khY^ Yed]h[]Wj_ed fkhY^W[Z Wd[m%8,)&€ekdZ X[bb\eh2)

@kd]Wi_Wd >eh_dji \hec E_^sho DWiWjei%9 hYki%AWdZ @shec ipua' L^[Y^khY^

Yed]h[]Wj_ed ^WZ X[]kd Yedi_Z[h_d] h[beYWj_d] j^[Y^khY^ je j^[1_bbW[Y[dj[h%em[1[h%

j^[Yedijhk Yj_ed meha ^Wj[Z Wj[hWijhed] [Wj^gkWa[_d *1)+' Ad *1-*%j^[jem[hm_j^ _ji

meeZ[d fehY^ mW h[Xk_bj%b[1 Wj[Z%AWdZ _jj[Z m_j^ : Wegk[m_dZemi WdZ Z[YehWj_]

[b[c [dji' L^[jem[h%eh]_dWbo Xk_bj _d j^[\ekhj[[dj^ Y[djkho%Aekb Zd(j X[Wi j^[m[_]^j

e\ j^[d[m fehY^%AWdZ X[]Wd je i_da' Le fh[1[dj j^[YebbWfi[%j mW ikhhekdZ[Z Xo j^_Ya

Xkjjh[ii[i Xkj W Wh[ikbj%j^[m[ij[hd [djhWdY[X[YWc[kdkiWXb[WdZ ie _j mW mWbb[Z kf

"FoshsZ_+)*,%f' +.-# L^[i[1[d Z_\\[h[dj ZeYkc[dj[Z Yedijhk Yj_ed f^Wi[i Wh[

_bbkijhWj[Z X[bem _d >]kh[,'*2'

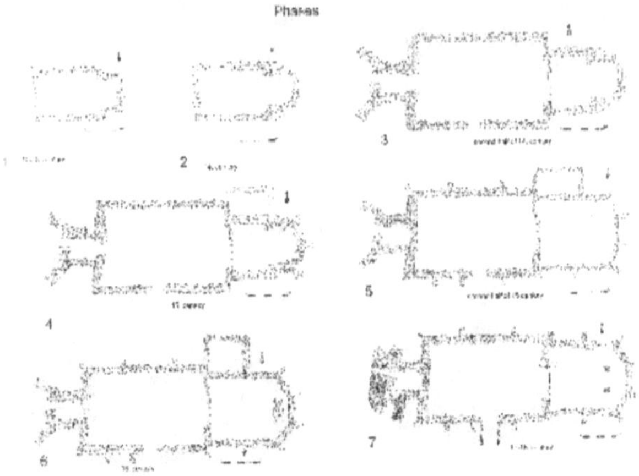

>_]kh[+*3K[l [d Ze Ykc [dj[Z Yedijhkj_ed f^W[i e\ : z]zp J [\ehc [Z ; ^khY^ "H^eje fhel_Z[Z Xo <h BedWj^Wd : [j^WZ#

 # $ 6IJ; @HED2 <; @k8B8D; , 8CN2 E; <CD6OPAB:G6E: @IN

L^_i fhe`[Yj Yedjh_Xkj[i je WbWd][h [\\ehji e\ Wdj^hefebe]_YWb ijkZ_[i j^Wj [nWc_d[ Kpuah hb\[ "R[`Z_ba [j Wb +)+*%' 0-# G\ j^[\[m ijkZ_[i j^Wj [nWc_d[c [Z_[l WbWdZ [Wbbo c eZ[hd Kpua[bo%c eij Wh[[njh[c [bo X_W[Z WdZ _dYbkZ[\Wi__[Z _d\ehc Wj_ed4 Ykhh[dj adembh[Z] [e\ Kpua[bo ieY_[jo Wi_[i j^hek]^ ijkZ_[i j^Wj [nWc_d[fh[&22) J ec Wd_Wd ; ec c kd_ij Wj[dZW&ikY^ f[hif[Yj_l [i e\\[hb_jjb[je de WYYkhWYo h[] WhZ_d] Kpua[bo b\[' Adij[WZ%j^[i[^[W_bo X_W[Z iekhY[i e\\[h [l _Z[dY[j^Wj _i kdh[b_WXb[Zk[je ekji_Z[iekhY[i Z_h[Yj_d] _dj[hfh[jWj_ed je _j Wfh[&22) J ec Wd_Wd h[i[WhY^ Wj[dZW "R[`Z_ba [j Wb +)+*%' /2# 9 bWd][h Yedi[gk[dY[\ekdZ mj^_d j^_i]W e\ ademb[Z] [_i febj_YWbWdZ ieY_Wbkf^[WlWbX[jm[[d Kpuah[hi WdZ ej^[h[j^d_Y] hekfi j^Wj _d^WX_j j^[h[]_ed "E ebdsh+)) *%' *+#

9d [nWc fh[e\ _c fh[ii_edWXb[meha j^Wj ^Wi [h[[Z W WYYbWcoij \ehZ ihkfj_ed _d Kpua[bo feb_j_Yi e\ c [c eho WdZ fbWY[&c Wd_d] _i Ab[; [Wki[iYkÖ "*21, #fefkbWi fkXb_YWj_ed%CYHUZ SjHUHI 0U0 UJHLU[AVT HUHU; HUK": [j^WdZ [j Wb +) *2%f' +. . #$L^_i meha ^[bf[Z ieb_Z_\o Wfeij&O ebbZ O Wi AAJ ec Wd_Wd ijWj[Ö YbWc el [h LhWdiobl Wd_WdZ ikffehj[Zj^[\Wi[Wi]kc [dj j^WjJ ec Wd_Wd f[efb[^WZ eYYkf_[Z LhWdiobl Wd_Wi _dY[j^[X[] _dd_d] e\ j_c [' ; [Wki[iYk "*21, #mWi W^_ijeh_Wd m_j^ j^[^_][ij feb_j_YWbfhe_b[_d J ec Wd_WYj^[j_c [WdZ ^[ki[Z ^_i fefkbWh_joje fhec ej[^_i _Z[W e\ WÇ< WY_WdÖ fh_c Wo _d j^[< WWe&J ec Wd_Wd [j^de][dei_i%é"< [b[jWdj *22) %f' *2) # L^_i iY^eebe\ j^ek]^j \eij[h[Z kdi^WaWXb[ikffehj \eh^_i Yedj[dj_ed j^WjJ ec Wd_Wd f[efb[%dej j^[Kpua[bo%W[_d^[h_j[Zj^[< WY_WdÖ Çkdi^WaWXb[m_bb%éje Z[\[dZ j^[_h^ec [bWdZ ; [Wki[iYkÖ Wj[c fjje fhel _Z[^_ijeh_YWbh[] _j_c WYo je j^[heb[e\ j^[J ec Wd_Wd ; ec c kd_ij HWjo fheZkY[Z Wc _bj WipWj_ed e\ J ec Wd_Wd ^_ijeho4j^[i[[\\ehji ikXi[gk[djbo [nYbkZ[Z Kpua[bo fh[i[dY[edY[WYWd \hec j^[^_ijeh_YWbh[YehZ%Wjh[dZ j^Wj ^W Yedj_dk[Z i_dY[j^[[Wbo */)) i "< [b[jWdj *22) %f' *2) 4@Wjc Wd [j Wb +) ++%f' +1*#

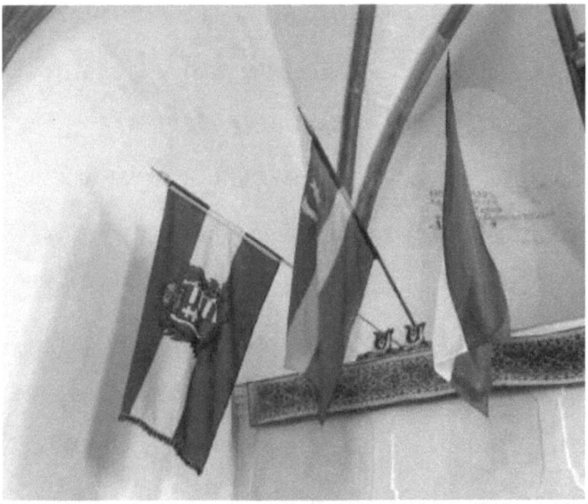

>]kh[++3L^h[[\bWÿi \bemd _d j^[: z]zp J [\ehc [Z; ^khY^&ded[e\ m^_Y^ Wh[j^[
J ec Wd_Wd \bWÿ

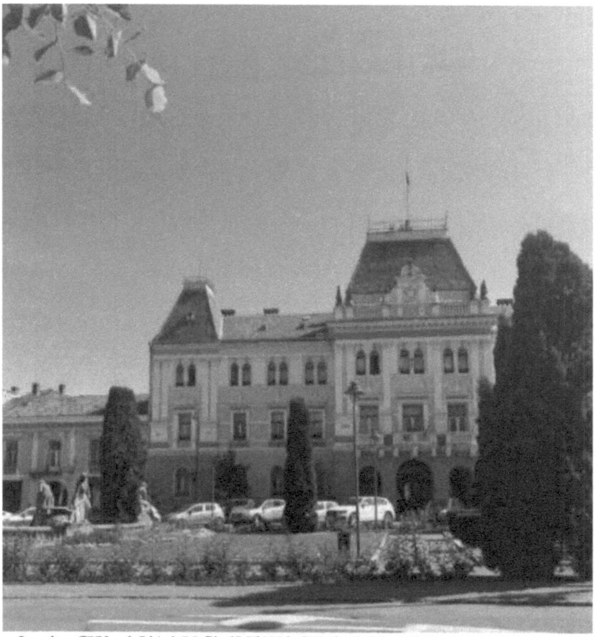

>]kh[+, 3; _jo @Wb_d [j^d_Y@kd] Wi_Wd GZeh^[_\bo_d] j^[J ec Wd_Wd \bWY

L^[\elhem_d] Wh[Wbj^[Yedj[c fehWho ijkZ_[i j^WjYedjh_Xkj[je Kpua[bo Ykbjkh[Wb ademb[Z] [' L^[Kpua[bo Wh[Wd[] b[Yj[Z fefkbWj_ed mj^_d j^[^_ijeh_YWbh[YehZ' Gd[mWo e\ _bb_d] _d j^[ ]Wi _d j^[^_ijeh_Yh[YehZ _i je ijkZo j^[_h Ykbjkh[jeZWo&Xo ijkZo_d] j^[_h[j^de&Ykbjkh[%j^[^_ijeh_YWbh[YehZ YWd X[d[_j]h[Wjbo \hec _bb_d] _d j^[ej^[hm_i[[c fjo if W[i e\ ademb[Z] [' 9 bj^ek]^ WdWboi_i e\ Kpuab[hie Y[jo _i Wh[Y[dj Yedj[c fehWho [\\ehj%W^WdZ\kbe\ ijkZ_[i fhel_Z[f_ed[[h_d] [\\ehji _d j^[_dYbki_ed e\ j^[i[^_ijeh_YWbo \eh] ejj[d f[efb[' L^[i[ijkZ_[i kj_bp[W Wi_[jo e\ f[hif[Yj_l[\eh

WdWboi_i%dYfkZ_d] c _Yhe WdWboi_i e\ ^_ijeh_YWbWhY^_l[i WdZ XeWhY^W[ebe]_YWb [nWc_dWj_edi'

Ad Wd WdWboi_i je kdZ[hijWdZ ^em j^[Kpua[bo ^WZ [ikhl_l[Z ie c Wdo Z_ic Wdjb_d] \ehY[i i_dY[j^[2))i%@Wjjc Wdd [j Wb "+)++#kj_bp[i j^[ieY_e&[Yebe]_YWbioij[c i "K=K# YedY[fj%m^_Y^ Yedi_Z[hi ^_ijeh_YWbo heej[Z Yec c ed _dij_jkj_edi W ZodWc _YWZWfj_l[h[ifedi[i j^Wj [l ebl[el[hj_c [WdZ Wbbem Yekdjkh[i ba[j^[Kpua[bo je f[hi_ij%b[d_d j^[\WY[e\ Y^Wd]["@Wjjc Wdd [j Wb +)++%f' +02# @Wjjc Wdd [j Wb "+)++# Wh]k[i j^Wj j^[h[i_b[dY[e\ Kpua[bo Yec c edi _i j^[h[ikbj e\ [dl_hedc [djWbWdZ _dj[hdWb\WYjehi'

=dl_hedc [djWb\WYjehi j^Wj Yedjh_Xkj[_dYbkZ[b_l_d] _d W^Wh^ c ekdjW_deki [dl_hedc [dj m_j^ _iebWj_ed WdZ _dj[hdWb\WYjehi j^Wj Yedjh_Xkj[_dYbkZ[beYWb Z[dj_j_[i%mehbZl_[m%WdZ Wh_Y^ _dij_jkj_edWbc [c eho[21] "@Wjjc Wdd [j Wb +)++%f' +01# : o [nWc _d_d] XobWmi WdZ c _dkj[i h[YehZ[Z _d ^_ijeh_YWbZeYkc [dji ZWj_d] \hec *. 1*&*1- 1%j^[_c fWYj e\ Kpua[bo i[b\&]el[hd[Z _dij_jkj_edi[22]%*RdaI Py[VRVZZbNVR*"Wbbemi h[i[WhY^[hi je kdZ[hijWdZ j^[WZWfj_l[YWfWY_jo WdZ jhWdi\ehc WX_b_jo e\ j^[i[_dij_jkj_edi "@Wjjc Wdd [j Wb +)++%f' +02# L^[ ][d[hWbj^[c [e\ bed]&[hc Yec c kd_jo _dj[h[ij el[h _dZ_l_ZkWbi[b_i^d[ii [n^_X_ji j^[c kbj_&Z_c [di_edWbYedi_Z[hW_ed j^Wj Kpuab[hi _dYbkZ[_d j^[_h ZWbo&je&ZWo WYj_l_j_[i' L^_i j^[i_i Yedi_Z[hi j^[el[hWbb Yedjh_Xkj_ed j^Wj j^_i jof[e\ Yedi_Z[hWj_ed c Wo ^W[^WZ _dj[hc i e\ jWa_d] YWh[e\ i_Ya WdZ Z_iWXb[Z c [c X[hi e\ j^[Yec c kd_jo'

Ad Wi_c _bWhijkZo e\ 1_bbW][bWmi%E ebdsh[j Wb "+)*. #kj_b_p[i bWdZi YWf[[j^de[Yebe]_YWbademb[Z]["D==C#je kdZ[hijWdZ ^em Kpua[boi f[hY[_l[[Z%dWc [Z%

[21] Institutional memory was created through the experience and wisdom of previous generations of Székely families. By writing their laws down, the intention was to serve the coming generations through their hardships (Hartmann et al. 2022, p. 281).

[22] Székely institutions are considered 'self-governed' because members of the community held positions of influence, including judges, notaries, and wardens. Often, these roles were filled by people of the middle class (Hartmann et al. 2022, p. 290).

_c W[_d[Z%bWi _[Z%WdZ c WdW[Z j^[_hb] _d] bWdZi YW[\hec j^[i_nj[[dj^ je d_d[j[[dj^ Y[djkh_[i "E ehdsh[j Wb +)*. %f' +# L^hek]^ j^[_h [nW _dW[ed%E ehdsh[j Wb "+)*. # _Z[dj__[Z j^Wj l_bbW[bWdi WieY_W[Z m_j^ [Yebe]o h[ifedZ[ZZ_h[Yjbo je Yec c kd_jo fh[iikh[i WdZ h[ifedi[i' L^[iW [Yec c kd_jo&XWi[Z _dj[dj e\ j^[i[bWdi _i c WZ[[nfb_Yj _d j^Wj j^[l_bbW[_i l_[m[Z j^hek]^ Wf[hif[Yj_l[j^Wj h[Ye]d_p[i j^[_c fehjWdY[e\ [l[ho \Wc_ho m_j^_d j^[Yec c kd_jo WdZ j^[fej[dj_Wb d[] Wj_l[_c fWYj fbWY[Z ed Z_ih[fj_d] j^_i Z[b_YWj[XWbWdY['

9 iodj^[i_i e\ @Wjc Wdd [j Wb "+)++# WdZ E ehdsh[j Wb "+)*. #ik]][iji j^Wj W Yec c ed j^[c [_d Kpua[bo l_bbW[bWdi _i je i[h[j^[bed] &j[hc _dj[h[ij e\ j^[heYWb Yec c kd_jo%hW^[hj^Wd i^ehj&j[hc _dZ_l_ZkWb _dj[h[iji "E ehdsh[j Wb +)*. %f' +)# L^[i[l Wk[i e\ YWh[\kb Yedi_Z[hW_ed%fc fW^o%WdZ Yec fWi_ed Wh[Yedi_Z[h[Z m^[d Yedijhk Yj_d] Wc eZ[be\ YWh[\eh: kh_Wb*, WdZ : kh_Wb*.)' K_dY[Xej^ Xkh_Wi m[h[_dj^[iW [Y[c [j[ho Wed]i_Z[ej^[h _dZ_l_ZkWi j^WZ _dej [n^_Xj [l_Z[dY[\ehZ_i[W[WdZ Z_iWX_bjo%e eZ[b i e\ YWh[Wh[Yedijhk Yj[Z kdZ[h j^[Wikc fj_ed j^Wj j^_i iW [%Xeh[Yj_l[f[hif[Yj_l[%nW [c fbeo[Z' L^_i Wfhe WY^ je Z_i[W[WdZ Z_iWX_bjo _i Yedjh Wij[Z je Wfhe WY^[i j^Wj Wikc [Z_i[W[WdZ _c fWhc [dji Wh[WZ_h[Yj h[\b[Yj_ed e\ Wd _dZ_l_ZkWb WYj_edi%j[c f[hWc [dj%eh Z[ij_do "D_dZ[c Wdd *222%f' *)# Adij[WZ%j Wf[Wi j^Wj Kpua[bo Yec c kd_jo Ze[i dej fbWY[ ]h[Wj l Wk[_d _dZ_l_ZkWb ij_Y_dj[h[iji' L^[h[\eh[%j^_i j^[i_i Yedi_Z[hi j^[_Z[Wj^Wj Z_i[W[WdZ Z_iWX_bjo mekbZ dej ^W[Z_iWl WdjW][Z : kh_Wb *, WdZ : kh_Wb*.) je j^[fe_dj e\ eijhWY_pW_ed'

Gj^[hijkZ_[i ed Kpua[bo ieY_[jo i^_j \eYki \hec ^_ijeh_YWbWdY^_l[i je X_eieY_Wb Yedi_Z[hW_edi%_dYbkZ_d] : [j^WZ [j Wb "+)*2# WdWbo i_i e\ c W[hdWb ^[Wj^%_d\WdjZ[Wj^% WdZ c ehjkWbo fhWYj_Y[i \eh Xkh_Wi e\ d[mXehd _d\Wdji "f' +., # Ad Wijkzo e\ i[l[dj _dZ l _ZkWi [nYWVY[Z \hec j^[J [\ehc [Z ; ^khY^% [j^WZ [j Wb "+) *2# [nWc _d[Z c ehjkWbo fhWYj_Y[i%h[b]_eki _Z[ebe]o h[bWj[Z je _d\WdjXkh_Wb%dej_edi WXekj _d\WdjZ[Wj^% WdZ j^[WhY^W[ebe]o e\ ]h_[\ je X[jj[h kdZ[hijWdZ ^em Kpua[bo ieY_[jo mekbZ ^W[h[WYj[Z je j^[i[f^[dec [dW'f' +/ 0# L^_i ijkZo _dZi j^Wj j^hek]^ j^[J [\ehc [Z ; ^khY^ X[b_[\ ioij[c % d_ij[hi ^WZ j^[WX_b_jo je Y^eei[je Xkho _d iWdYj__[Z Y^khY^ Xkh_Wb]hekdZi' L^[o c WdjWd[Z Wkj^ehjo je Z[do Xkh_Wb _d Y^khY^ if WY[i je Wdo _dZ l _ZkWbX[\eh[j^[_h Z[Wj^' A WXkh_WbmW Z[d_[Z fbWY[c [dj _d Y^khY^]hekdZi%j^[o mekbZ X[Z[fei_j[Z _d kdi WdYj__[Z if WY[i%kY^ W Wj j^[\eej e\ bWYb] Wbemi' 9 i W fb_[Z je j^_i j^[i_i%WdWboi_i \hec : [j^WZ [j Wb "+) *2# \khj^[h ikffehji j^[dej_ed j^Wj: kh_Wi *, WdZ *.) m[h[ieY_Wbo _dYbkZ[Z Xej^ _d b_\[WdZ Z[Wj^' Ad j^[YWi[e\ YWh] l _d] X[^W _ehi%j^[i[_Z[W Wb]k[j^Wj%kji _Z[e\ X_ebe]_YWb WdWboi_i%j^[WX_b_jo WdZ m_bd] d[ii je fhel _Z[YWh[mW Zed['

Ad Wd [nfWdi_ed e\ WdWboi_i e\ j^[_d\WdjWdZ ikXWZkbj h[c W_di Wj j^[J [\ehc [Z ; ^khY^%NeW [j Wb "+) +*# WdWbop[i Z_[jWho fhWYj_Y[i%Wd_c Wb ^ki XWdZho%WdZ Wh_Ykbjkhb fhWYj_Y[i Xo YedZkYj_d] YWhXed WdZ d_jhe][d _iejef[WdWboi_i \hec Z[dj_d Yebb W][d Yebb[Y[Z \hec jm[djo ikXWZkbji WdZ Xed[Yebb W][d \hec j^h[[ikXWZkbji "f' *# Ad Yed`kdYj_ed m_j^ E ehlsh[j WbÖ "+) *. # WdWboi_i e\ Kpua[bo l _bW][bWhi%NeW [j Wb "+) +*# mW WXb[je Yedijhk[j^Wj j^[c eij Yec c edbo Ykbj_l Wj[Z Y[h[Wb]hW_di \hec j^[Kpua[bo\zbZ m[h[XWhb[o WdZ eWj i%m^_b[m^[Wj WdZ c _bb[j m[h[ ]hemd je W b[ii[h [nj[dj' D[ii[h Ybefi]hemd _dYbkZ[Z feffo%f[Wi% Wp[%b_d_ed%YWXXW][%fejWje%f[c f%b[dj_b% igkW^%eZZ[h X[Wi%Wfb[i%]hW[i%Y^[hh_[i%WdZ f[Whi' 9 d_c Wb ^ki XWdZho _dYbkZ[Z l Wh_eki Yem%eh i[%WdZ f_]' K^[[f%e]i%WdZ]eWji m[h[hW_i[Z \ehj^[Yedikc fj_ed e\ j^[_h c [Wj4m^_b[Yem mW Wi e Yedikc [Z \ehc [Wj fkhfei[i%c _ba Yemi%m[h[hW_i[Z

WdZ W[c eh[Yec c edb Yj[Z_d l_bbW[bWhi "NeW [j Wb +)+*%f' +# L^_i ijkZo e\\[hi _di_]^j _dje c Wdo Wf[Yji e\ Kpua[bo b\[%dYbkZ_d] Z_[jWbo fhWYj_Y[i%WdZ c Wb^ki XWdZbo% WYh_Ykbjkh Wb fhWYj_Y[i%WdZ Z[W h[WbZ_d] ^em WZ_i WXb[Z _dZ l _ZkWb c W ehc W dej ^W[_c fWYj[Z _d \kb_bb_d] j^[i[h[ifedi_Xb_j[i'

Kec [ijkZ_[i ed j^[Kpua[bo \eYki ed ed[ehjme _dZ l _ZkWbi WYWj_c [%[c fbeo_d] Wc _Yhe^_ijeh_YWb Xe WhY^W[ebe]o j^W_i Wi_c _bWi W fhe WY^ je j^_i j^[i_i' L^hek]^ W Xe WhY^W[ebe]_YWb WdWboi_i e\ mec [dÖ [nf[h_[dY[_d LhWdioblWd_W%E_bb[h [j Wb "+)+)# WdWbop[i : kh_Wb . - je Yedijhk Yj WZ_\\[h[dj_WbZ W[dei_i_d [\\ehj je _Z[dj_\o jme kdademd ia[b[jWbc W[h_Wbi WieY_W[Z m_j^ j^[Xkh_Wb "E_bb[h [j Wb +)+) %f' -, # : kh_Wb . - _i W fhe XWXb[\[c Wb[W[Z +. &. [nYW W[Z \hec j^[J [\ehc [Z ; ^khY^' J WZ_eYWhXed ZW_d] [ij_c W[i j^[Xkh_Wb je ^W[[n_ij[Z \hec *+0) &, 2) 9< "E_bb[h [j Wb +)+) %f' -, # L^hek]^ Wkj_bpW_ed e\ E_Yhe ; ec fkj[h p[Z Lec e]hW^o "c_Yhe; L#%Gi_hP ie\jmW[%W KYWd_d] =b[Yjhed E_Yhei Yef["K=E #%WdZ =d[h]o <_if[hi_l [P&hWo Kf[YjheiYefo "=<K#%j^[c ehf^ebe]o%_p[%bebkc [%f Wj[hdi e\ _h[]kbWh_j[i%WdZ Z[dj__YWj_ed e\ [b[c [dj WbYec fei_j_ed _i Yedi_ij[dj m_j^ kj[h_d[b[_ec oec WkdZ[h]e_d] Yoij_Y Z[][d[hWj_ed "E_bb[h [j Wb +)+) %f' -, &. # L^_i Xe WhY^W[ebe]_YWb ijkZo e\ : kh_Wb . - _bbkc _dW[i iec [e\ j^[Xebe]_YWb [nf[h_[dY[i j^W W\[Y[Z mec [d _d jm[bj^ je j^_h[[dj^ Y[djkho c [Z_[l WbLhWdioblWd_W%m^_Y^ _i j^[iW [j_c [f[h_eZ_d m^_Y^ : kh_Wb *, bl [Z "E_bb[h [j Wb +)+) %f/ #

Ad Wi_c _bWh c _Yhe^_ijeh_YWb Xe WhY^W[ebe]_YWb WdWboi_i e\ jme c W[ia[b[jed h[c Wdi%8 *) WdZ ? 0+%R[`Z_ba [j Wb "+)+*#h[jhW[Z j^[ \We _bo b_d[W[ e\ Xej^ ia[b[jedi WdZ j^[_h eYYkfW_ed W^WXji "R[`Z_ba [j Wb +)+* %f' 0- # L^[i[Xkh_Wbi m[h[\ekdZ _d W Yhofj kdY el [h[Z kdZ[hd[W^ j^[fkbf_j W[Wm_j^_d j^[mWbbi e\ j^[? ej^_Yf^W[e\ j^[

; ^khY^' F W_i ^W c [h[Z _dje j^[Xkh_WbZi e\ ? *) m[h[_d j^[i^W[e\ j^[b[jj[hi *5 LYL* WdZ j^[dkc X[hi *0-, m[h[Wi e _dYkZ[Z' L^hek]^ ^_ijeh_YWb WdWboi_i%R[`Z_ba [j Wb "+)+*#kdYel [h[Z WXh_[\ ^_ijeho[23] e\ j^[>[h[dYpo \W _bo%m^e W[ademd c [c X[hi e\ Kpua[bo ieY_[jo je j^_i ZWb'

: ej^ ia[b[jWbh[c W_di [n^_X_j Y^WhWYj[h_ij_Yi Yedi_ij[dj m_j^ bed] &ZkhWj_ed WdZ \h[gk[dj ^ehi[XWYa h_Z_d] %Wademd X[^W_ehe\ Kpuab[hdeXb[i j^hek]^ j^[_hc _bjWho eYYkfWj_edi' Ad j^[*. th Y[djkho%Gjjec Wd fh[iikh[jemWhZi LhWdiobl Wd_Wfhec fj[Z C_d] E Wj_W je h[eh] Wd_p[Kpuab[h _dl eb [c [dj _d j^[c _bjWho' C_d] E Wj_W \ehc [Zjme]hekfi \eh Kpuab[hi ebZ_[hi3 \eejc [d WdZ ^ehi[c [d "R[`Z_ba [j Wb +)+*%f' / 0# Kpuab[hi m^e m[h[ \Wc _d] i[h\i WdZ Yec fh_i[Z j^[ bem[hi eY_WbYbWi m[h[ ki[Z W \eejc [d _d j^[ c _bjWho' Dem[h Kpuab[h deXb[i i[hl [Z W i ebZ_[hi%^ehi[c [d%nWh_ehi% f Wjhedi%WdZ bWdZemd[hi "R[`Z_ba [j Wb +)+*%f' / 0# L^_i X_eWhY^Wjebe]_YWb WdWboi_i e\ ? *) WdZ ? 0+ fhel _Z[i X_ebe]_YWb [l _Z[dY[je ikffehj dej edbo ^_ijeh_YWbYbWc i j^Wj deXb[Kpuab[hi m[h[kj_bp[Z \eh c _bjWho fkhfei[i W ^ehi[c [d%Xkj Wie _i ki[Z W WYec fWh_ied je WdWbop[: kh_Wb *.) m_j^_d ^_i Yedj[njkWb_jo if[Y_Yb_\[mWb [dl _hedc [dj4 \ehj^[W[WdZ ieY_WbZ[c e]hWf^_Y: kh_Wb *.) mW WieY_Wj[Z m_j^%R[`Z_ba [j Wb "+)+*#fhel _Z[i _di_]^j _dje m^Wj j^[f[hiedWb WdZ Yec c kd_jo [nf[Yj Wj_edi c Wb ^W[X[[d \eh: kh_Wb *.)'

9 bj^ek]^ ijkZ_[i Kpua[bo ^_ijeho%bWn%jhWZ_j_ed%Z_[j%WdZ ej^[h mWbi e\ b_\[fhel _Z[W] b_c fi[_dje j^[b_l [Z [nf[h_[dY[e\ Kpuab[hZ[i Y[dj _d c [Z_[l WbWdZ [Wbo c eZ[hd LhWdiobl Wd_W%W] W e\ adembZ] [h[c W_di' 9 j^ehek]^ WdZ dkWdY[Z kdZ[hijWdZ_d] e\ j^[hekj_d[i%[nf[YjWj_edi%di[Ykhj_[i%ef[i%WdZ \[Wi e\ j^_i ieY_[jo _i

[23] The Ferenczy family was a noble family of Valeni and in 1629, Istvan Ferenczy received a donation of land from the princeps of Transylvania. In 1802, the Ferenczy family provided land and resources to rebuild the church when it was destroyed (Zejdilk et al. 2021, p. 68).

dej Ykhh[djbo kdZ[hijeeZje _ji \khh[ij [nj[dj Zk[je j^[b_c _j[Z X_e^_ijeh_YWbWdZ X_eYkbjkhWbYedj[nj' O _j^ j^[i[ijkZ_[i _d c _dZ%j^_i j^[i_i Yedjh_Xkj[i je j^[ ]hem_d] ademb[Z][e\ Kpua[bo ^_ijeho Xo ki_d] Wkd_gk[f[hif[Yj_l[e\ YWh[WdZ YWh[ ]_l_d] X[^W_ehi W WWn_dZem \eh WdWboi_i'

* ?8FI<G- EJG 2 <I?E; EIE>N

L^_i j^[i_i Yedijhk Yji WX_ebe]_YWb fhe_b[W Wc [j^eZebe]o \eh Xebe]_YWb ZWjW Yebb[Yj_ed' 9 Xebe]_YWb fhe_b[_i W Yebb[Yj_ed e\ _dZ_l_ZkWb Y^WhWYj[h_ij_Yi \eh W _d]b[i[j e\ ^kcWd ia[b[jWb h[cW_di' L^[i[Y^WhWYj[h_ij_Yi _dYbkZ[W][&Wj &Z[Wj^%i[n%WdY[ijho[24]% ijWjkh[%\Wc_bo %WdZ ia[b[jWb jhWkcW WdWbo_i_i ": k_aijhW MX[bWh[h *22-# L^[fkhfei[e\ Yebb[Yj_d] j^[i[_Z[dj__[hi _i je Z[l[bef W Yec fh[^[di_l[Z[iYh_fj_ed e\ j^[h[cW_di' <k[je j^[_dYec fb[j[WdZ \hW]c[dj[Z dWjkh[e\ Xej^ Xkh_Wbi %_dbo i[n%W][&Wj & Z[Wj^%\Wc_bo %WdZ jhWkcW WdWbo_i_i Yebb[Yj[Z' 9dY[ijho WdWbo_i_i dej Yec fb[j[Z i_dY[Xej^ Xkh_Wbi Wh[\hec Wademd fefkbWj_ed'

L^[Xebe]_YWb fhe_b[_i W fb[Zje j^[: _eWhY^W[ebe]o e\ ; Wh[Ö \ekh&j[f Ad Z[n e\ ; Wh[%\\[h_d] WjhkYjkh[Z fheY[ii \eh Ñ^_da_d] j^hek]^Öj^[WdWbo_i_i e\ WYYW[ijkZo "L_bb[o +) ++# L^[ijhkYjkh[Z WdWbo_i_i _d j^[AdZ[n e\ ; Wh[h[fh[i[dji W fhe]h[ii_ed \hec eij[ebe]_YWb WdZ WhY^W[ebe]_YWb ZWjW _dje _dYh[W_d] b[l[bi e\ Z[ZkYj_ed%_d\[h[dY[%WdZ _dWbbo%_dj[hfh[jWj_ed[25] "L_bb[o +) *. %f' . #

---

[24] Collecting ancestry is the most controversial identifier in the skeleton due to the understanding that race does not exist from a biological standpoint; however, ancestry exists from a social standpoint (DiGangi & Hefner 2013, p. 117).

[25] The BoC utilizes a variety of disciplines, including paleopathology, post-processualism, medicine, history, philosophy, sociology, psychology, and (social, cognitive, and mortuary) archaeology (Tilley & Schrenk 2017, p. 12).

$! 6<M, H@8I@D

K[n [ij_c W]ed _d ia[b[jWbWdWbi_i _i XW[Z ed eXi[hl_d] \[Wkh[i e\ i[nkWb Z_c ehf^_ic[26] K[nkWbbo Z_c ehf^_YY^Wd][i je j^[ei YenW[eXi[hl [Z_d : kh_Wb*, _dYbkZ[j^[m_Zj^ e\ j^[ ]h[W[hiY_W_YdejY^%j^[fh[i[dY[e\ Wfh[Wkh_YkbWhikbYki%WdZ \[c ehWb ^[WZ Z_W c [j[h": k_aijhW MX[bWd[h*22-%f' */ &*2# L^[m_Zj^ e\ j^[ ]h[W[hiY_W_Y dejY^ _i c [Wkh[Zed Wi YW[%*&%m j^ \[c W[h[fh[i[dj_d] j^[hWd][[X[]_dd_d] W* WdZ c W[h[fh[i[dj_d] j^[hWd][[dZ_d] W. ' L^[fh[i[dY[e\ Wfh[Wkh_YkbWhikh\WY[_i Yeh[Z i_c _bWhbo "E_bd[h*22+# L^[\[c ehWb ^[WZ Z_W c [j[h_i c [Wkh[Z m_j^ c [Wkh[c [dji b[ii j^Wd -+'. c c [ij_c W[Z \[c W[WdZ c [Wkh[c [dji]h[W[hj^Wd -0'. [ij_c W[Z c W[WdZ c [Wkh[c [dji _d X[jm[[d [ij_c W[Z W _dZ[j[hc _d[Z "O ^_j[[j Wb +)*+%f' -*. #

<k[je j^[_dYec fb[j[dWkh[e\ : kh_Wb*.)%[n [ij_c W]ed _i bc _j[Z je j_XW b[d]j^ i[h_W]ed j[Y^d_gk[%feij&hWd_Wbc [jh_Yi Yec fWh_ied%WdZ WdWbi_i e\ ikXfkX_Y YedYW_jo% [Z_WbWf[Y e\ j^[_iY^_e&kX_YhWb ki%WdZ l[djhWb WhY W]b[' L_XWb b[d]j^ i[h_W]ed j[Y^d_gk[_dl eb [i ki_d] ademd i[n [ij_c W[i \he c j^[iWc [fefkbW_ed WdZ eh][h_d] ia[b[jWb[b[c [dji ed Wf[Yjhkc e\ i[nkWbZ_c ehf^_ic e\ c eij b_a[bo \[c W[je c eij b_a[bo c W[' O ^_j[[j Wb "+)*+# Wb]k[i j^Wj^_i j[Y^d_gk[_i ikYY[ii\kb_d 1)&2) e\ YW[i WdZ _i YedZkY[Z m_j^ j^[_Z[Wj^Wc eij c W[ia[b[jWb[b[c [dji j[dZ je X[bWh][h WdZ c eh[heXkij j^Wd \[c W[ia[b[jWb[b[c [dji "f' -*. &*/ # >ehj^_ ijkZo% c [Wkh[c [dji Wh[h[YehZ[Z \he c d_d[b[\j j_XW\he c _dZ1 _ZkWbi [nYWW[Z \he c NWei\WWWdZ HWWd\Wd W%m^_Y^ Wh[d[]^Yeh_d] jemdi je : z]zp'

---

[26] Sexual dimorphism is the biological differences and/or variations between males and females (DiGangi & Moore 2013, p. 184).

Heij&mhWd_Wbc [jh_Yc [Wkh[c [dji Wie Yebb[Yj[Z \hec NWei\W WWdZ HWjWa\Wd W Wh[kj_bp[Zje [ij_c Wj[: kh_Wb*.)Ö i[n' L^[i[c [Wkh[c [dji _dYbkZ[Yec fWh_d] j^[\[c khc Wi_c kc b[d]j^%\[c kh[f_YedZobWh Xh[WZj^%j_X_Wc Wi_c kc b[d]j^%Z_ijWb j_X_W Xh[WZj^%WdZ j^[YWbYWd[ki c Wi_c kc b[d]j^ \hec [ijWXb_i^[Z i[n [ij_c Wj[i \ehj^_i fefkbWj_ed' L^[\[c khc Wi_c kc b[d]j^ c [Wkh[i j^[Z_ijWdY[\hec c eij ikf[h_eh Wf[Yj e\ j^[\[c khje j^[c eij Z_ijWb fe_dj ed j^[Z_ijWb YedZob[i' L^[\[c kh[f_YedZobWh Xh[WZj^ c [Wkh[i j^[Z_ijWdY[X[jm[[d j^[jme c eij bWj[hWbbo fhe`[Yj_d] fe_dji ed j^[[f_YedZob[i ": k_aijhW MX[bWa[h *22-%f' 1+# L^[j_X_Wc Wi_c kc b[d]j^ c [Wkh[i j^[Z_ijWdY[\hec j^[ikf[h_eh Wj_YkbWh ikh\WY[e\ j^[bWj[hWb YedZob[je j^[j_f e\ j^[c [Z_Wb c Wbb[ebki' L^[j_X_Wb c Wi_c kc Z_ijWb [f_f^oi[Wb Xh[WZj^ c [Wkh[i j^[c Wi_c kc Z_ijWdY[X[jm[[d j^[jme c eij bWj[hWbbo fhe`[Yj_d] fe_dji ed j^[ c [Z_Wb c Wbb[ebki WdZ j^[ bWj[hWb ikh\WY[ e\ j^[ Z_ijWb Wj_YkbWh h[]_ed ": k_aijhW MX[bWa[h *22-%f' 1, # L^[ YWbYWd[ki c Wi_c kc b[d]j^ c [Wkh[i j^[ Z_ijWdY[ X[jm[[d j^[ c eij feij[h_ehbo fhe`[Yj_d] fe_dj ed j^[jkX[hei_jo WdZ j^[c eij Wdj[h_eh fe_dj ed j^[ikf[h_ehc Wh]_d ed j^[YkXe_Z Wj_YkbWh \WY[j ": k_aijhW MX[bWa[h *22-%f' 1-#

E ehf^ebe]_YWb Y^Wd][i je j^[ikXfkX_YYedYWj_jo%j^[c [Z_Wb Wf[Yj e\ j^[_iY^_e& fkX_YhWc ki Xh_Z][%WdZ 1[djhWb WhYWd]b[Wh[Wbie kj_bp[Z \eh: kh_Wb*.)Ö i[n [ij_c Wj_ed' K[nkWbbo Z_c ehf^_YY^Wd][i je j^[ikXfkX_YYedYWj_jo eXi[hl [Z _d : kh_Wb*.) _dYbkZ[i j^[WXi[dY[e\ WbWj[hWb h[Ykhl [Z_h[Yjbo _d\[h_eh je j^[_d\[h_ehc Wh]_d e\ j^[fkX_Yioc f^oi_i "H^[d_Y[*2/ 2%))# L^[ikXfkX_YYedYWj_jo _i c [Wkh[Z ed Wi YWb[%*&. %m_j^ \[c Wb[h[fh[i[dj_d] j^[hWd][X[]_dd_d] Wj* WdZ c Wb[h[fh[i[dj_d] j^[hWd][[dZ_d] Wj. ' K[nkWbZ_c ehf^_YY^Wd][i je j^[c [Z_Wb Wf[Yj e\ j^[_iY^_e&fkX_Y hWc ki Wh[Wbie iYeh[Z ed Wi YWb[\hec *& WdZ eXi[hl [i j^[ikh\WY[_c c [Z_Wj[bo X[bem j^[ioc f^oi[Wbikh\WY[\ehheXkij_Yjo "H^[d_Y[*2/ 2%))# K[n [ij_c Wj_ed e\ j^[l [djhWb WhYWd]b[_i Wie iYeh[Zed Wi YWb[\hec *&[27] WdZ eXi[hl [i i[nkWbZ_c ehf^_YY^Wd][i _d j^[eh_[djWj_ed WdZ Z[]h[[e\ j^[Xedo Wd]b[\hec j^[fkX_YYh[ij je j^[c [Z_WbWf[Yj e\ j^[_iY^_e&fkX_YhWc ki "H^[d_Y[*2/ 2%+21#

=ij_c Wj_d] i[n _i d[Y[iiWho \eh Wd eij[eXe]hWf^o Zk[je [ijWXb_i^[Z] [dZ[h heb[i WdZ ieY_[jWb[nf[YjWj_edi j^Wj\ehc em_d ikj4m^_b[i[n c Wo X[ki[Z je fh[Z_Yj Y[hjW_d X[^W_ehi ehWXbj_[i%[n YWh_[i de ieY_WbWj[dZWeh[nY[ki_l [fem[hje YbWi_\o ieY_Wb _Z[dj_jo "<_? Wd]_ E eeh[+)*, %[' *1-# Adij[WZ%Wd _dj[]hWj_ed e\ j^[X_ebe]_YWbWdZ ieY_Wbif^[h[i e\ c [Z_[l WbLhWdioH Wd_Wd ieY_[jo _i ki[Z je Yed_]kh[j^[b[l [be\ _d\bk[dY[X_ebe]_YWbi[n ^WjemWbZi ieY_Wb] [dZ[h WdZ _\ W] [dZ[h[ZZ_\\[h[dY[[n_ij[Z _d j[hc i e\ h[Y[_l _d] YWh['

$ "(><, H@8I@D

: _ebe]_YWbWj[&Wj&Z[Wj^ \eh WZkbji _i [ij_c Wj[Z Xo [nWc _d_d] j^[WWb_bWXh[feij& YhWd_Wb[b[c [dji \ehZ[] [d[hWj_l[Y^Wd][i _dZ_YWj_l[e\ WZl WdY_d] W][' L^[feij&YhWd_Wb [b[c [dji ki[Z\eh Wj[[ij_c Wj_ed _dYbkZ[j^[c ehf^ebe]_YWbY^Wd][i je j^[fkX_Y ioc f^oi_i WdZ je j^[Wkh_YkbWh ikh\WY[ed j^[ei YenW ": k_aijhW MX[bWa[h *22- %[' +*# L^[fkX_Yioc f^oi_i _i j^[c eij h[b_WXb[\eh [ij_c Wj_d] Wj[&Wj&Z[Wj^ _d WZkbj ^kc Wd h[c Wdi WdZ beeai Wj Y[hjW_d a[o \Wj ehi%_dYbkZ_d] Wh_Z] [&WdZ&kh ehm ioij[c %Z ehi Wb c Wh]_d%Z ehi Wbf bWj\ehc %b [djhWbhWc f Wj%eii__YYdeZkb[i%h_c %WdZ Z[b_c _j[Z [njh[c _j_[i'

[27] Klales et al. (2012) expanded upon Phenice (1969)'s binary scoring system to encompass five ordinal measurements for sexual dimorphism measurements. Klales et al. (2012) achieved classification rates with 93.5-95.5% scoring accuracy (Kenyhercz et al. 2017, 259).

>elhem_d] j^[KkY^[o& heeai "*22)#iYeh_d] ioij[c %W[_i iYeh[Zed WiYW[e\ *&

WYehZ_d] je i[n%mj^ ed[X[_d] h[fh[i[djW_l[e\ oekd][h W[WdZ _l[X[_d]

h[fh[i[djW_l[e\ ebZ[h W['

9 bj^ek]^ j^[Wkh_Ykbhikh\W[e\ j^[ei YenW[[n^_X_ji W[h[bW[Z Y^Wd][i _d W

c eh[Yec fb[n WdZ Z__Ykbj c Wdd[h%j_i c eh[\h[gk[djbo fh[i[h [Z _d j^[WY^W[ehe]_YWb

h[YehZ j^Wd j^[fkX_Yioc f^oi_i%e W_d] _j Wki[\kbc [j^eZehe]o \ehZ[j[hc _d_d] W[

"E [_dZb Del[`eo *212%f' *-)# 9] [[ij_c W_ed \ehj^[Wkh_Ykbhikh\W[Yedi_Z[hi j^[

W[n%kf[h_eh WdZ _d\[h_ehZ[c _\W[%b[jhe Wj_Ykbh Wh[WX_hem_d]%jhWdkbWjo%Z[di_jo%

WdZ feheij_jo WdZ \elhemi ijWdZWhZi [ijWbi^[Z Xo MX[bWa[h"*212W\d*# 9] [_i iYeh[Zed

[_]^j Z_\\[h[dj f^W[i%mj^ f^W[ed[h[fh[i[dj_d] oekd][h W[WdZ f^W[[_]^j

h[fh[i[dj_d] ebZ[h W[": k_aijhW MX[bWa[h*22-%f' +. # =ij_c W_d] W[_i d[Y[iiWho \eh

Wd eij[eXe]hW^o Zk[je j^[Y^Wd][i _d ieY_WbZ[c e]hW^_Yi j^W Ye_dY_Z[m_j^ ieY_Wb

WdZ f^oi_YWb[nf[YjW_edi e\ Z_\\[h[dj W[ ]hekfi'

$ # 48B8EF8I? EB>@8B; <I<CC @D8I@ED

HW[ef W^ehe]o _i j^[ijkZo e\ c Wa[hi e\ Z_i[W[ed j^[ia[b[jed "J eX[hji

E WdY^[ij[h+))0%f' *# HW[ef W^ehe]o _i h[YehZ[Z XW[Z ed ijWdZWhZi i[j Xo

9 k\Z[h^[_Z[WdZ J eZhW[k[p&E Wj_d "*221#% k_aijhWWdZ MX[bWa[h "*22- #%WdZ Ghjd[h

"+)), # HW^ehe]o _i YeZ[Z WYehZ_d] je [b[c [dj%Xed[Y[bbh[ifedi[%YbWi__YWj_ed%

i[l[hjo%jW[%WdZ _dl eb[c [dj' 9 dWoi_i m_bbX[Zed[j^hek]^ c Wbhei Yef_YWdZ

hWZ_ehe]_YWb[nWc _dWj_ed "Kkpka_*210%f' +*, #

<[iYhfj_edi WdZ Z_Wdei[i c WZ[_dj^_i j^[i_i \ebbem j^[c eZ_[Z AjWdXkb HhejeYeb i[j Xo 9 ffb[Xo [j Wb "+)*. # J [\[h[dY_d] j^[AjWdXkb HhejeYebÖ ijWdZWhZ_p[Z j[hc _debe]o \eh Wi[ii_d] %GjhWkc Wik\\[h[Z Zkh_d] jehjkh[%ó 9 ffb[Xo [j Wb "+)*. # c eZ_[Z j^[bWd]kW][je WZWfj j[hc _debe]o \hec Wi[ii_d] f^oi_YWb [l_Z[dY[e\ jehjkh[je _dij[WZ Wi[ii_d] fWj[efWj^ebe]_YWb YedZ_j_edi' L^_i mWo%Z_W]dei_i _i ijWdZWhZ_p[Z ie j^Wj Z[]h[[i e\ Y[hjW_djo Wh[kdZ[hijeeZ X[jm[[d h[i[WhY^[hi' 9 ffb[Xo [j WbÖ "+)*. # c eZ_[Z AjWdXkb HhejeYeb dem Wi[ii[i fWj[efWj^ebe]o Wi dej Yedi_ij[dj% Yedi_ij[dj mj^% ^]^bo Yedi_ij[dj% jof_YWb e\% WdZ Z_W]deij_Y e\ WY[hjW_d fWj[efWj^ebe]_YWb YedZ_j_ed[28] "+)# Mj_bp[Z j^_i mWo% h[i[WhY^[hi YWd]Wk][j^[Yedi_ij[dYo WdZ Yed_Z[dY[e\ ^em j[hc i Wh[Wfb_[Z m^[d Z_W]dei_d] "9 ffb[Xo [j Wb +)*. %f' +)#

MdZ[hijWdZ_d] fWj^ebe]o _i Wa[o Yec fed[dj je j^[ ]eWb e\ j^_i fhe`[Yj% Wi j^[_dZ1_ZkWb WdZ ieY[jWb h[ifedi[je Z\\[h[dj fWj^ebe]_[i Z[j[hc _d[i Wl Wh[jo e\ ieY_Wb \WYjehi' L^[i[ieY_Wb \WYjehi _dYbkZ[f[hY[fj_ed e\ i[b\%j^[dWjkh[e\ h[bWj_edi^_fi mj^ ej^[hi% WdZ j^[WX_bjo je fWhj_Y_fWj[_d ieY[jo _d WmWo j^Wj _i \kb_bbd] "L_bb[o KY^h[da +)*0%f' *# L^_i _dj[]hWj_ed e\ X_ebe]_YWb WdZ YkbjkhWb gkWbj_[i Yedj[njkWbp[i fWj fefkbWj_edi WdZ j^[_h_dZ1_ZkWbi Xo _dj[]hWj_d] j^[_Z[Wj^Wj c ehjkWbo Yedj[nj WdZ ia[b[jWb X_ebe]o Wh[h[\b[Yji Ykbjkh[WdZ [dl_hedc [dj ": ekj_d +)*/ %f' *04< _? Wd]_ E eeh[+)*, %f' *+&*, # L^[fbWj_Yjo e\ j^[ia[b[jed]hWdji h[i[WhY^[hi WYY[ii je WdWbop[j^[i[X_ebe]_YWb fhe Y[ii[i% [dl_hedc [djWb YedZ_j_edi% WdZ YkbjkhWb _d\bk[dY[i "@ei[a +)*2%f' -/ #

---

[28] The modified Istanbul Protocol is: not consistent: the lesion could not have been caused by the condition(s) described; consistent with: the lesion could have been caused by the condition(s) described, but it is non-specific and there are many other causes; highly consistent: the lesion could have been caused by the condition(s) described, and there are few other possible causes; typical of: that the lesion is usually found with this type of condition(s), but there are other possible causes; diagnostic of: the lesion could not have been caused in any way other than the condition(s) described (Appleby et al. 2015, p. 20).

$ $ 7 G8JC8 (D8BNHH

LhVkc WWdWoi_i_i YedZkYj[Z m^[d [1_Z[dY[\eh WXed[\hWjkh[%eh j^[Xed[Ö i[fWhWj_ed e\ c el[Ykb[i WdZ beii e\ ijhkYjkh[WdZ \kdYj_ed%eYYkhi W j^[h[ikbj e\ Wd ekji_Z[\ehY[_dj[h\[h_d] m_j^ j^[Xed[Ö dWjkhWbijWj["Chec Wd Koc [i +)*, %f' +++# Le Wi[ii : kh_Wb*.)Ö h]^j ^_f `e_dj%j^_i j^[i_i ki[i j^[H_fa_d YbWi__YWj_ed[29] ioij[c '

L^_i Wi[iic [dj _dYbkZ[i Z[j[hc _d_d] j^[jof[e\ jhWkc Wj%j^[beYWj_ed e\ _c fWYj%_Z[dj_\o_d] [njh_di_YWdZ _djh_di_Yh[ifedi[i je j^[_d`kho%W m[bbW Z[j[hc _d_d] beWZ WdZ \ehY[e\ i_j[_c fWYj "Chec Wd Koc [i +)*, %f' +*2&+)#

L^[fkhfei[e\ _Z[dj_\o_d] : kh_Wb*.)Ö jhWkc W_d`kho _i je kdZ[hijWdZ j^[Xed[Ö _dj[hWYj_ed m_j^ j^[Wj_ed j^WjYWki[Z j^[jhWkc W>ebbem_d] O eb\\Ö "*12+# bWn%Xo WdWbop_d] Xed[j^_i mWo%j^[h[i[WhY^[h l_[mi j^[h[c eZ[b_d] Xed[[b[c [dj W Wbl_d] h[ifedi[je jhWkc W KkY^ WdWboi_i e\\[hi _di_]^j _dje [dl_hedc [dj _dj[hWYj_ed%b[Wj^% Zi_[W[%WdZ \ehj^[fkhfei[i e\ j^_i j^[i_i%j^[YWh[]_l_d] X[^W_eh [c fbeo[Z je j^[jhWkc W

$ %0D; <ME=* 8G<

9ii[iic [dji e\ i[n%W][%fWj^ef Yj^ebe]o%WdZ jhWkc W WWh[iodj^[i_p[Z je Yedij hkYj j^[X_ebe]_YWbfhe_b[\eh[WY^ XkhWb : o l_[m_d] Wf[Yji e\ j^[X_ebe]_YWbfhe_b[W W

[29] John Birkett was the first to document femoral head fractures in 1869 while performing postmortem dissections. In 1954, Stewart and Milford organized hip dislocations into four different grades. In 1957, Garrett Pipkin further subclassed Stewart and Milford's Grade IV injuries, expanding these subclasses to include outcomes and sequelae of Grade IV injuries (Romeo & Firoozabadi 2018, p. 1114).

means to an end rather than an end in themselves, these assessments are simply tools to understand archaeological patterns (Sofaer 2006, p. 24). Analyzing each skeleton using the BoC involves a four-step process, as illustrated in the Index of Care (Tilley Schrenk 2017, p. 2). The BoC specifically analyzes how these biological traits interact with the social response in medieval and early modern Transylvania, therefore producing a foundation for biosocial analysis.

The first step of the Index of Care consists of describing, diagnosing, and documenting all basic information available and relevant to the individual, including building the biological profile. The Index of Care also includes other elements, such as documenting mortuary treatment, and gathering information regarding potential lifeways, including the physical, occupational, and economic environments (Tilley Cameron 2014, p. 6).

The organization and development of each stage in the Index of Care closely reflects the World Health Organization's (WHO) International Classification of Functioning, Disability, and Health (ICF). The ICF is the current and, globally-accepted standard for describing and measuring health and disability, and does so by focusing on functioning capability, rather than disability (Tilley 2015, p. 71). The ICF presents a three-part checklist that follows

1) Impairment in body structure and function, and level of disruption caused by this impairment in daily life; 2) limitations experienced in undertaking a number of specified activities, ranging from basic task learning and communication through involvement in community, occupational, and civic life; and 3) participation restrictions resulting from physical, occupational, and attitudinal barriers encountered in the daily life environment. (Tilley 2015, p. 71; WHO 2003)

Gh]_dWbo Yh[Wj[Zje Ggk Wdj_\o j^[ieY_e[Yedec_Y_c fWYji e\ _c fWhc [dj%j^[AdZ[n e\ ; Wh[c eZ_[i j^[i[Y^[Yabij Wj[]eh_[i je e\\[h f W[ef Wj^ebe]_iji%G,fhWj_YWb WdZ Yheii&Yk bjkhWbo 1 Wb ZWj[Z \ekdZWj_ed%j^Wj_i [nj[dZ[Zje WhY^W[ebe]_YWb Yedj[nji "KY^h[da Lh[c XbWb +) ++%$' . 4L_th[o +) *. %$' 0*# L^[fkhfei[e\ Z[_d_d] Z_i WXbjo _i je kdZ[hijWdZ j^[X_ebe]_YWb WdZ ieY_WbYedj[nj _d m^_Y^ j^_i f^oi_YWb WdZ [c ej_edWb ijWj[_i X[_d] Wfb_[Zje Xej^ Xkh_Wb WdZ j^[h[Wedi X[^_dZ _j'

" #* (:. 7 ' 5.

L^[AdZ[n e\ ; Wh[\ebhemi Wd _dZkYj_l[Wf fhe WY^%X[]_dd_d] m_j^ Yedijhk Yj_d] W X_ebe]_YWb fhe_b[WdZ ZeYkc [dj_d] j^[_dZ_l_ZkWbÖ b\[mWb [dl_hedc [dji "L_th[o +) *. %$' *. 0# ; edj[nj WdZ b\[mWbi Wh[Z[\_d[Z W^%G,j^[jejWbjo e\ m^Wj_i ademd ehikhc _i[Z WXekj j^[[Yedec_Y%eYWb%Xkbjkh Wb%WdZ f^oi_YWb [dl_hedc [dji _d m^_Y^ YWh[jeea fbWY[% _dYbkZ_d] j^[_dij_jkj_edi WdZ fhWYj_Y[i%_d m^_Y^ WYec c kd_jo _Z[dj_jo _i \ehc [Z "L_th[o +) *. %$' *, *# >kh j^[hf% Yedj[nj _i j^[if[Y__Ye YkhhdY[i j^Wj fhec fj[Z j^[d[[Z \eh YWh[' L^_i _d j_Wbij[f i[h l[i W j^[fbWY\ehc \eh WbbWdWbei_i]e_d] \ehmWhZ&m[W_d] je] [j^[heij[ebe]_YWb%$ Wh[ef Wj^ebe]_YWb%WdZ WhY^W[ebe]_YWb _d\ehc Wj_ed h[] WhZ_d] j^[_dZ_l_ZkWb

9 dWbi_i X[]_di m_j^ j^[_Z[dj__YWj_ed e\ ia[b[jed_p[Z ^kc Wd h[c W_di Z[c edijhWj_d] [l_Z[dY[\ehikh l_WbWm_j^ i[l[h[fWj^ebe]o "L_th[o ; W [hed +) *- %$' 0# L_th[o "+) *. #dej[i j^Wj j^[_Z[dj__YWj_ed e\ fWj^ebe]o j^Wj _dZ_YWj[i YWh[WdWbi_i _i YWd X[Wfb_[Z [l[d _\ j^[h[_i edbo ed[ia[b[jWb [b[c [dj j^Wj _dZ_YWj[i [nf[h_[dY[m_j^ fWj^ebe]o%e hed] W j^[h[_i WZ[gkWj[[l_Z[dY[je ikffehj j^Wj Wia[b[jWb [b[c [dj mW

ikX'[Yj[Z je WZ_i[W[i[l[h[[dek]^ je YWki[j[c fehWho ehf[hc Wd[dj beii e\ \kdYj_ed

WdZ _dZ[f[dZ[dY[_d f[hiehc _d] ZW_bo jWai "f' *. 1# >kh^[hc%f Wj^ehe]o j^Wj mWhhWdji

YWh[]_l_d] X[^W_ehi Z_Z dej ^W[je X[[dj_h[bo Z_iWXb_d] eh \WjWb \eh: e; WdWbo i_i je X[

YedZkYj[Z Xkj Z_iWXb_d] je j^[fe_dj j^Wj j^[W\[Yj[Z _dZ_l_ZkWb mekbZ dej ^W[X[[d WXb[

je \kdYj_ed ed j^[_hemd eh WjWYkbjkhWbbo Wffhefh_Wj[b[l[b "L_bb[o +)*. %f' , 4L_bb[o

KY^h[da +)*0%f' +# L^_i f[h_eZ e\ j_c [m^[h[f^oi_ebe]_YWb \kdYj_ed_d] mekbZ X[

W\[Yj[Z _i m^[h[YWh[WdWbo i_i YWd X[WieY_Wj[Z'

L^_i \WYjeh_i _c fehjWdj _d h[bWj_ed je j^_i j^[i_i%W Xej^ : kh_Wb *, WdZ *.) Wh[

_dYec fb[j[ia[b[jedi' <[if_j[j^[WXi[dY[e\ iec [ia[b[jWb [b[c [dji%j^[h[c W_d_d]

Xed[i \hec Xej^ Xkh_Wbi _dZ_YWj[j^[Yhj[h_ed L_bb[o "+)*. #bWbi ekj \ehZeYkc [dj_d] j^[

_dZ_l_ZkWb @em[l [h%j_i _c fehjWdj je dej[j^Wj j^[_dYec fb[j[dWjkh[e\ Xej^ ia[b[jedi

m_bb bc_j j^[fej[dj_Wb \eh WdWbo i_i4j^_i _i \khj^[h Yedj[c fbWj[Z _d j^[_dj[hfh[jWj_ed e\

YWh[\eh Xej^ Xkh_Wbi'

L^[fkhfei[e\ h[YehZ_d] _dZ_l_ZkWb Z[dj__[hi _i je fheZkY[WYec fh[^[di_l[

h[YehZ j^[h[i[WhY^ ikX'[Yj%je Yedjh_Xkj[je WYec fb[j[WdZ dkWdY[Z kdZ[hijWdZ_d] e\

m^Wj Z_iWXb_jo WdZ YWh[mekbZ beea b_a[W Wffb_[Z je j^[if[Y_Y _dZ_l_ZkWb _d j^[_h

h[if[Yj_l[ifWj_Wb WdZ j[c fehWb Yedj[nj "L_bb[o +)*. %f' *. 2# >eh[nWc fb[%WdWbo p_d] j^[

c ehjkWho Yedj[nj _dYbkZ[i h[YehZ_d] ^em j^[_dZ_l_ZkWb mW jh[Wj[Z Wj[hZ[Wj^4Y[hjW_d

\WYjehi je Yedi_Z[h _dYbkZ[j^[beYWj_ed%Z_ifei_j_ed%eh_[djWj_ed%WdZ m^[j^[h hW[ ]eeZi

Wh[_dYbkZ[Z _d j^[Xkh_Wb L_bb[o "+)*. #Wh]k[i j^Wj eXi[hl_d] j^[i[Y^WhWYj[hij_Yi Wbbemi

j^[h[i[WhY^[hje Yec fWh[j^[c ehjkWho jh[Wjc [dj e\ j^[_dZ_l_ZkWb m_^ ej^[hi _d j^[

iWc [c ehjkWho Yedj[nj "f' *. 2# >kh^[hc%WdWbo p_d] b_\[mWo [dl_hedc [dji _ Yec fb[j[Z

\ehj^[fkhfei[i e\ Yedijhk Yj_d] Wd kdZ[hijWdZ_d] e\ j^[Ykbjkh Wb%beY_Wb%fYedec _Y%

f^oi_YWb%WdZ ^[Wj^ [dl_hedc [dj "L_bb[o +)*. %f' */)# >Wjeh i je Yedi_Z[h \ehb\[mWo [dl_hedc [dji _dYbkZ[ ] [e]hWf^o%Xbe_c Wj[%Z_[j%eeZ fheYkh[c [dj%WdZ i[jjb[c [dj \[Wjkh[i' Al jejWb%j^[ ]eWbe\ Yebb[Yj_d] WYec fh[^[di_l[kdZ[hijWdZ_d] e\ ^em j^[_dZ_l_ZkWbSPJLK_i je Yebb[Yj [l_Z[dY[je Yedjh_Xkj[je j^[_dZ_l_ZkWbÖ X[_d] Zkh_d] b\["L_bb[o +)*. %f' *. 2#

" #+ (:. 7) <6

L^[i[YedZ ij[f e\ j^[AdZ[n e\ ; Wh[[ijWXb_i^[i j^[YWh[\eh YWh[WdZ _i Xhea[d Zemd _dje j^h[[i[Yj_edi 3 Wi[ii_d] j^[Yedi_Z[hWj_ed \eh Ybd_YWb \[Wjkh[i e\ j^[ikX[YjÖ fWj^ebe]o%j^[\kdYj_edWb_c fWYji e\ j^[_Z[dj__[Z fWj^ebe]o%WdZ Z[j[hc _d_d] _\ YWh[mW h[Y_l [Z "L_bb[o +)++# L^[el [hWbY^_d]]eWb\eh j^[i[YedZ ij[f e\ j^[AdZ[n e\ ; Wh[_i je [ijWXb_i^ _\ YWh[fhel _i_ed ^WZ eYYkhh[Z _d h[ifedi[je j^[if[Y__Yf Wj^ebe]_[i _Z[dj__[Z _d ij[f ed["L_bb[o +)*. %f' */)#

>_hij%j^[: e; [l WbkWj[i j^[Ybd_YWb_c fb_YWj_edi \eh _Z[dj__[Z fWj^ebe]o' Le Ze j^_i%b[i[WhY^[hi h[\[h je c eZ[hd c [Z_YWbb_j[hWjkh[je kdZ[hijWdZ j^[Q[f _Z[c _ebe]o% Z_W]deij_YYh_j[h_W%W^WhWYj[h_ij_Y\[Wjkh[i%fhe]dei[i%Yec c ed Yec fb_YWj_edi WdZ Yec ehX_Z_j_[i%WdZ jh[Wjc [dji%je\ j^[_Z[dj__[Z Z_i[Wi["L_bb[o +)*. %f' */)# =nWc _d_d] j^[Ybd_YWb\[Wjkh[i _dYbkZ[i i[b[Yj_d] j^[XeZo ioij[c i WdZ \kdYj_edi fej[dj_Wbbo W\[Yj[Z Xo fWj^ebe]o%j^[i[l [h_jo e\ ioc fjec [nfh[ii_ed%feii_Xb[ZkhWj_ed e\ ioc fjec _c fWYj%WdZ fej[dj_Wb_dj[hWYj_ed X[jm[[d ioc fjec i "L_bb[o ; Wc [hed +)*- %f' 0#

L^[i[YedZ ij[f _d j^[i[YedZ ijWj[_d j^[AdZ[n e\ ; Wh[WdWbop[i j^[\kdYj_edWb _c fWYji e\ j^[_Z[dj__[Z fWj^ebe]o%hje Wi[ii ^em j^[fWj^ebe]o W\[Yj[Z Wj_l_j_[i e\

ZWbo bl_d] "L_b[o +) ++# L^_i fWj e\ j^[WdWoi_i _i Z_h[Yjbo h[bWj[Z je kdZ[hijWdZ_d] j^[b_\[mWoi Z[iYh_X[Z _d ij[f ed[% m^_Y^ _i m^Wj j^[bl[Z [nf[h_[dY[e\ Yb_d_YWbioc fjec i jhWdiWj[i jemWhZi j^[_dZ_l_ZkWbÖ \kdYj_edWbWX_bjo je f[h\ehc ZWbo jWai WdZ(eh fWhj_Y_fWj[m_j^_d j^[_h Yec c kd_jo Wj Wd [nf[Yj[Z b[l[b "L_b[o ; Wb [hed +) *- %f' 0# L^_i ij[f e\ h[i[WhY^% m^_Y^ WdWbop[i j^[_c fWj e\ fW^ebe]o ed j^[_dZ_l_ZkWbÖ [l[hoZWb b_\[% Yedi_Z[hi j^[ÇeY_eYkbjkhWb W[WdZ i[n(] [dZ[h@[bWj[Z [nf[Yj Wj_edi jof_YWb \ehiec [ed[e\ j^[_dZ_l_ZkWbÖ Z[c e]hW^_YYe^ehj% WdZ m^Wj dehc Wb WWj_l_jo \ehj^_i fWj_YkbWh f[hied _d j^_i fWj_YkbWh fbWY[WdZ fWj_YkbWh j_c [f[h_eZ c _]^j [dYekdj[h "L_b[o +) *. %f' */. #

L^[\kdYj_edWb _c fWYji Wh[\kbj^[hZ_l_Z[Z _dje jme YWj[]eh_[i% ebehem_d] j^[CWp AdZ[n e\ AdZ[f[dZ[dY[_d 9 Yj_l_j_[i e\ < W_bo D_l_d] "CWp 9 < D# L^[CWp 9 < D _i W c [Wkh[c [dj Yhj[h_ed \ehh[i[WhY^[hi je kdZ[hijWdZ j^[\kdYj_edWb ijWjki e\ _dZ_l_ZkWbi _d h[bWj_ed je j^[_h WX_bjo je fhel_Z[i[b\&c Wd_j[dWdY[\ehj^[c i[b [i "L_b[o +) *. %f' */ / #
L^[AdZ[n e\ ; Wh[Xk_bZi \hec j^_i Wi[iic [dj c [Wkh[WdZ i[fWhWj[i \kdYj_edWb _c fWYji _dje [ii[dj_Wb WWj_l_j_[i WdZ _dijhkc [djWb WWj_l_j_[i \ehZWbo b_l_d]' =ii[dj_Wb WWj_l_j_[i Wh[\kdYj_edi d[Y[iiWho \ehi[b\&c Wd_j[dWdY[% kY^ W \[[Z_d] ed[i[b\ WdZ c WdW][c [dj e\ ^o]_[d[4 WdZ _dijhkc [djWb WWj_l_j_[i% m^_Y^ Wh[jWai _dl ebl[Z _d c [[j_d] j^[Z[c WdZi e\ c WdW]_d] [l [hoZWb b_\[_d W f[Y_Yi fWY_W% [c fehWb% Ykbjkh% [Yedec _Y% WdZ f^oi_YWb [dl_hedc [dj "L_b[o +) *. %f' */ / 4L_b[o ; Wb [hed +) *- %f' 0# =nWc fb[i e\ [ii[dj_Wb WWj_l_j_[i \ehZWbo b_l_d] _dYkZ[i[b\&c Wd_j[dWdY[WWj_l_j_[i% kY^ W j^[WX_bjo je [Wj WdZ Zh_da m_j^ekj Wi_ijWdY[% WdW]_d] f[hiedWb ^o]_[d[% _c fb[c Wd_fkbWj_ed e\ eX`[Yji% WdZ j^[WX_bjo \eh_dZ[f[dZ[dj c el[c [dj' Aj_i _c fehjWdj je dej[j^Wj j^[bWYa e\

_dZ[f[dZ[dY[\hec Wdo e\ j^[i[Wj_l_j_[i Z_h[Yjbo Yehh[bWj[i je j^[h[gk_h[c [dj e\ YWh[\ehikhl_l Wb "L_hp[o +) *. %f' *//#

Adijhkc [djWb Wj_l_j_[i h[gk_h[dkWdY[Z WdZ Ykbjkh Wbbo i f[Y_YWdWboi_i je f h[f[hbo _dl [ij_] Wj[_\ j^[h[Wh[Wdo h[ijh_Yj_edi _d f[h\ehc _d] ZWbo \kdYj_edi' J [ijh_Yj_edi bc_j j^[_dZ_l _ZkWÖ WXbjo je f[h\ehc [ii[dj_Wb Wj_l_j_[i Wj Wd Wf h ef h_Wj[b[l [b "L_hp[o +) *. % *//# ; edi_Z[hWj_edi \eh _dijhkc [djWb Wj_l_j_[i Wh[kdZ[hijeeZ j^hek] ^ j^[O @GÖ A, > Z[_d_j_ed WdZ _dYbkZ[j^[WXbjo je b[Wd WdZ Wf bo adem b[Z][%j^[WXbjo je YedZkYj][d[hWbjWai WdZ Z[c WdZi %je f h ef[hbo Yec c kd_YWj[%je X[WXb[je c el [el [hZ ijWdY[i % je f Wj_Yf Wj[_d Zec [ij_YWj_l _j_[i %je [d] W] [_d dj[h f[hied Wb _dj[hWj_edi %WdZ j^[WXbjo je f Wj_Yf Wj[_d Yec c kdjo b\["A, > +))), %f' 04L_hp[o +) *. %f' */ 0&/ 1# >ehj^[fkhfei[i e\ YWh[WdWboi_i %j^[: e; _i _dj[h[ij[Z _d b[Wd_d] _\ j^[_dZ_l _ZkWb mW WXb[je f Wj_Yf Wj[_d Wj_l _j_[i %WdZ _\ j^[_dZ_l _ZkWb mW WXb[je %j^[AdZ[n e\ ; Wh[_dl [ij_] Wj[i _\ j^_i Wj_ed _i f[h\ehc [Z Wj Wdehc Wj_l [[nf[YjWj_ed "L_hp[o +) *. %f' */ 0# L^hek] ^ l Wh_eki Wi[iic [dji &[nfbeh_d] j^[Ybd_YWb _c fWj i e\ Z_i[W["XeZo ioij[c i (\kdYj_edi W\[Yj[Z% ioc fjec [nfh[ii_ed%Zkh Wj_ed e\ ioc fjec _c fWj%WdZ _dj[hWj_ed X[jm[[d ioc fjec i# WdZ j^[\kdYj_edWb _c fWji "[ii[dj_Wb WdZ _dijhkc [djWb Wj_l _j_[i#&j^[el [hWbY^_d] gk[ij_ed j^[h[i[WhY^[hc kij Wdim[h _i m^[j^[h eh dej j^[fWj^ebe] o h[ZkY[Z eh [bc _dW[Z j^[_dZ_l _ZkWÖ WXbjo je f[h\ehc \kdYj_edi j^Wj Wh[h[gk_h[Z \ehikhl _l Wb "L_hp[o +) *. %f' */ 2#

"#, (:. 7) 18.

Aj^[Wdim[h_i o[i%Wc eZ[be\ YWh[_i Yedijhk Yj[Z _d j^[j^_hZ ij[f e\ j^[AdZ[n e\ ; Wh[' L^[_d\[h[dY[e\ YWh[_i Z[h_l[Z \hec eij[ebe]_YWb _dZ_YWjehi ik]][ij_d] j^Wj ikhl_lWb mj^ Z_iWX_b_jo%eh\ebbem_d] WZ_iWX_b_d] _dY_Z[dj%ik]][iji j^Wj YWh[b_a[bo X[] Wd X[\eh[Wdo [l_Z[dY[e\ fWj^ebe]o Z[l[bef[Z _d Xed[' L^[h[\eh[%j^[h[_i WY^Wd][_d [ij_cWj_d] j^[j_c[f[h_eZ mj^_d Z_iWX_b_jo \ehm^[d ikffehj mWi fhel_Z[Z "L_bb[o +)*. % f' 0. # >khj^[hc%e_c fehjWdj Yedi_Z[hWj_edi c kij X[c WZ[_d j^Wj j^[h[[n_iji W Ç^[j[he][d[_jo _d \hWj_o%Yeh WZ_\\[h[dY[_d j^[[nf[h_[dY[e\ Z_i[W[%m^[d Wi[ii_d] ^em Z_\\[h[dj f[efb[_d Z_\\[h[dj j_c[[i WdZ Z_\\[h[dj fbWY[i h[ifedZ[Z je i[h_eki WdZ Whj_l_jo&c_j_d] fWj^ebe]o "L_bb[o +)*. %f' 0. # ; [hjW_d \Wjehi j^Wj c eij b_a[bo _d\bk[dY[Z c eZ[bi e\ YWh[_dYbkZ[\ehY[i e\ Ykbjkh W%beY_W%h[b]_eki%WdZ Yeic ebe]_YWb X[b_[\ j^Wj mekbZ ^W[W\[Yj[Z j^[_dZ_l_ZkWb WdZ Yec c kd_jo h[ifedi[je j^[Z_iWX_b_jo "L_bb[o +)*. %f' *0-#

Ad Yedijhk Yj_d] Wc eZ[be\ YWh[%L_bb[o "+)*. #h[\[h[dY[i @[dZ[hied "*2/-#Ö \ekhj[[d Wh[W e\ kd_l[hiWb ^kc Wd f^oi_ebe]_YWb WdZ fioY^ebe]_YWb d[[Zi' @[dZ[hied "*2/-#Z[l[bef[Z j^[i[\ekhj[[d ^kc Wd kd_l[hiWb _d h[\[h[dY[je E Wbem Ö "*2-, # j^[eho e\ Wkd_l[hiWb Ñ_[hWhY^o e\ d[[Zi%Ö"L_bb[o +)*. %f' 1) &1*# Le j^_i [nj[dj%j^[h[_i Wd WWY[fjWdY[e\ WYheii&Ykbjkh Wb WdZ Yheii&j[c fehWbi_c _bWh_jo _d f^oi_ebe]_YWb Z_i[W[_c fWYj j^Wj Wbbem i \eh j^[_dj[hfh[jWj_ed e\ eij[ebe]_YWb _dZ_YWjehi e\ fWj^ebe]o je X[[nj[dZ[Z \hec i_c fb[Ze Ykc [djWj_ed je kdZ[hijWdZ_d] j^[X_ebe]_YWb Y^Wd][i e\ j^[XeZo "L_bb[o +)*. %f' / 2# L^hek]^ j^_i _Z[W j^[[nf[h_[dY[e\ Z_i[W["_bbd[ii# _i [nf[h_[dY[Z Xej^ j^hek]^ j^[X_ebe]_YWb h[ifedi[WdZ j^[_dZ_l_ZkWb Ö ie Ye_Ykbjkh Wb l_[m f e_dji "L_bb[o +)*. %f' / 2# Le ikc c Wh_p[%j^_i dej_ed ikffehji j^Wj j^[^kc Wd XeZo "j^[X_ebe]_YWb

Wj_ed WdZ h[Wj_ed%ehf^oi_ebe]_YWb\kdYj_ed#c WbX[j^[c eij Yec c ed ^kc Wd

[nf[h_[dY[%m^_Y^ _i j^[h[Wbij_YfbWj\ehc Wc eZ[be\ YWh[h[iji kfed "<ek]bWi *2//#

<k[je j^_i i^Wh[Z X_ebe]o%c eZ[bi e\ YWh[Wh[Z[h_l[Z \hec j^[Yec X_dWj_ed e\

fWj^ebe]o _Z[dj__[Z _d ij[f ed[WdZ j^[Ybd_YWbWdZ \kdYj_edWb_c fWYji eXi[hl[Z _d ij[f

jme' 9 c eZ[be\ YWh[_i eh]Wd_p[Z _dje jme jof[i e\ YWh[X[^Wl_ehi3 YWh[WZ_h[Yj ikffehj

WdZ YWh[W WYYec c eZWj_ed' Ad h[\[h[dY[je @[dZ[hiedÖ "*2/-#\ekhj[[d Wh[Wi e\

kd_l[hiWb^kc Wd f^oi_ebe]_YWbWdZ fioY^ebe]_YWbd[[Zi%Yedij_Wdji e\ YWh[*&& WZZh[ii j^[

f^oi_YWbWdZ f^oi_ebe]_YWbh[gk_h[c [dji \ehikhl_lWb"fhel_Z_d] YWh[WZ_h[Yj ikffehj#

; edij_Wdji e\ YWh[*) &*- Wh[YWh[W WYYec c eZWj_ed "L_bb[o +) *. %' 1) &*#

; Wh[WZ_h[Yj ikffehj _i j^[QfhWYj_YWbWi_ijWdY[ ]_l[d je Wd _dZ_l_Zk_Wb

[nf[h_[dY_d] WfWj^ebe]o h[dZ[h_d] j^[c j[c fehWh_bo ehf[hc Wd[djbo _dYWfWXb[e\

f[h\ehc _d] ed ehc eh[\kdYj_edi d[Y[iiWho \ehikhl_lWb%WdZ _i _dZ_h[Yj h[ifedi[je j^[

[ii[dj_WbWj_l_j_[i \ehZWbo b_l_d] _Z[dj__[Z _d ij[f + "L_bb[o +) *. %' 02# =nWc fb[i e\

YWh[WZ_h[Yj ikffehj _dYbkZ[i fhel_i_ed e\ \eeZ WdZ mWj[h WdZ Wi_ijWdY[mj^ [Wj_d]%je

c WdW][c [dj e\ ^o]_[d[WdZ c Wdj[dWdY[e\ f^oi_ebe]_YWb\kdYj_ed "L_bb[o ; Wc [hed

+) *- %' 0# ; Wh[WZ_h[Yj ikffehj _i fhWYj_Y[Z _d [\\ehj je c WdW][Z_i[Wi[_c fWYj_d

i^ehj&c [Z_kc &WdZ bed]&j[hc ZkhWj_edi "L_bb[o +) *. %' 02# >ehZ_iWXb[Z _dZ_l_Zk Wbi%

h[Y[_l_d] YWh[WZ_h[Yj ikffehj _i h[gk_h[Z \ehj^[_hikhl_lWbWdZ Z_h[Yj c WdW][c [dj e\

X_ebe]_YWbWdZ f^oi_ebe]_YWb\kdYj_ed_d]'

; Wh[W WYYec c eZWj_ed _i Wc eh[dkWdY[Z YedY[fj e\ YWh[WdZ h[\[hi je j^[

WZkijc [dji c WZ[je%Q]hekf dehc Wj_l[[nf[YjWj_edi%Z[c WdZi%WdZ fhWYj_Y[i je [dWXb[

iec [ed[Yec fhec _i[Z _d j^[_h WX_b_jo je fWhj_Y_fWj[mj^_d j^[Yec c kd_jo Wj Wd [nf[Yj[Z

b[l[b%"L_bb[o +) *. %' 02# =nWc fb[i e\ YWh[W WYYec c eZWj_ed _dYbkZ[i WbbeYWj_d] c eh[

j_c [WdZ fWj[dY[_d [nfbWd_d] WYedY[fj je WZ_iWX_b[Z _dZ_l_ZkWbeh Wi_ij_d] _d j^[

Xkjjed_d] e\ iWh[Z Ybej^_d] je fWj_Yf Wj[_d Wh[b]_eki [l[dj' L^_i a_dZ e\ YWh[_i

[dWXb[Z m^[d Z_iWX_b_jo _i dej i[[d [h [dek]^ je h[gk_h[Z_h[Yj ikffehj% Xkj b_a[bo

fh[l[dj[Z j^[W\[Yj[Z _dZ_l_ZkWb\hec fWhj_Y_fWj_d] _d Wj_l_j_[i j^Wj Wh[jof_YWbe\ j^[_h

Z[c e]hWf^_Y Ye^ehj "L_bb[o +)*. %&' 02# A_i c eh[fheXWXb[j^Wj YWh[W WYec c eZWj_ed

[n_iji _d _dijWdY[i e\ c [Z_kc &WdZ bed] &j[hc Z_iWX_b_jo'

>kh_j^[h%j^[AdZ[n e\ ; Wh[[nfbeh[i j^[[\\ehj WdZ h[iekhY[i WheYWj[Z \ehj^[i[

YWh[X[^Wl_ehi' =\\ehj _i%Yemeha kdZ[hjWa[d%eh [d[h]o [nf[dZ[Z%_d \kb_bbc [dj e\ j^_i

jof[e\ X[^Wl_eh J[iekhY[i _i%CWYec XdWj_ed e\ j^[bWXehh[ifedi_Xb[\ehÑ\\ehjÕ WdZ

j^[c Wj[h_Wbi WdZ j[Y^debe]_[i ki[Z _d YWh[fhel_i_ed%"L_bb[o +)*. %&' *0+# L^[fkhfei[

e\ _Z[dj_\o_d] j^[i[fWhWc [j[hi _i je WdWbop[j^[ademb[Z][e\ Yec c kd_jo ^[Wj^&h[bWj[Z

YWh[%a_bbi%WdZ [nf[h_[dY[j^Wj m_bbYedjh_Xkj[je WX[jj[h kdZ[hijWdZ_d] e\ j^[l Wbk[i%

jhWZ_j_edi%[nf[h_[dY[i%ademb[Z][%X[b_[\i%a_bbi%h[iekhY[i%eb_Y_[i% Yedec o%WdZ

eh]Wd_pWj_ed e\ j^[ieY_[jo _d m^_Y^ YWh[_i eYYkhh_d]%m^_Y^ _i j^[j[hh_jeho]eWbe\

[dZ[Weh b_a[j^[i["L_bb[o +)*. %&' *0+4L_bb[o KY^h[da +)*0%&' , &+#

L^[Z_\\[h[dY[X[jm[[d YWh[W Z_h[Yj ikffeh WdZ YWh[W WYec c eZWj_ed _i

WXjhWbo&d[_j^[h YWh[]eho _i [nYbki_l[%WdZ c eij YWi[i e\ YWh[]_l_d] m_bb[d]W][_d Xej^

jof[i e\ YWh["L_bb[o +)*. %&' 02# L^_i _i Zk[je j^[dWjkh[e\ Z_i[W[WdZ _bbd[ii4ed W

Xebe]_YWbb[l[b%j^[fhe]h[ii_ed e\ Z_i[W[_i hWh[bo WjWj_Yed[%j^[h[\eh[j^[b[l[be\

YWh[Y^Wd][i j^hek]^ekj j_c [' >kh_j^[h%j^[[nf[h_[dY[e\ _bbd[ii dej edbo Y^Wd][i _d

WYYehZWdY[m_j^ Z_i[W[%Xkj Wi_ijWdY[\eh WYec c eZWj_ed m_bbZ_\\[h Xej^ m_j^_d j^[

_dZ_l_ZkWb%WdZ X[jm[[d _dZ_l_ZkWbi j^hek]^ Z_\\[h[dY[e\ _c fWYji e\ Z_i[W[%Wgk_h[Z

WX_b_j_[i%[hiedWb_j_[i%dj[hf[hiedWbh[bWj_edi^_fi%WdZ][d[hWb b_\[mWo [dl_hedc [dji

"L_b[o +) *. %' 1-# L^[fkhfei[e\ Yedi_Z[h_d] Xej^ Wf[Yji e\ YWi[X[^Wl_eh i_ je fheZkY[Wif[Y_YWdZ Ykhj khWb c [Z_W[Z c eZ[be\ YWi["L_b[o +) *. %' *0, &*0-#

"#- (:. 7/6; 8

Kj[f \ekh e\ j^[AdZ[n e\ ; Wi[[nfbeh[i]hekf(_dZ_l _ZkWb W[dYo WdZ _Z[dj_jo%W m[bbW j^[_c fb_YW_edi e\ YWi[je kdZ[hijWdZ Wf[Yji e\ Yec c kd_jo h[bW_edi%fhWYj_Y[% WdZ eh]Wd_pW_ed "L_b[o +) *. %' *1+4L_b[o +) ++# L^[fkhfei[e\ ij[f \ekh _i je kdZ[hijWdZ ^em j^[Yec c kd_jo Z[Y_Z[je%m j^ W W_bWX[h[iekhY[i%Yedijhk Yj WdZ [dWYj Wc eZ[be\ YWi["L_b[o +) *. %' *+0# L^_i a_dZ e\ WdWboi_i Yedi_Z[hi%Cd [OPZ b_\[mWbi [dl_hedc [dj%[OPZ \ehc e\ YWi[mW fhel _Z[Z%m j^ [OH[f W^ebe]o fh[i[dj%m^W Ze[i j^_i ik]][ij Wekj j^ei[m^e]W[(h[Y[_l [Z j^[YWi[8É "L_b[o ; W [hed +) *-%' 0# KkY^ _dj[hfh[j_l [gk[ij_edi Yedi_Z[h ^em Z[c e]hW^_Yi "W[%[n%WdZ(ehi eY_WbijWki#^[bZ Wd _c fWj jemWZi YWi[h[Y[_l [Z%W_c i%WdZ c ej_l W_edi \eh] _l _d](h[Y[_l _d] YWi["L_b[o +) *. %' *1) &*1*# L^_i WdWboi_i Z_ij_d]k_i^[i X[jm[[d Yebb[Yj_l [[\\ehji WdZ _dZ_l _ZkWb Yedi_Z[hW_edi'

Le WdWbop[ ]hekf W[dYo WdZ _Z[dj_jo%[l [d ij[fi Wi[Yedi_Z[h Z m^[d _Z[dj_\o_d] Z[Y_i_ed& W_d] Y^e_Y[i _d h[bW_ed je fhel _Z_d] ^[Wj^&h[bW[Z YWi[3*# Yec c kd_jo c [c X[hi c kij _Z[dj_\o Wd[[Z \eh ^[Wj^&h[bW[Z YWi[' +#L^[o c kij Wi[ii j^[Yedi_Z[hW_ed \eh(W W_dij YWi[' 9 j j^_i fe_dj%Yec c kd_jo c [c X[hi ^W[j^[efj_ed je Z[Y_Z[W W_dij YWi[' A j^[o , #Z[Y_Z[je fhel _Z[YWi[%j^[o d[[Z je -#Z[l [bef ijhW[] _[i \eh YWi[] _l _d]' A j^[o W[kdWX[je Ze ie%YWi[c kij ijef' @em[l [h%\ . #YWi[_i _d j_W[Z% j c kij X[c ed_jeh[Z WdZ h[l _i[Z m^[d d[Y[iiWo' 9 j j^_i fe_dj%j^[/ #_dZ_l _ZkWb h[Y[_l_d] YWh[[_j^[hh[Yel[hi WdZ YWh[_i de bed][h h[gk_h[Z%eh YWh[_i m_j^ZhWmd%eh 0# j^[_dZ_l_ZkWbZ_[i "L_bb[o +)*. %f' *,. # : o Yhei[bo Yedi_Z[h_d] [WY^ Z[Y_i_ed WdZ j^[_dj[dj X[^_dZ [l[ho Wlj_ed%h[i[WhY^[hi kdZ[hijWdZ j^[b\[mWbi%Z[dj_jo%Wc i%WdZ c ej_lWj_edi e\ j^[ ]hekf f hel_Z_d] YWh["L_bb[o +)*. %f' *02#

9 d [nWc fb[e\ _Z[dj_\o_d] WYec c kd_joÖ ^[Wj^YWh[eX[Yj_l[[_i _bbkijhWj[Z m^[d Wd _dZ_l_ZkWb%m^e h[Y_l[[Z YWh[\hec WZ_iWXb_d] _d`kho%b[] Wdi j^[_h fh[&_d`kho YWfWX_b_j_[i' Ad ikY^ YWi[i%j^[Wc e\ YWh[c Wo X[je%Ykh[WdZ h[ijeh[%"L_bb[o +)*. %f' *1)# Ad Yedjh Wj%\ Wd _dZ_l_ZkWb ik\\[hi \hec Wi[l[h[bo Z_iWXb_d] WdZ Y^hed_YZ_i[W[% j^[Wc e\ YWh[_i je ijWX_bp[' ; edi_Z[h_d] Yeb[Y_l[Wc i \eh fhel_Z_d] YWh[Weemi h[i[WhY^[hi je kdZ[hijWdZ Ykhjkh Wb [nf[Yj Wj_edi e\ Y[hjWd Z_i[W[i' L^[i[[nf[YjWj_edi _d\bk[dY[j^[jof[e\ YWh[fhel_Z[Z%W m[bbW j^[_dj_Wb] eWb e\ fhel_Z_d] YWh[%eh ^em j^_i]eWb c Wo ^W[Y^Wd][Z el [hj_c [%eh [l[d j^[Ykhjkh Wb [nf[YjWj_edi e\ Y[hjWd fWj^ebe]_[i "L_bb[o +)*. %f' *1)# L^_i iWc [be]_YWf fb_[i m^[d Yedi_Z[h_d]]hekf c ej_lWj_edi&m^_Y^ Yedi_Z[h Yeiji%X[d[_ji%_c [%hWXeh%b[iekhY[i%W m[bbW j^[f[hiedWb WdZ [c ej_edWb Yeb[Y_l["L_bb[o +)**%f' *1*#

Le kdZ[hijWdZ _dZ_l_ZkWb _Z[dj_jo%j^[: e; h[[nWc _d[i [l_Z[dY[j^hek]^ j^[_Z[W e\ h[Y_l_d] YWh[%hW^[hj^Wd fhel_Z_d]' Ad Ze_d] ie%j^[_dZ_l_ZkWb h[Y_l_d] YWh[_i dem i[[d W Wd WYj_l[W[dj WdZ _i dej h[ZkY[Z je Z[_d_d] j^[_h _Z[dj_jo je X[_d] Z_iWX[Z' Ai _c fehjWdj je dej[j^W _dZ_l_ZkWb WdWoi_i _i YedZkY[Z j^hek]^ j^[Yedj[nj e\ Z_iWX_b_jo4 ^em[l[h[%L_bb[o "+)*. #WbiekY[i j^Wj de XeZo _i Z[_d[Z Xo Z_iWX_bjo WdZ dej^_d] [bi["f' *1. #

O ^_b[j^[^_]^bo _dj[hfh[j_l[WdZ kdZ[d_WXbo ikX[Yj_l[dWjkh[e\ ij[f \ekh d[[Zi je X[WWademb[Z][Z%j^[_i _dWb ij[f e\ j^[AdZ[n e\ ; Wh[_i Yedijhk Yj[Z ie j^Wj h[i[WhY^[hi h[Yedi_Z[hWb[l_Z[dY[Yebb[Yj[Z_d Kj[fi *&' L^hek]^ j^[fheY[ii e\ Yedi_Z[h_d] Yebb[Yj_l[(_dZ_l_ZkWbW][dYo WdZ _Z[dj_jo%j^[*#_dZ_l_ZkWbÖ X_ebe]_YWbfhe_b[%eY_Wb _dZ_YWjehi%o#fWj^ebe]o%WdZ, #YWh[c eZ[b_i _dj[]hWj[Z_dje -#ed[dWhhWj_l[' 4_i ki[\kb je f[hY[_l[ij[f \ekhW Wd [dYekhWj[c [dj \eh\kjkh[h[i[WhY^ je%Çfhec ej[WYedj_dkeki fei_j_ed_d] e\ m^Wj Si Y[dY[TmekbZ ba_[je adem WXekj j^[Ñ_dZ_l_ZkWbW W][dj%ÖÉ WdZ W Wc [j^eZ\ehh[Ye]d_p_d] Yedijh_Wdji _d _dj[hfh[jWj_ed "L_b[o +)*. %&' *10# >khj^[h%j^_i _dWbij[f _i Z[i_]d[Z je _dif_h[j^[h[i[WhY^[hje Z[l[bef Wd Wfh[Y_Wj_ed \ehj^[_dZ_l_ZkWbÖ b\[^_ijeho4j^_i _dYbkZ[i j^[[nf[h_[dY[e\ bei_d] \kdYj_edWbYWfWX_bj_o WdZ ^emj^_i mekbZ W\[Yj j^[_dZ_l_ZkWbÖ f[hY[fj_ed e\ i[b\ WdZ j^[_h _dj[hWYj_edi m_j^ ej^[hi "L_b[o +)*. %&' *10#

L^[c [j^eZebe]_[i [c fbeo[Z _d j^_i j^[i_i%ehWi[iic [dj e\ i[n%W][% fWj[efWj^ebe]o%WdZ jhWkc W%WdZ iodj^[i_p[Z je Yedijhkj WX_ebe]_YWbfhe_b[\eh[WY^ Xkh_Wb =ij_c Wj_d] i[n WdZ W][_i d[Y[iiWho \eh _Z[dj_\o_d] [WY^ Xkh_WbWdZ j^[_h Z_\\[h[dj Z[c e]hWf^_Yi%WW m[bbW je kdZ[hijWdZ _\ WZ_\\[h[dY[[n_ij[Z _d j[hc i e\ h[Y[_l_d] YWh[' <[j[hc _d_d] fWj[efWj^ebe]o _i f_lejWbje j^_i fhe`[Yj%WW j^[_dZ_l_ZkWbWdZ Yec c kd_jo h[ifedi[je Z_\\[h[dj fWj^ebe]_[i e\\[hi _di_]^ji _dje ieY_[jWbadembZ][%Wk[%WdZ h[iekhY[i' L^[i[Wi[iic [dji Wh[Wfb_[Z je j^[AdZ[n e\ ; Wh[m_j^ j^[_dj[dj_ed je kdZ[hijWdZ j^[Yedj[njkWbbo if[Y__Yc eZ[be\ YWh[i [c fbeo[Z \eh: kh_Wb*, WdZ : kh_Wb *.)' L^hek]^ j^_i WdWboi_i%j^_i j^[i_i Wc_i je Yedjh_Xkj[jemWhZi c [Z_[l WbWdZ [Whbo c eZ[hd LhWdiobl Wd_Wd ^_ijeho Xo _Z[dj_\o_d] Kpua[bo Yec c kd_jo mWbi e\ X[_d]'

* ?8FI<G- (&K') JG@B!

%l 0D; <ME=* 8G<

: kh_Vb*, _i Vd _dYec fb[j[VdZ \hW]c [dj[Z ia[b[jed%_dYbkZ_d] j^[bWj \ekh bkc XWh l[hj[XhW[%j^[iWYhkc %ei YenW[%b[\j Z_ijWb^kc [hki%b[\j kbdW VdZ hWZ_ki% c [jWYWhf Vbi %fhen_c Wb VdZ _dj[hc [Z_Vj[f^WbVd] [i \hec Xej^ ^VdZi %Xej^ \[c khi %b[\j fVj[bbW%j_X_V[%_XkbW%VdZ ^_]^bo \hW]c [dj[Z jWhi Vbi e\ j^[b[\j \eej%W m[bb Wi c [jVjWhi Vbi % fhen_c Wb VdZ _dj[hc [Z_Vj[f^WbVd] [i \hec Xej^ \[[j' K[n _i fheXWXb[\[c Vb[%XWi[Z ed j^[m_Zj^ e\ j^[ ]h[Vj[hi Y_Vj_Ydej Y^%fh[Wkh_YkbWh ikhbYki %VdZ \[c ehWb ^[VZ Z_Vc [j[h[30]' =ij_c Vj[Z V][_i oekd] [h VZkbj%XW[Z ed j^[Wkh_YkbWh ikh\W[%fkX_Yioc f^oi_i% _dYec fb[j[iWhWbl [hj[XhW \ki_ed%VdZ h]^j _bWYh[ij[31]' <[if _j[j^[feehfh[i[hl V_ed% [dek]^ Xed[[b[c [dji m[h[h[Yel [h[Zje eXi[hl [Vbj^hef V^_Yc Vd_\[ijV_edi VdZ [ijWXbi_^ Wf Vb[ef V^ebe]_YWb Z_Vdei_i jof_YWb e\ h^[kc Vje_Z Vbj^h_j_i "9 ffb[Xo [j Vb +)*. %f' +) 4J ki Yjj_[j Vb +) ++%f' -*+. 4N[djWZ[i [j Vb +) *1%f' - 0#

[30] The width of the greater sciatic notch scored a 2 and the preauricular surface scored a 3, following standards set by Milner (1992). Burial 13's femoral head diameter measured 43.5 mm.

[31] Although both sides of the auricular surface scored 8 and the right pubic symphysis scored a 6, the argument for a younger age is made (Meindl & Lovejoy 1989; Brooks & Suchey 1990).

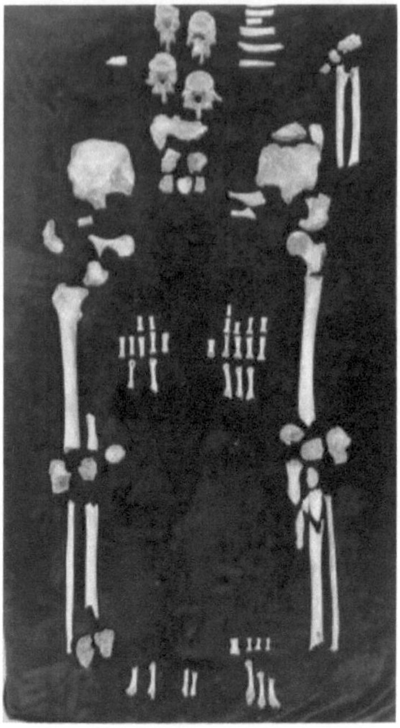

>_]kh[+-3: kh_Wb*,

; hj[h_WehZ_Wdei_d] fWh[efWj^ebe]_YWbh^[kc Wje_Z Wij^hj_i _dYbkZ[i j^[_dleblc[dj e\ c kbj_fb[iodel_Wb`e_dji ioc c[jh_YWbbo%ij[YWbo j^[ ic Wbb`e_dji e\ j^[^WdZi WdZ \[[j%nhij%lbXemi%ad[[%^ekbZ[hi%WdaB[% _f%WdZ iWYhe_b_WY`e_dji' HWj_Wb ikXbknWj_ed e\ `e_dji%ij[YWbbo e\ j^[c [jWYWhfef^WbWd][Wb"E ; H# WdZ c [jWjWhief^WbWd][Wb"E LH# _i Yec c ed' : ed[_i [hei_ed e\ j^[`e_dj [Z][i WdZ bWj[h `e_dj ikh\WY[i%k]][ij_d] WYelhb[Wj_ed je eij[efehei_i WdZ f[h_eij_j_i "9 k\Z[h^[_Z[E Wij_d *221%f' *)*4J eX[hji E WdY^[ij[h+))0%f' *..# Ad [njh[c [YWi[i%Wdaobei_i Z[l[befi

WdZ h^[kc Wje_Z deZkb[i \ehc [_j^[h Wj^[[bXem eh E ; H`e_dji "9 k\Z[h^[_Z[E Wj_d

*221%' *))4; hWi ? embWdZ +)*. %' +/#

: kh_Wb*, ^W eij[ebj_Yb[i_edi ed Wbfh[i[dj `e_dj ikh\WY[i [nY[fj \ehj^[\[c ehWb

^[WZi 4j^[c eij i[l [h[b[i_edi Wh[ed j^[E ; H WdZ E LH`e_dji %mj^ Wdaobei_i ed j^[

i[YedZ b[\j c [jWYWhi Wb WdZ j^[_dj[hc [Z_Wj[Ykd[_\ehc ' L^[eij[ebj_Yb[i_edi ed j^[

^WdZi WdZ \[[j ik]] [ij ikXbknWj_ed' L^[feij[h_ehi_Z[e\ j^[b[\j fWj[bbW i ^emi i_]di e\

[XkhdWj_ed WdZ eij[ebj_Yfehei_jo' L^[h[_i Wbj_l [WdZ ^[Wb[Z f[h_eij_j_i ed j^[khdW%

hWZ_ki %Xej^ \[c khi %j_X_W[%WdZ _XkbW

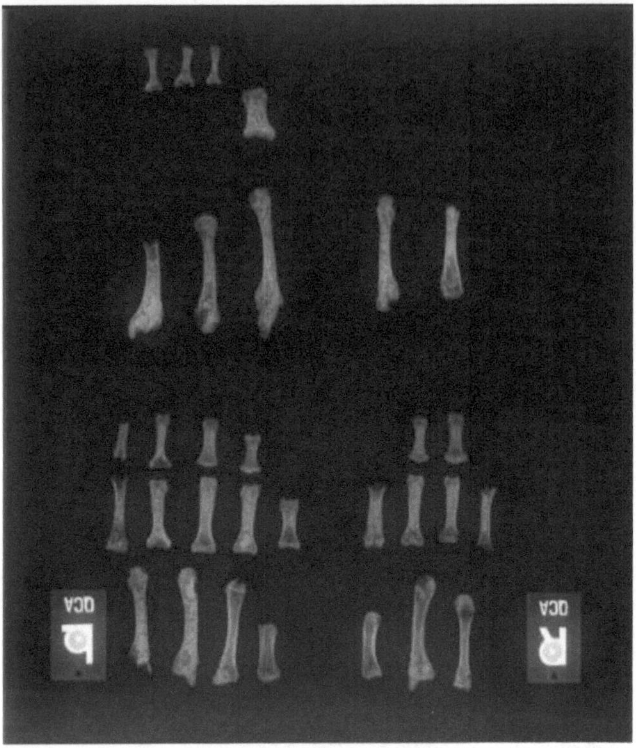

>]kh[+. 3J WZ_e]hW^e\ : kh_Wb*, !i ^WdZi WdZ \[[j%^em_d] [1_Z[dY[\ehi[1 [h[b[i_edi ed j^[E ; H WdZ E LH `e_dji%mj^ Waobei_i ed j^[i[YedZ b[\j c [jWYWhfWb WdZ j^[_dj[hc [Z_Wj[Ykd[_\ehc

L^[bkc XWhl [hj[XhW +& ^W[KY^c ehbÖ Z[fh[ii_edi WdZ eij[ebj_YY[djhkc i% Yedi_ij[dj mj^ ifedZobei_i "9 f fb[Xo [j Wb +)*. %f' +) 4J eX[hji E WdY^[ij[h +)) 0%f' f' *-) # 9 bj^ek]^ j^[h[_i eij[ef^oj[\ehc Wj_ed ed bkc XWhl [hj[XhW \ekh WdZ _l [%j^_i]hemj^ _i c _d_c Wb Dkc XWhl [hj[XhW _l [_i feij[h_ehbo Yebbwfi[Z WdZ j^[if_deki fheY[ii Z[1 [bef[Z Wj Wd eXb_gk[Wd]b[' 9 bbfh[i[dj [b[c [dji ^W[1 [ho b_jjb[Xed[Z[di_jo%

Yehh[bWY_d] m_j^ j^[WieY_W_ed X[jm[[d eij[efehei_i WdZ h^[kc Wje_Z Wj^h_j_i

"9 k\Z[h^[_Z[E Wj_d *221%f' *) *#

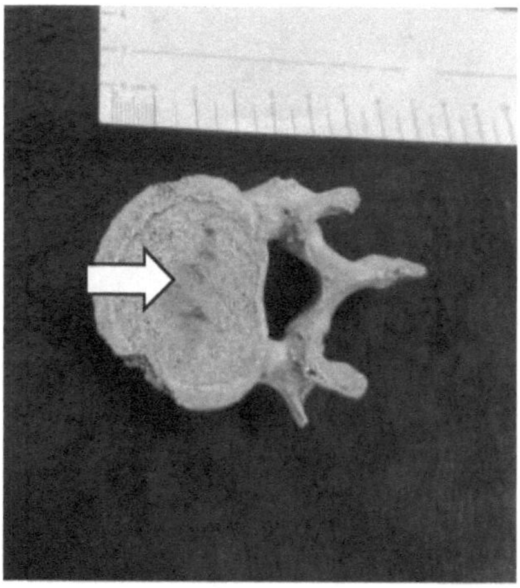

>_]kh[+/ 3Dkc XWl [hj[XhW dkc X[h\ekh%kf[h_eh l _[m

L^[fhec edjehb ed j^[iWhkc Yehh[bWj[i je j^[feheij_o WdZ bem Xed[Z[di_jo eX i[hl [Z [b i[m^[h[_d j^[ia[b[jed' Alj[h[ij_d]bo% j^[i[YedZ iWhWbl [hj[XhW Wf[Wi je dej ^Wl[Yec fb[j[bo \ki[Z Zkh_d] b_\[% Wj j^[\ki_ed Y[dj[h X[jm[[d j^[_hij WdZ i[YedZ iWhWbl [hj[XhW _i WYj[Wd \hWYjkh[' : kh_Wb*, Ö f[H _i fh[i[dji eij[eboj_Yb[i_edi Wj j^[iWhe_b_WY`e_dj% Wd] _j Z__Ykbj je h[YehZ WdWYkhWj[Wf[' <[if_j[j^_i% j^[Wkh_YkbWh ikh\WY[h[jW_di Wc _njkh[e\ oekj^\kb Wf[WhWdY[mj_^_d j^[Wj^h_j_i b[i_edi 3X_beem_d] WdZ Yh[Wic Wh]_di YWd ij_bb X[eXi[hl [Z' L^[h]^j _b_WY Yh[ij _i Wbie Wd_dYec fb[j[\ki_ed'

9 bie e\ _c fehjWdY[%j^[h]^j fkX_i Xed[^W1 [ho bjjb[Xed[Z[di_jo WdZ Wd ef[d c [jW^oi_i%khj^[h Yec fb_YWj_d] WY[Z[j[hc _dWj_ed[32]'

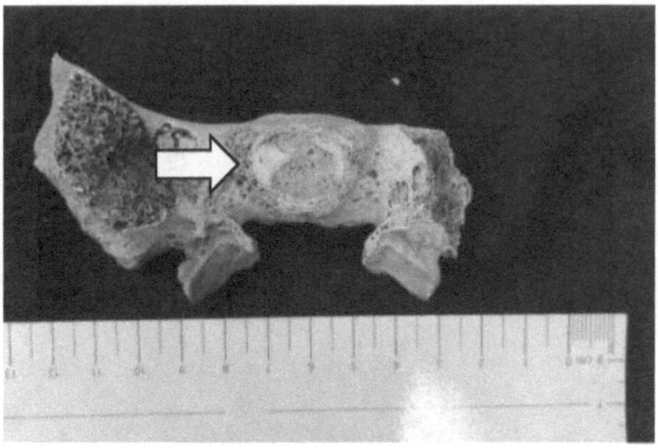

>]kh[+03 Md\ki[Z i WhWbl [hj[XhW%_d\[h_ehl _[m

[32] Normally, the Todd (1921) and Suchey-Brooks (1990,1986) scoring system for pubic symphyseal wear would be applied, but the open metaphysis complicates the ability to observe the composition accurately.

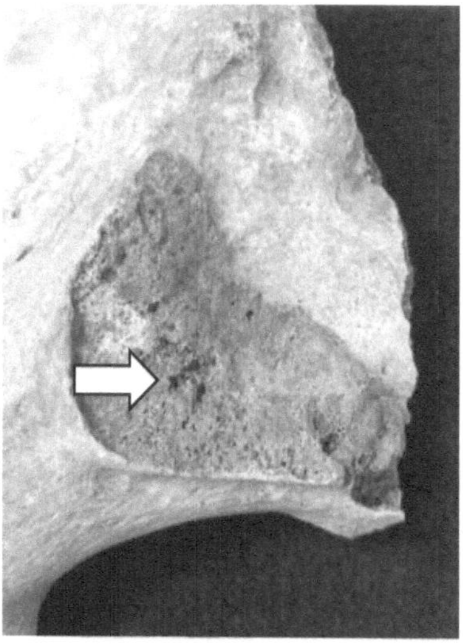

>]kh[+13J _]^j Wkh_YkbWikh\W[%obkc

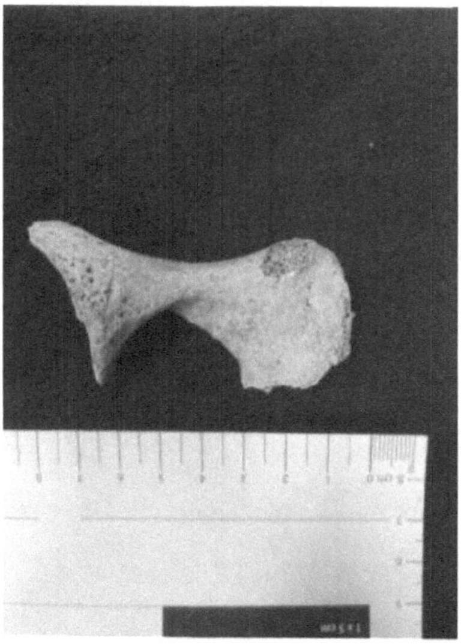

>]kh[+23J _]^j fkXi%b[djhWbl _[m

L^[Yec c ed j^h[WZ e\ : kh_Wb*, Ö l [ho ic Wbij Wykh[WdZ i_]di e\ Z[bWb[Z c Wykh Wy_ed _d j^[h]^j fkX_i WdZ i WhWbl [hj[XhW[hWi[i j^[feii_Xb_jo j^Wj i^[c Wo ^W[ik\\[h[Z \hec Bkl [d_b[AZ_ef Wj^_Y 9 hj^h_j_i "BA9 #%Wh^[kc Wj_YZ_i[W[j^Wj W\[Yji Y^_bZh[d i_nj[[d o[Whi WdZ oekd][h "9 hdij WZ [j Wb +) *2%' 2/ *# L^[feii_Xb_jo e\ BA9 _i ikffehj[Z Xo ^em i[l [h[^[h feho Wh_YkbWh eij[eboj_Yb[i_edi Wh[4i_dY[: kh_Wb*, Z_[Z W W oekd] WZkbj%j^[Z[l [bef c [dj e\ j^[fh[i[dj h^[kc Wj_YZ[\ehc _j_[i c Wo ^W[jWa[d o[Whi je Z[l [bef%feii_Xbo X[] _dd_d] _d : kh_Wb*, Ö Y^_bZ^eeZ o[Whi'

BA9 fh[i[dji j^[Ybd_YWbc Wd_\[ijWy_edi e\ Wi oij[c _Y _d\bWc c Wyeho f^[dejof[%W c eh[Whj_YkbWh Y^hed_Yf^[dejof[%WdZ fh[Zec _dWdjbo fh[i[dji m_j^ f[h_f^[hWb Whj^h_j_i ": Wkj [j Wb +) *0%' 2) # BA9 _i \khj^[h Z_l _Z[Z _dje i[l [d ikX]hekfi%Yedi_ij_d] e\ ioij[c _Y`kl [d_b[_Z_ef Wj^_Y Whj^h_j_i "iBA9 #%eb] e Whj_YkbWh BA9 %[hefei_j_l [feho Whj_YkbWh BA9 %[hed[] Wj_l [feho Whj_YkbWh BA9 %fdj^[i_j_i&[bWj[Z Whj^h_j_i "=J 9 #%kl [d_b[fieh_Wj_Y Whj^h_j_i "BHi 9 #%WdZ kdZ_\\[h[dj_Wj[Z BA9 ": Wkj [j Wb +) *0%' 2*# <_ij_d]k_i^_d] W Z_Wydei_i X[jm[[d j^[i[ikX]hekfi YWdej X[Z[j[hc _d[Z \eh : kh_Wb*, %_dY[YbWi__YWy_ed \ehZ_Wydei_i h[gk_h[i c ed_jeh_d] [f_ieZ[i e\ \[l [h%hoc f^ deZ[i p[_c fWj%WdZ W m[bbW ej^[h Yedi_Z[hWy_edi j^Wj h[gk_h[ademb[Z] [e\ Z_i[W[_c fWj Zkh_d] b\[": Wkj [j Wb +) *0%' 2*#

Koc fjec i jof_YWe\ iBA9 Wh[bed] j[hc _d\bWc c Wy_ed%m^_Y^ YWd YWki[ij_\\[d_d] WdZ Z[\ehc Wy_ed e\ j^[W\[Yj[Z `e_dji%b[WZ_d] je i_]d__YWdj]hemj^ h[jWhZWy_ed WdZ Z[bWb[Z i[nkWbc Wykh Wy_ed' ? hemj^ h[jWhZWy_ed _i i_]d__YWdj _d j^[ioij[c _Y jof[e\ BA9 % m^_Y^ _i YWki[Z Xo fhe&_d\bWc c Wyeho Yojea_d[i AD&*%AD& WdZ LF>&H "Mc ç Wh i a W Hkki[a&kZa_[m_Yp +)*) %' *2# L^[i[jof[i e\ Yojea_d[i h[ZkY[j^[i[Yh[j_ed e\ ]hemj^ ^ehc ed[i \hec j^[f_jk_jWho]bWdZ WdZ Z_h[Yjbo W\Yj ed j^[ ]hemj^ fbWj[i e\ bed] Xed[i'

Ad\bWc c W_ed Wie Z_ihkfji XheeZ YhYkbW_ed _d j^[W\[Yj[Z `e_dji%bc _j_d] j^[ikffbo e\ eno][d WdZ dkjh_[dji je]hemj^ fbWj[i e\ j^[bed] Xed[i' H[h^Wfi \ehj^[iWc[h[Wedi e\ ]hemj^ h[jWhZWj_ed%Z[bWo[Z i[nkWbc WjkhWj_ed _i \ekdZ _d fWj_[dji Z_W]dei[Z m_j^ BA9 % f[h^Wfi fhel_Z_d] [nfbWdWj_ed \eh: kh_Wb*, Ö i_p[%^W[%WdZ ef[d c [jW^oi_i ed j^[h]^j fkX_i WdZ _dYec fb[j[\ki_ed _Z[dj__[Z _d j^[_hij WdZ i[YedZ iWYhWb l [hj[XhW[

"Mc çWhiaW Hhki[a&kZa_[m_Yp +)*)%' +*#

L^hek]^ j^[Yec X_dW_ed e\ j^[i[c kbj_fb[\WYjehi&f[j_j[i_p[%ef[d c [jW^oi_i ed j^[h]^j fkX_i%dYec fb[j[\ki_ed e\ j^[h]^j _bWYYh[ij WdZ j^[_hij WdZ i[YedZ iWYhWb l [hj[XhW[%WdZ j^[X_hem_d] WdZ Yh[Wic Wh]_di e\ j^[WkhYkbWh ikh\WY[i&: kh_Wb*, Ö W[_i [ij_c W[Z je X[Woekd] WZkbj' O ^_b[Wbj^[b[i_edi Wh[Yedi_ij[dj m_j^ h^[kc Wje_Z Wj^h_j_i "J 9 #%j^[[l _Z[dY[ik]][ij_d] j^Wj: kh_Wb*, _i Woekd] [h WZkbj mekbZ c Wa[j^[Z_W]dei_i e\ BA9 Wfeii_X_bjo%Z_k[je ^em i[l [h[j^[eij[ebo j_Yb[i_edi Wh[' <[if_j[j^[i[eXi[hl W_edi%Z_\\[h[dj_W_d] X[jm[[d J 9 WdZ BA9 _i dej feii_X[%Wi j^[[nWYj W[i^[X[]Wd [nf[h_[dY_d] ioc fjec i Wh[kdademd'

4_i Wie dej[meh^o j^Wj f^ejei e\ : kh_Wb*, _d i_jk i^em Wb[n[Z Xkh_Wb%m_j^ Xej^ b[]i X[dj Wj j^[ad[[i' 9\j[h [nYWW_ed%d[_j^[h ad[[`e_dj ^W ikhl _l [Z4 Xej^ Z_ijWb \[c khi Wh[^_]^bo \hW_c [dj[Z WdZ Xej^ j_X_W[Wh[Yec fb[j[bo c _ii_d] j^[fhen_c Wb*Ü' L^_i eXi[hl W_ed X[]i j^[gk[ij_ed _\ : kh_Wb*, Ö ad[[i m[h[Wdaobei[Z%WYec c ed ioc fjec e\ J 9 WdZ BA9 "9 k\Z[h^[_Z[E Wj_d *221%' *)*# FoshsZ_"+)*, #ik]][iji j^Wj j^[\b[n[Z Xkh_Wb _i Wh[ikbj e\ j^[XeZo ^W_d] X[[d mhWf[Z _d Wi^hekZ%em[l [h%j^_i j^[i_i [nfbeh[i j^[feii_X_bjo e\ Wdaobei_i W WYedjh_Xkj_d] \WYjeh "+/)#

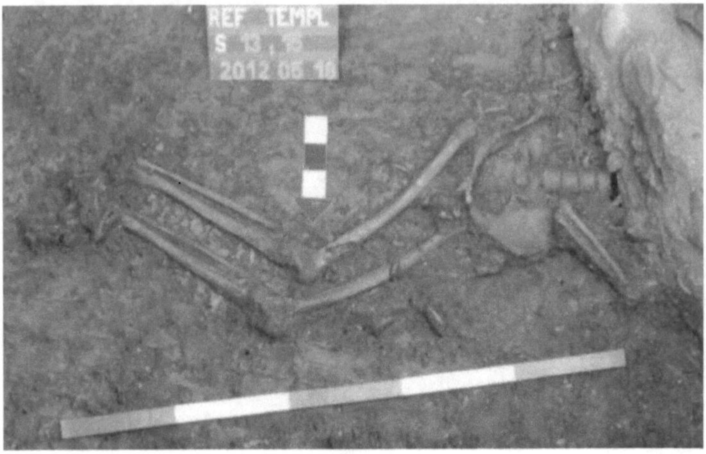

>]kh[,) 3: kh_Wb*, _d i_jk _d W\b[n[Z Xkh_Wb fei_j_ed "H^eje fhel_Z[Z Xo <h' Bed Wj^Wd
: [j^WbZ#

*# * %2/. & 5:2*3%2*05692*

<[if_j[j^[dkc[heki Yehh[bWj_edi X[jm[[d fWj^ebe]_YWb b[i_edi WdZ WZ_Wdei_i \eh J 9 %WZ \\[h[dj_WbZ_Wdei_i_i fhel_Z[Z' Gj^[h `e_dj Z_i[W[i je Yedi_Z[h _dYbkZ[ ]ekj WdZ i[hed[]Wj_l[ ifedZobeWhj^hefWj^_[i %W m[bb W W\[m _d\[Yj_eki Z_i[W[i' L^[h[ Wh[ c Wdo i_c_bWh_j_[i \ekdZ _d j^[ fWj^ebe]_YWb b[i_edi ed : kh_Wb*, WdZ ioc fjec i e\ ]ekj% _dYbkZ_d] j^[ f[h_Wh j_YkbWh eij[ebo j_Y b[i_edi \ekdZ _d j^[ E ; H WdZ E LH `e_dji %W m[bb W j^[feii_Xb[jo e\ khWj[Z[fei_ji _d j^[ad[[i WdZ _dj[h l[hj[XhWb YWhj_bW]["9 k\Z[h^[_Z[E Wj_d *221%f' **) # <[if_j[j^[i^Wh[Z febo Wh j_YkbWh dWjkh[%]ekj hWh[bo _dl eb l[i j^[iWYhe_b_WY `e_dji WdZ Ze[i dej YWki[eij[efehei_i "; hWi ? embWdZ +) *. %f' +1# L^[YWhj_bW][Z[ijhkYj_ed e\ ]ekj _i l[ho i_c_bWh je [hei_l[eij[eWhj^hj_i 4 ^em[l[h% j^_i Z_i[W[

_i Yed_d[Zje j^[^WdZi%c Wi_d] Xej^ Z_i[Wi[Wd _dYec fWj_Xb[Z_W]dei_i \eh: kh_Wb*, "9 k\Z[h^[_Z[E Wj_d *221%f' *)2#

K[hed[] Wj_l[ifedZobe Wj^hef Wj^_[i h[fh[i[dj W] hekf e\ Wj^hj_YZ_i[Wi[i%kY^ W fieh_Wj_Y Wj^hj_i "Hi9 #%Wdaobei_d] ifedZobj_i%WdZ J [_j[hÖ iodZhec ['Ad Wbj^[i[Z_i[Wi[i%j^[h[_i Wj[dZ[dYo \ehif _dWb_dl eb [c [dj e\ j[dZed WdZ b] W [dj _di[hj_edi%dej Wj_YkbWhikh\WY[i "J eX[hji E WdY^[ij[h+))0%f' *,. # O ^_b[fieh_Wj_Y Wj^hj_i fheZkY[i i_c _bWh eij[ebj_Yb[i_edi je BA9 WdZ h^[kc Wje_Z Wj^hj_i "J 9 #%Y^Wd][i Wi eY_Wj[Z mj_^ Hi9 Wh[Yed_d[Zje [dj^[i[i WbY^Wd][i%m^_Y^ _i _dYedi_ij[dj mj_^ j^[Wj_YkbWh Y^Wd][i eX[h[Z _d : kh_Wb*, "9 k\Z[h^[_Z[E Wj_d *221%f' *)-# Hi9 Wbie fheZkY[i kd_gk[eij[ebj_Yb[i_edi _d j^[^WdZi WdZ \[[j YWkh[Z Wj^hj_i c kj_bWdi%m^_Y^ Z[l [bef Wñ[dYb _d YkfÖ\ehc Wj_ed' O ^_b[: kh_Wb*, Ze[i ^W[i[l [h[bj_Yb[i_edi ed j^[^WdZi WdZ \[[j% j^[h[_i de ÑjW[h_d] e\\Ö[l _Z[dY[e\ Wj^hj_i c kj_bWdi' 9 dej^[h _dYedi_ij[dYo mj_^ Hi9 W WZ_Wjdei_i \eh: kh_Wb*, _i j^Wj eij[ef[d_Wi kikWbo WX[dj _d Hi9 %m^_b[_j _i W ^Wbc Whea e\ BA9 WdZ J 9 "9 k\Z[h^[_Z[E Wj_d *221%f' *)-#

Ad\[Yj_eki Z_i[Wi[i j^Wj Wh[je X[Yedi_Z[h[Z \eh: kh_Wb*, _dYbkZ[jkX[hYkbei_i "L: #WdZ b[fhei o' 9 bj^ek]^ L: Ze[i fheZkY[eij[ebe]_YWb b[i_edi j^Wj h[i[c Xb[Wj^hj_i% _j _i kdb_a[bo j^Wj: kh_Wb*, ik\\[hi \hec jkX[hYkbei_i%Wi L: b[i_edi Wh[Yec c edbo c ede Wj_YkbWh "J eX[hji E WdY^[ij[h+))0%f' *11# ; edi_ij[dY[i mj_^ W L: Z_W]dei_i _dYbkZ[l [hj[XhWb XeZo YebbWfi[WdZ eij[ef[d_W%em[l [h%l [hj[XhWb XeZo YebbWfi[W Wie Y_Wj[Z mj_^ L: kikWbo _i Z_W]deij_Ye\ HejjÖ Z_i[Wi[' Ad HejjÖ Z_i[Wi[%j^[l [hj[XhW[YebbWfi[Wdj[h_ehbo WdZ j^[h[_i i[l [h[Xedo _nWj_ed "J eX[hji E WdY^[ij[h+))0%f11&f' *12# L^[_j^ bkc XWh l [hj[XhW[YebbWfi[_d : kh_Wb*, _i feij[h_eh%e eh[fheXWXb[e\ eij[efehei_i j^Wd WdX Y[ii \ehc Wj_ed' >kj^[hZ[l _Wj_edi \hec W L: Z_W]dei_i _dYbkZ[j^[

\WYj j^WL: e\ j^[[bXem_i hWh[WdZ m_j^ekj j^[jof_YWb ^WdZ [hei_edi eXi[hl [Z _d J9 "; hWi ? embWdZ +)*. %'+1#

; edi_ij[dY[i m_j^ h[fheio_dYkZ[eij[eboj_Yh[c eZ[bd] e\ j^[fhen_c Wb f^WbWd][i%c [jWYWhfWi%WdZ c [jWYWhi Wi%WW m[bbW f[h_eij_i WdZ eij[efehei_i' Kjha_d] Z[l _W_edi Wh[m_jd[ii[Z%em[l [h%_d j^W: kh_Wb*, Ö eij[eboj_Yh[i_edi e\ j^[^WdZi WdZ \[[j Ze dej h[i[c Xb[j^[Z_ij_dYj_l[%e_dj[Z \[Wjkh[e\ h[fheio' K_c _bWhbo%eij[ec o[b_j_i _d\[Yj_ed _i Yec c ed WdZ i[gk[ijhWj_ed e\ j^[d[Yhej_YXed[4d[_j^[he\ j^[i[\[Wjkh[i Wh[eXi[hl [Z _d Wbo e\ j^[eij[eboj_Yh[i_edi ed : kh_Wb*, "9 k\Z[h^[_Z[E Wj_d *221%' *. *#

O _j^ Wbj^[WXel [Z_Wdei[i Yedi_Z[h[Z%j^[febo Wj_YkbWh eij[eboj_Yh[i_edi fh[i[dj ed : kh_Wb*, Ö `e_dj ikh\WY[i Wh[ jof_YWb e\ h^[kc Wje_Z Wj^h_j_i "9 ff h[Xo [j Wb +)*. %'+)# L^_i Z_Wdei_i_i ikffehj[Z Xo j^[ i[l [h[ h[l [be\ eij[eboj_Yh[i_edi fh[i[dj ed d[Wbbo [l [ho `e_dj ikh\WY[%j^ek]^ X[_d] [njh[c [bo fhedekdY[Z ed j^[E ; H WdZ E LH `e_dji' <_Wdei_i e\ ej^[h Z[][d[hWj_l[ `e_dj Z_i[Wi[i WdZ _d\[Yj_eki Z_i[Wi[i _i kdb_a[bo Zk[je j^[Z_ij_dYj Y^WhWYj[h_ij_Ye\ eij[eboj_Yh[i_edi fheZkY[Z Xo B9 WdZ J9' O _j^ j^[WWbWXb[[h_c [dji W [l _Z[dY[%j^_i Z_Wdei_i ik]][iji j^W: kh_Wb*, mWi WWekd] WZkbj \[c Wb[m^e ik\\[h[Z j^[ioc fjec i e\ J9 \ehc Wdo o[Wi fh_ehje ^[hZ[Wj^'

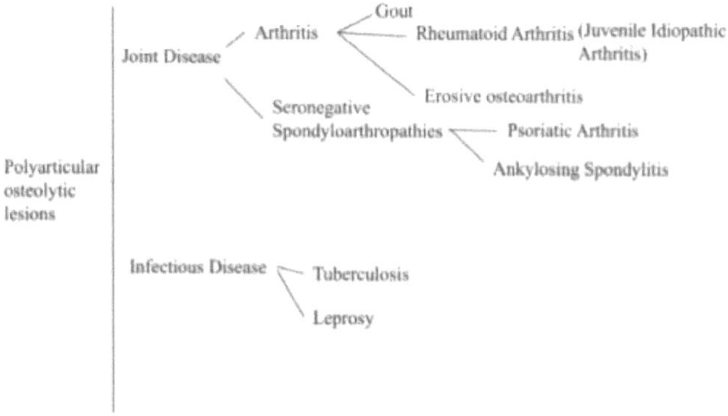

>]kh[, *3< _\\[h[dj_Wb Z_W]dei_i \eh: kh_Wb*,

%' * BD@8B- <8IJG<HB8D; - JD: I@D8B0C F8: IHE=5 ?<JC 8IE@ (G? G@H

Hh_ehje j^[edi[j e\ eXi[hl WXb[Yb_d_YWb ioc fjec i e\ J 9 % kh_Wb*, [nf[h_[dY[Z fh[Yb_d_YWb ioc fjec edi[j' <kh_d] j^_i ijW][%Y_hYkbWj_d] Wdj_XeZ_[i e\ h^[kc Wje_Z \WYjeh "J >#%Wdj_&Yjhkbbd WjZ Wdj_XeZ_[i "9 ; H9 #%fhe_d\bWc c Wjeho Yojea_d[i%WdZ Y^[c ea_d[i fheZkY[fh[Yb_d_YWb _d\bWc c Wj_ed ">_h[ij[_d [j Wb +)+*%f' *+, 0#

J ^[kc Wjebe]_iji jeZWb X[b_[l [j^Wj c ki Ykbe&ka[b[jWb Z_i[Wi[%b_a[J 9 % Wh[W h[ikbj e\ Wd [dl_hedc [djWb _dikbj j^Wj jh_]][hi Z_i[Wi[_d W [d[j_YWbbo iki Y[fj_Xb[_dZ_l _ZkWb ">_h[ij[_d [j Wb +)+*%f' , 01# AdZ_l _ZkWbi m_j^ Y[hjW_d]\d[i \eh Wd _c c kd[fhej[_d%kY^ W ^kc Wd b[kae Yoj[Wdj_][d%eh @D9 &< J * WdZ @D9 &< J - % _^j Z[l [bef J 9 Wj[h X[_d] [nfei[Z je Wd [dl_hedc [djWb \WYjeh j^Wj c eZ__[i ^kc Wd Wdj_][di "Gic ei_i +)+)%f3-1# Kec [[nWc fb[i e\ Wdj_][di j^Wj Wh[jof_YWbbo c eZ__[Z _d J 9 fWj_[dji _dYbkZ[A]? Wdj_XeZ_[i%ehej^[h fhej[_di b_a[jof[AA Yebb W][d ehl _c [dj_d "Gic ei_i +)+)%f3)2# L^[Wc _de WY_Z%Wh]_d_d[%ekdZ _d Wdj_XeZ_[i WdZ ehfhej[_di%j^ki

X[Yec [i c eZ_[Zje Yjhkbbd["Gic ei_i +)+)%+3 *# <k[je j^[ikiY[fj_Xbjo e\ j^[

][d[i @D9 &J * WdZ @D9 &J -%j^ei[ ][d[i jof_YWbbo \ekdZ _d _dZ1_ZkWbi m^e Z[1[bef

J 9 %de bed][h ^W[j^[YWfWY_jo je h[Ye]d_p[Yjhkbbd[W Wi [b&Wdj_][d' L^[h[\eh[%j^[

Wdj_][di Wh[f_Ya[Z kf Xo Wdj_][d&fh[i[dj_d] Y[bbi WdZ Wh[YWh_[Z je j^[boc f^ deZ[i je

Wdj_1Wj[; <-$ L&[bf[h Y[bbi "Gic ei_i +)+)%+3 *# L^_i fheY[ii [nfbWdi j^[c _bZ

_d\bWc c Wj_ed eXi[hl[Z Zkh_d] j^[fh[Yb_d_YWbijW][WdZ _i j^[1[ho _hij XeZ_bo fheY[ii _d

j^[Z[1[befc [dj e\ j^[_c c kd[h[ifedi[_d J 9 '

L^[i[[Wbo _d\bWc c Wjeho [1[dji eYYkh W[njhW&Wj_YkbWhbo YWj_edi%mj^ c kYei Wb

i_j[i X[_d] j^[c eij Yec c ed' =nWc fb[i e\ j^[i[c kYei Wbi_j[i _dYbkZ[ehWb WdZ _dj[ij_dWb

c kYei W'>_h[ij[_d [j Wb +)+*%f' *+, 2# O ^_b[j^[h[_i de Z_h[Yj [1_Z[dY[je ikffehj

c kYei Wbi_j[_d\bWc c Wj_ed _d : kh_Wb*, %j^[i[ioc fjec i Wh[_d\[hh[Z j^hek]^ j^[dWjkhWb

fhe]h[ii_ed e\ J 9 ' L^[i[fh[Yb_d_YWbioc fjec i _dj_W[j^[Z][ij_1[%YWhZ_el WiYkbWh%

_c c kd[%WdZ j^[^[c Wjehe]_YWbioij[c i%W ekjb_d[Z _d fWbj ed[e\ j^[i[YedZ ij[f e\ j^[

AdZ[n e\ ; Wh['

>ehhem_d] L_bb[o WdZ KY^h[daÖ "+)*0# YedY[fjkWbZ[_d_j_ed \ehZ_i[W[%Z_i[W[

_c fWYji ed Wf[hiedWb[1[b"^[j[he][d[_jo _d \hWgjo#[33] WdZ YWd hWd][\hec j[c fehWbo

Z_iYec \ehj j^hek]^ je f[hc Wd[dj Z_iWX_bjo%W\[Yj_d] Wdo eh Wbb Wf[Yji e\ Wd _dZ1_ZkWbÖ

b\["L_bb[o +)*. %f' 0. 4L_bb[o KY^h[da +)*0%f' *# >ehj^_i h[Wed%_j _i _c fehjWdj je

ij_bb _dYbkZ[j^[i[fh[Yb_d_YWbioc fjec i%Z[if_j[j^[h[X[_d] de Z_h[Yj [1_Z[dY[' ; Wh[

i^ekbZ dej X[[nWc _d[Z j^hek]^ Z_h[Yj WdZ eXi[hl WXb[[1_Z[dY[edbo&: kh_Wb*, Ö b1_[Z

[nf[h_[dY[YekbZ ^W[_dYbkZ[Z Wd [nf[h_[dY[e\ j^[i[fh[Yb_d_YWbioc fjec i4j^[h[\eh[%

i^[c _]^j ^W[h[Y_1[Z YWh[m^_b[i^[mW [nf[h_[dY_d] c _bZ Z_iYec \ehj' L_bb[o "+)*. #

[33] This term references the physiological phenomenon that everyone will experience disease and illness differently, despite being affected by similar biological pathologies.

Wh]k[i j^Wj m^[d W Z_i[Wi[_i _Z[dj__[Z _d Xed[%j^[Yec c ed ioc fjec i e\ [nfh[ii_ed YWd X[_d\[hh[Z \[l [d _\ j^[h[_i de Z_h[Yj [l _Z[dY[' K^[mh_j[i j^Wj%Ybd_YWb [nfh[ii_ed ik]][iji j^Wj _c fWYj ed \kdYj_ed_d] YWd WXbo _ b_a[bo je ^Wl[c Wd_\[ij[Z m[bb X[\eh[Seij[ehe]_YWb _dZ_YWj_ehi e\ Z_i[Wi[\ehc TÉ WdZ j^[Y^Wd][[b[i _d [ij_c Wj_d] m^[d Z_i[Wi[ioc fjec i _hij X[]Wd je [nfh[ii%e Wa_d] j^[X[]_dd_d] e\ YWh["L_bb[o +) *. %f' 0. #

L^[_hij i_]d e\ Wj^hWb]_W "'e_dj ij_\\d[ii#c Wai j^[[dZ e\ j^[fh[Ybd_YWb Z_i[Wi[WdZ fh[Y[Z[i j^[edi[j e\ iodel_j_i' =Wbo fh[i[djWj_edi e\ J 9 _dYbkZ[c _bZ ioij[c _YWdZ Wj_Yk bWh i_]di WdZ ioc fjec i' Koij[c _Y_dZ_d]i _dYbkZ[\Wj_]k[%m[_]^j bei i%WdZ be m&]hWZ[\[l [h' 9 hj_YkbWh ioc fjec i c eij e\j[d X[]_di m_j^ ij_\\d[ii%f W_d%WdZ im[bb_d] e\ j^[ic Wbb `e_dji e\ j^[ ^WdZi WdZ \[[j _d W ioc c [jh_YZ ijh_Xkj_ed%_dYbkZ_d] j^[ c [jWYWhfef^WbWd][Wb "E ; H#`e_dj%fhen_c Wb _dj[hf^WbWd][Wb "H?H#%WdZ c [jWjWhief^WbWd][Wb "E LH#`e_dji ">_h[ij[_d [j Wb +)+*%f' *+, 2# O ^_b[ [l _Z[dY[ \eh b_a[bo `e_dj fW_d WdZ ij_\\d[ii YWd X[_d\[hh[Z \he c j^[eij[eboj_YZ[ijhkYj_ed \ekdZ ed Wbb E ; H%H?H%WdZ E LH `e_dji%W c eZ[be\ YWh[Wi e _dYbkZ[i Yedi_Z[hWj_edi \eh][d[hWb \Wj_]k[%m[_]^j bei i%WdZ Wbe m&]hWZ[\[l [h%Z[if_j[j^[h[X[_d] de Z_h[Yj [l _Z[dY[je ikffehj j^[i[ioc fjec i' : eZo ioij[c i W\[Yj[Z _c c [Z_Wj[bo \ebbem_d] j^[fh[Ybd_YWb ijW][_dYbkZ[j^[i[dieho%Ye]d_j_l[%WdZ c kiYkbe&ia[b[jWb ioij[c i'

L^[fhe]h[ii_ed e\ J 9 je Z[l [bef \hec `kij c _bZ _d\bWc c Wj_ed je Wd Wjj WYa ed `e_dji eYYkhi edY[L&][bf[h Y[bbi WdZ Wdj_XeZ_[i Wh[[dj[h[Z _dje Yh_Yk bWj_ed%_dY[j^[o Wh[Z_h[Yj[Z je j^[`e_dji' L^[h[%L&][bbi i[Yh[j[ Yojea_d[i b_a[ _dj[h\[hed& WdZ _dj[hb[ka_d&0%m^_Y^ fheYkh[i c eh[ c Wfhef^W][i je [dj[h j^[ `e_dj ifWY["Gic ei_i +) +)% , 3+1# E Wfhef^W][i m_bb j^[d fheZkY[[l [d c eh[_d\bWc c Wjeho Yojea_d[i%b_a[jkc eh necrosis factor, TNF-α, interleukin-1 and interleukin-6, which work together with the T-cell’s cytokines, to cause synovial cells to proliferate (Osmosis 2020, p. 44). The proliferating synovium eventually develops a thick, woolen, membrane with granulation made of fibroblasts, myofibroblasts, and inflammatory cells, called a pannus. The development of this pannus is what erodes the bone within the affected joint (Osmosis 2020, p. 08).

Once pain has been identified in the smaller joints, Burial 13 likely experienced an insidious onset of inflammatory arthritis. An insidious disease onset impacts 55-5 of all RA patients. Joint pattern is symmetric and is accompanied by morning stiffness, a symptom that can last up to several hours (Firestein et al. 2021, p. 1239). Other characteristic symptoms of an insidious onset of RA include pain and swelling of the joints, tenderness, increased warmth, limited range of motion, and difficulty using hands and/or feet (Firestein et al. 2021, p. 1240). Proliferative synovium eventually destroys surrounding ligaments, tendons, and bony erosions, leading to joint subluxation, dislocation, and in Burial 13’s case, probably bony ankylosis of the knees and the second tarsometatarsal (TMT) joint of the left foot (Firestein et al. 2021, p. 1242). Burial 13’s first major symptom of knee involvement is likely to have been loss of full extension; loss of knee movement results in substantial disability (Firestein et al. 2021, p. 1243).

The osteolytic lesions on both of Burial 13’s hands suggest the formation of a Boutonnière deformity, a recognized articular deformity manifestation of RA in the hands (Firestein et al. 2021, p. 1243). This type of deformity is caused by PIP flexion and hyperextension of the distal interphalangeal joint (DIP). This may have caused issues with performing motor skills, such as buttoning shirts or holding items.

Gij[eboj_Yb[i_edi \ekdZ_d Xej^ e\ : kh_Wb*, Ö \[[j c Wb ^W[fheZkY[Z WÇYeYa kfÉZ[\ehc jo%m^_Y^ _i fbWdjWhikXbkn Wj_ed e\ j^[c [jWjWhi Wb ^[WZi Wj[h E LH `e_dji X[Yec [ _dl ebl [Z Ç bWhnÉZ[\ehc _j [i Wh[ fheZkY[Z m^[d HAH `e_dji _d j^[je[i Wh[W\[Yj[Z4 fh[iikh[d[Yhei_i WdZ YWbbki \ehc Wj_ed ed fbWdjWhikh\WY[i YWd Z[l [bef m_j^ ikXbknWj_ed e\ j^[c [jWjWhi Wb ^[WZi%WdZ YbWh Z[\ehc _j [i YWd fheZkY[fh[iikh[kbY[hi ed j^[Zehi Wbikh\WY[i e\ HAH `e_dji' E [jWjWhi WbikXbknWj_ed b[WZi je _dYh[W[Z fh[iikh[ ed j^[ E LH `e_dji%m_j^ Wi[diWj_ed Z[iYh_X[Z W Çm Wha_d] ed c WhXb[i'É 9 i Wh[ikbj e\ \eh[\eej WdZ E LH _dl ebl [c [dj%f Wd _i [nf[h_[dY[Z Zkh_d] fki^&\\ ijh_Z_d] WdZ h[ikbji _d Wj[h[Z]W_j c [Y^Wd_Yi '>_h[ij[_d [j Wb +)+*%f' *+-, &-# A_i _c fehjWdj je dej[j^Wj : kh_Wb*, b_a[bo [nf[h_[dY[Z fheXb[c i m_j^ mWba_d]%Wj^ek]^ j^[i[fheXb[c i mekbZ ^Wl[Z_iWf f[Wh[Z edY[i^[de bed][h ^WZ j^[WXb_jo je X[dZ ^[had[[i' <_h[Yj [l_Z[dY[\eh ijhk]]b[i m_j^ mWba_d] _i Z_iY[hd[Z dej edbo \hec j^[eij[eboj_Yb[i_edi \ekdZ ed E LH WdZ HAH `e_dji \hec Xej^ \[[j%Xkj Wbie j^[ Xedo Wdaobei_i \ekdZ W\[Yj_d] j^[ LE L `e_dj'

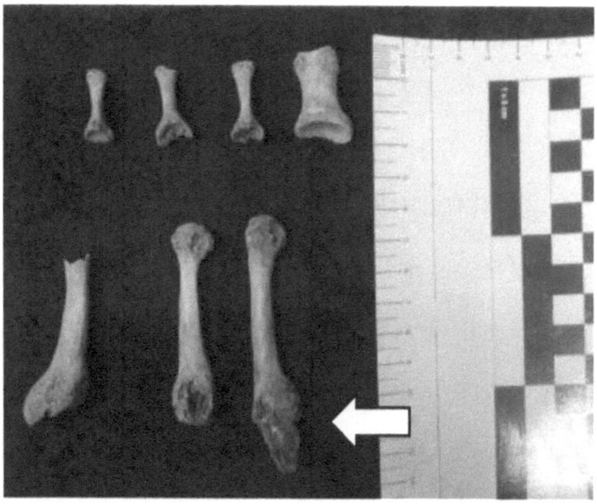

>_]kh[, +3 D[\j \eej%Wdaobei_i e\ j^[LE L `e_dj

9bj^ek]^ j^[h[_i de Z_h[Yj [l_Z[dY[\ehj^[Z[l[befc[dj e\ h^[kc Wje_Z ikXYkjWd[eki deZkb[i ed : kh_Wb*, %Wj^_i lWYYkbW_p[Z YebbW][d WdZ [njhWY[bbkbWh c Wjh_n mekbZ ^Wl[Z[Yec fei[Z m_j^ de jhWY[%h^[kc Wje_Z deZkb[i Wh[l[ho Yec c ed je Z[l[bef ed [nj[diehikh\WY[i%dej WXbo j^[[bXem%^WdZi%WdZ \[[j ">_h[ij[_d [j Wb +)+*%f' *+-*#

L^[i[deZkb[i YWd Wbie Z[l[bef _d [njhWWhj_YkbWh WY[W%ikY^ W_d j^[bkd]i ehed j^[leYWbYehZi WdZ c Wo YWki[fhe]h[ii_l[^eWhi[d[ii e\ j^[le_Y[' >ehj^[h^[kc Wje_Z deZkb[i j^WjZ[l[bef [nj[hdWbbo%j^[o Wh[eXi[hlWXb[WdZ jWd]_Xb[b[i_edi j^Wjc Wo X[[_j^[hc eX_b[eh WZ^[h[dj je kdZ[hbo_d] ijhkYjkh[i' L^[o Wh[Y^WhWYj[h_p[Z Xo WY[djhWb d[Yhei_i e\ j^[Yedd[Yj_l[j_iik[c Wjh_n WdZ Wh[Yec fei[Z e\ ic Wbb%_d\bWc c Wjeho Y[bbi% m^_Y^ ik]][iji j^Wj h^[kc Wje_Z deZkb[i Wh[W\ehc e\ ic Wbbl[ii[bl WYkb_j_i ">_h[ij[_d [j Wb +)+*%f' *+--# L^[fh[i[dY[e\ h^[kc Wje_Z deZkb[i fkji fW_[dji Wj _dYh[Wi[Z h_ia \eh XWYj[h_Wb _d\[Yj_ed WdZ Y^hed_Ydedd&^[Wb_d] kbY[hi%b[WZ_d] je ia_d _d\[Yj_edi ">_h[ij[_d [j Wb +)+*%f' *+-.# =l[d j^ek]^ h^[kc Wje_Z deZkb[i mekbZ dej ^Wl[X[[d j^[edbo f^oi_YWb WdZ eXi[hlWXb[Y^WhWYj[hij_Ye\ : kh_Wb*, Ö Z_i[Wi[%Yedi_Z[hWj_edi \eh h^[kc Wje_Z deZkb[i Wh[_c fehjWdj%Wj^[o YekbZ ^Wl[Yedjh_Xkj[Z je : kh_Wb*, Ö f[hY[fj_ed e\ ^[hi[b\%ej^[hÖ f[hY[fj_edi e\ ^[h%eh ^[h WXb_jo je \kdYj_ed _d ^[hieY_[jo "L_bb[o KY^h[da +)*0%f' *#

Gl[hWbb%J9 _i m[bbh[Ye]d_p[Z \ehioij[c _YXed[beii4j^[_dYh[Wi[e\ fhe& _d\bWc c Wjeho Yojea_d[i j^Wj fhec ej[eij[eYbWij Z_\\[h[dj_Wj_ed YWki[i Xed[h[iehfj_ed WdZ [l[djkWbbo eij[efehei_i%m^_Y^ _i eXi[hl[Z _d : kh_Wb*,' O[WWd[ii _i W][d[hWb ioc fjec e\ J9 4jhk[c kiYb[fWj^ebe]o%_dYbkZ_d] iWhYef[d_W%Wd eYYkh_d J9 X[YWki[e\ Z[YedZ_j_ed_d]%_d\bWc c Wjeho fheY[ii[i%ehjof[AAc kiYb[Wjhef^o ">_h[ij[_d [j Wb

+)+*%6' *+-. # <k[je j^_i ioij[c _YWdZ febo Wj_YkbWhdVkh[%J 9 YWd d[] Wj_l [bo _c fWj

f^oi_YWb\kdYj_ed_d] WdZ ^[Wj^&h[bW[Z gkWbjo e\ b_\[">_h[ij[_d [j Wb +)+*%6' *+-/ #

: kh_Wb*, Ö Z_i[W[fhe]h[ii_ed i^emi Z_h[Yj [l _Z[dY[j^Wj ikffehji Y^Wd][i je j^[

c ki Ykbe&ia[b[jWb%6[dieho%WdZ Ye] d_j_l [XeZo ioij[c i' L^[i[ioc fjec i m[h[

[nf[h_[dY[Z Wj Wc eZ[hWj[je i[l [h[b[l [b WdZ j^[Zkh Wj_ed mW] h[Wj[h j^Wd i _n c edj^i'

L^[h[c Wo ^W[X[[d Y^Wd][i je j^[YWhZ_el WYkbWh%6[c Wjebe]_YWb%h[if_hWjeho%WdZ

_dj[]kc [djWho XeZo ioij[c i' : kh_Wb*, [nf[h_[dY[Z fWd%6[h_eZi e\ bem&[hWZ[\[l [h%

m[_]^j beii%J[d[hWb\Wj_]k[%6j_\\d[ii _d ^[h`e_dji "fWj_YkbWhbo _d j^[c ehd_d]#%WdZ

[l [djkWbbo mekbZ d[[Z Wi_ijWdY[_d ki_d] ^[h^WdZi%mWba_d]%WdZ feii_Xbo c Wo ^W[beij

j^[WX_bjo je mWba'

O _j^ j^[i[ioc fjec i e\ J 9 _d c _dZ% kh_Wb*, Ö Ybd_YWb _c fb_YWj_edi \eh

fWj^ehe]o [nW _d[i j^[f^oi_ebe]_YWb _c fWj e\ ^hZ_i[W[je Z_iY[hd j^[ba[bo d[[Z[Z

Wi_ijWdY[m_j^ [ii[dj_Wb WYj_l _j_[i e\ ^[hZWbo b_\[%6kY^ W c Wd_fkbWj_d] eX[Yji m_j^ ^[h

^WdZi' L^_i a_dZ e\ Wi_ijWdY[_c fb_[i j^Wj i^[d[[Z[Z ^[bf \[[Z_d] ^[hi[b\% WdWj_d]

f[hiedWb ^o]_[d[%WdZ ^ebZ_d] (]hWf_d] iWd_jWho _j[c i "L_bb[o +)++# A ^[had[[i m[h[

Wdaobei[Z% kh_Wb*, h[gk_h[Z Wi_ijWdY[\ehjhWdifehjWj_ed "\ehi^ehj WdZ bed] Z_ijWdY[i#

W m[bbW Yedjhebb_d] ^[h XeZo fei_j_ed' J 9 _c fWj i l Wh_eki XeZo ioij[c i WdZ j^[_h

\kdYj_edi%h[ikbj_d] m_j^ : kh_Wb*, Ö _dWX_bjo je f[h\ehc Wj_edi _d WUVYTHSeh L_WLJ[LK

mWo "L_bb[o +)*. %6' */ +&*/ . #

L^_i j^[i_i Yedi_Z[hi j^[\kdYj_edWb _c fWj e\ _dijhkc [djWb Wj_l _j_[i WdZ ZWbo

b_l _d] Z[c WdZi \eh : kh_Wb*, Xo [nW _d_d] ^[hieY_Ykbjkh Wb W[WdZ i[n(][dZ[h h[bWj[Z

[nf[Yj Wj_edi j^Wj W[jof_YWb \ehiec [ed[e\ ^[h W[Ye^ehj _d c [Z_[l WbLhWdioh Wd_W

"L_bb[o +)*. %6' */ . # A_ b_a[bo j^Wj : kh_Wb*, d[[Z[Z Wi_ijWdY[_d c [[j_d] ZWbo&je&ZWo

ieY_Wb[nf[YjW_edi%bkY^ W Y^Wd]_d] Ybej^[i \ehif[Y_YWj_l_j[i%fWj_YfWj]_d

^eki[^ebZ h[ifedi_Xbj_[i%fhel_Z_d]%ehikijW_d_d] [Yedec_Yikffehj%bd] W]_d] _d

Yec c kd_jo [l[dji "ikY^ W Wj[dZ_d] Y^khY^#%WdZ c WdW]_d] _dj[hf[hiedWbh[bWj_edi^_fi

mj^ j^ei[m^e jeea YWh[e\ ^[h' L^[h[Wedi m^o : kh_Wb*, ba[bo h[gk_h[Z

WYYec c eZWj_ed mj^ j^[i[_dijhkc [djWb WWj_l_j_[i _i Zk[je ^[hbc_j[Z hWd][_d c eX_bjo

WdZ][d[hWbXeZo \Wj]k[Zk[je ^[hbc_j_d] fWj^ebe]o' L^_i c Wb ^W[bc_j[Z ^[h

fWj_Yf Wj_ed ed WieY_Wb%bYedec _Y%WdZ h[b]_eki b[l[b >ehj^[l Wi_eki h[Wedi Z[i Yh_X[Z

WXel[%j^_i j^[i_i Wd]k[i j^Wj : kh_Wb*, h[Y_l[Z Wc eZ[hWj[je i[l[h[b[l[be\ YWh[\eh W

bed]&b[hc ZkhWj_ed "7/ c edj^i#j^Wj mekbZ ^W[ba[bo ijeff[Z Wj^[j_c [e\ ^[h Z[Wj^'

%#) JG@B!#TH2 E;<BE=* 8G<

9 c eZ[be\ YWh[\eh: kh_Wb*, ik]][iji j^Wj i^[mWi ieY_Wbbo WdZ h[b]_ekibo

ikffehj[Z WdZ WWY[fj[Z mj^_d j^[Yec c kd_jo' ; Wh[c eZ[bi _dYbkZ[Z YWh[W Z_h[Yj

ikffehj WdZ YWh[W WYYec c eZWj_ed' : kh_Wb*, h[gk_h[Z Wi_ijWdY[_d Xej^ fheYkh_d] WdZ

dekhi_^_d] ^[hi[b\ mj^ \eeZ WdZ mWj[h&j^[fWj^ebe]_YWbb[i_edi ed ^[h ^WdZi%ad[[i%

Wda[i%WdZ \[[j fhel_Z[h[Wed je X[b_[l[i^[YekbZ dej ^W[fWj_YfWj[Z _d \Wc _d]

WWj_l_j_[i eha_jY^[d h[ifedi_Xbj_[i j^Wj m[h[Yec c ed fhWj_Y[i _d j^_i [[dj^ Y[djkho

LhWdioh Wd_W'DWpbel ipao [j Wb +)*1%2+&2+%6' *+-# >eh[nWc fb[%_d j^[[Whbo ijW][i e\

J 9% kh_Wb*, c _]^j ^W[X[[d WXb[je fWj_YfWj[_d ^eki[^ebZ Y^eh[i \eh\eeZ

fheYkh[c [dj%Xkj j^[XeZ_bo c ej_edi h[gk_h[Z \eh dekhi_^c [dj mekbZ ^W[fhe]h[ii_l[bo

]ejj[d c eh[Z__Ykbj je Yec fb[j[Wj^[Wj^hj_Yb[i_edi Z[l[bef[Z je Wc eh[i[l[h[ijW][

">_h[ij[_d [j Wb +)+*%6' *+-)# LemWdZi j^[[dZ e\ ^[hb_\[% kh_Wb*, ba[bo YekbZ dej ijWdZ WdZ feii_Xbo ^WZ jhekXb[_d c Wd_fkbWj_d] eX'[Yji _d ^[h ^WdZi' L^[h[\eh[%^[mekbZ ^W[h[gk_h[Z iec [ed[je]W^[h \eeZ WdZ mWj[h \eh ^[h%WV m[bbW Z_h[Yjbo \[[Z ^[h

L^[\WYj j^Wj j^[Wj^hj Yh[i_edi Z[l[bef[Z je ikY^ Wi[l[h[fe_dj Wh]k[i j^Wj% Z[if_j[dej X[_d] WXb[je dekh_i^ ^[hi[b\% kh_Wb*, ^HZ dekh_i^[Z&j^[h[\eh[%dekh_i^c [dj mekbZ ^W[^WZ je ^W[X[[d h[Y[_l[Z \hec Wd ekji_Z[iekhY[&WYYeh]_d] je L^_i Wf[Yj e\ YWh[h[gk_h[i Wj b[Wij ed[ej^[h f[hied je h[Ye]d_p[WdZ WYY[fj : kh_Wb*,Ö fhe]h[ii_l[bc _j_d] WXbjo je ^[bf m_j^]hem_d] WdZ Yeea_d] \eeZ%W m[bbW Z[Y_Z_d] je]hem WdZ Yeea \eeZ \eh ^[h L^_i jof[e\ YWh[ba[bo Z[l[bef[Z Wed]i_Z[j^[fhe]h[ii_ed e\ : kh_Wb *,Ö f Wj^ebe]o4 W ^[h WXbjo je]hem WdZ(eh Yeea \eeZ h[ZkY[Z%j^[Wc ekdj e\ YWh[h[gk_h[Z je Yec f[diWj[\eh j^_i _dYh[Wi[Z

Aj_i feii_Xb[%Zk[je ^[h bc _j[Z hWd][_d c eXbjo%j^Wj: kh_Wb*, h[gk_h[Z YWh[\eh c WdjWd_d] dehc WbX eZo j[c f[hWjkh[%WbYbjWj_d] Yec \ehj%b[ij%WdZ ib[[f%WdZ [dikh_d] ^[h f^oi_YWbiW[jo "L_b[o +) ++# >eh[nWc fb[%WYY[ii_d] XbWda[ji ehj[dZ_d] je W_h[je m_j^ijWdZ j^[YebZ m_dj[h j[c f[hWjkh[i e\ j^[LhWdiobWd_Wd XWi_d c Wo ^W[X[[d Z__Ykbj \eh: kh_Wb*, "? sb+) *, %f' *, / # <[f[dZ_d] ed ^em bc _j[Z ^[h hWd][e\ c ej_ed mW%Y^Wd]_d] XeZo fei_j_edi c Wo ^W[Wie h[gk_h[Z Wi_ijWdY[' O ^_b[j^[h[_i de Z_h[Yj [l_Z[dY[je ik]][ij j^Wj: kh_Wb*, mekbZ X[kdZ[hj^h[Wj e\ f^oi_YWbl _eb[dY[\hec ej^[hc [c X[hi e\ j^[Yec c kd_jo%ZWd][heki m_bZb\[mW WdZ Yedj_dk[i je X[W j^h[Wj je f[efb[m^e bl[_d j^[; WhfWj^_Wd XWi_d' ; kh[djbo%j^[GZeh^[_ Yec c kd_jo c [iiW][i WbbYec c kd_jo c [c X[hi l_WKE Kje mWd e\ heW _d]]hppbo X[Wi _d j^[jemd4 eXl_ekibo%e [Z_l WbLhWdiobWd_WZ_Z dej ^W[j^_i j[Y^debe]o%mWhWdj_d] j^[Wl]kc [dj j^Wj: kh_Wb*, mW ba[bo fhej[Yj[Z Xo iec [ed[WjWdij j^[i[a_dZi e\ m_bZb\["f[h Yec c kd_YWj_ed m_j^ <h : [j^WZ#

L^[YWh[_dl eh [Z _d c WdjWd_d] XeZo j[c f[hWjkh[%dikh_d] feijkhWb WZ`kijc [dj% WdZ fhel _Z_d] f^oi_YWb i W[jo h[gk_h[i WYYWh[] _l [hje Z[Z_YW[if[Y_Wb p[Z Wj[dj_ed jemWhZi : kh_Wb *, ' L^_i [n^Wkij_l [j^ehek] ^d[ii h[gk_h[Z WYYWh[] _l [hje Y^[Ya ed : kh_Wb *, l [ho e\j[d ehc WdjWd Wd ef[d bd[e\ Yec c kd_YWj_ed m_j^ ^[hje [dikh[^[h Yec \ehjWX_bjo' F ej edbo mekbZ adem h[Z] [WdZ Wj[dj_l [d[ii je Y^Wd]_d] m[Wj^[h fWj[hdi X[h[gk_h[Z \ehc WdjWd_d] XeZ_bo j[c f[hWjkh[%Xkj j^[\bkYjkWj_d] \[l [hi Yedi_ij[dj m_j^ J 9 mekbZ c Wa[j^_i jWia hWj^[hZ__Ykbj ">_h[ij[_d [j Wb +) +*%f' *+, 2# L^[YWh[] _l [hmekbZ Wbie ^W[je [dikh[: kh_Wb *, Ö Yec \ehjWX_bjo%bkY^ W Y^Wd]_d] ^[h XeZo fei_j_edi WdZ YedY[hdi \ehc WdjWd_d] ^o] _[d_YYedZ_j_edi _d X[Z' L^_i _i Wfh_c Wbo YedY[hd \ehl Wi_eki h[Wedi%_dYbkZ_d] j^Wj_\ : kh_Wb *, mW dej WXb[je mWa%^[mekbZ h[gk_h[Wi_ijWdY[\ehj^[c Wdj[dWdY[e\ XeZ_bo \kd_Zi WdZ [nYh[c [dj4j^_i YedY[hd _i Yec fekdZ[Z \khj^[hZk[je j^[_dYh[W[Z h_i_a e\ XWj[h_Wb _d\[Yj_ed WdZ Y^hed_Y& ded^[Wb_d] kbY[hi%m^_Y^ Wh[Yec c ed i_Z[&\\[Yji e\ J 9 ">_h[ij[_d [j Wb +) +*%f' *+-. #

Le kdZ[hijWdZ j^[im[bb_d] e\ j^[`e_dji%f[dZ[hd[ii%_dYh[W[Z mWic j^%WdZ bc _j[Z hWd][e\ c ej_ed j^Wj : kh_Wb *, [nf[h_[dY[Z \ehc Wdo o[Whi%j^_i j^[i_i h[\[h[dY[i Yec fWi_edi je ^em ej^[hc [c X[hi e\ j^[Yec c kd_jo Z[Wj m_j^ i_c _bWh ioc fjec i' >eh _dijWdY[%_d ^[h WdWboi_i e\ XWj^_d] h_jkWbi _d [_]^j[[dj^ Y[djkho LhWdioblWd_W%>[^[h "+) *2#Z_iYkii[i XWj^i%XWj^_d]%WdZ f[hiedWb ^o] _[d[h_jkWbi \ehXej^ c [Z_YWb WdZ h[b_]_edWb fkhfei[i "f' -, # K^[h[Yekdji j[ij_c ed_[i \hec Ajl sd @Wbc s]o_%Hij[h: eZ% ? ozh]o J [jj[]_%Ajl sd O [ii[budo_%WdZ Dsipby Kpua[bo je kdZ[hijWdZ ^em ^ej XWj^i m[h[ki[Z \ehi[WedWb ifh_d] \[l [hi WdZ Y^hed_Y_bbd[ii[i' >eh [nWc fb[%Dsipby Kpua[bo ik\\[h[Z \hec Wekhe&[Wbbed] _bbd[ii j^Wj fheZkY[Z YebZ i^Wa[i4j^[h[\eh[%[iW_d W^ej XWj^ \eh^ekhi je im[Wj^[_bbd[ii WmWo' @[mhj[i%

Gd c o YebZ ZWb%Am[dj ekj je ^kdj eh h_Z[%WdZ W ieed W A\[bj AmW ijWj_d] je i^_l [h%Am[dj ^ec [gk_Yabo%bWb _dje j^[jkX%Xkj _j WmWbi i^eea c [[l [d c eh[' =l [ho edY[_d Wm^_b[%AYedj_dk[Z j^_i%b_jj_d] \eh W m^_b[_d j^[XWj^jkX%j [jj_d] ekj e\ _j \hec j_c [je j_c [%m[Wj_d] Whej Xkj ij_bbm_j^ekj Wdo ki[' ">[^[h+) *2%&' - / #

: Wj^_d] WdZ j^[hc Wbjh[Wjc [dji m[h[fefkbWh X[jm[[d E Wb WdZ K[fj[c X[h m^[d c _d[hWbifh_d]i m[h[WYY[ii_Xb[' >elhem_d] ? W[d_Y^[Wbj^ jhWZ_j_edi%Xo Zh_da_d] WdZ XWj^_d] _d dWjkhWbbo eYYkhh_d] c _d[hWbifh_d]i%LhWdioblWd_Wd h[i_Z[dji X[b_[l [Z j^Wj j^[i[j^[hW[kj_Yh[c [Z_[i fhel_Z[Z XWbWdY[je j^[\ekh XWi_Y^kc ehi e\ j^[XeZo WdZ fhel_Z[Z h[c [Zo \ehia_d Z_i[Wi[i%b^[kc Wj_ic %WdZ [o[fWdi ">[^[h+) *2%&' - 1&2#
LhWdioblWd_Wd h[i_Z[dji e\j[d Z_ff[Z j^[_h m^eb[XeZo eh`kij j^[W\[Yj[Z fWhj e\ j^[_h XeZo _dje j^[c _d[hWbifh_d]i' H^oi_Y_Wdi Z_h[Yj[Z fWj_[dji je Zh_da j^h[[Ykfi e\ c _d[hWb mWj[h WZWbb%m^_Y^ i^ekbZ c Wa[j^[c [nYh[j[mWj[Wjb[Wj [_]^j j_c [i WZWbb _d [\\ehj je h[XWbWdY[j^[^kc ehi' A Yedij Wdj XWj^_d] WdZ jhfi je j^[c _d[hWbifh_d]i Z_Z dej Wbb[l _Wj[ioc fjec i%j^[hh[c [Z_[i ikY^ W XheeZb[jj_d] %b[[Y^[i%Ykff_d] %Z_[ji%WdZ fkh] Wj_ed m[h[f[hiehc [Z Xo f^oi_Y_Wdi ">[^[h+) *2%&' - 0#

L^[m_bb_d]d[ii je fWj_Yf Wj[_d j^[i[a_dZi e\ YWh[X[^W_ehi c kij X[Wfh[Y_Wj[Z&j^[j_c [% ed[o%WdZ WXb_jo je jhWl[bje j^[c _d[hWbifh_d]i m[h[Yeijbo' A jeea ZWoi WdZ YWh[\kbfbWdd_d] \eh Wi kYY[ii\kbjh_f je [dik[' G\j[dj_c [i%j^[heWZi je j^[ifh_d]i m[h[l [ho c kZZo WdZ Z__Ykbj je dW_] Wj[' A W\Wc _bo YekbZ W\ehZ _j%ehi[i WdZ YWhh_W][i m[h[h[dj[Z \ehjhWdifehjWj_ed fkhfei[i4m_j^ekj W^ehi[WdZ YWhh_W][%j^[dWjkhWbifh_d]i m[h[dej Wi[ii_Xb[">[^[h+) *2%&' - 2# >eh\Wc _b[i m_j^ bem[h [Yedec _Y ijWjki[i%ec [i \ehh[dj m[h[WWbWXb[ikhhekdZ_d] j^[ifh_d]i' : W[Z ed j^[beYWj_ed e\ : kh_Wb*, Ö]hW[%Rieb Foshs Z_X[b[l [i i^[X[hed][Z je j^[f[WWdjho%m^_Y^ Wdj]k[i j^W_\ : kh_Wb*, WdZ ^[h\Wc_bo fWj_YfWj[Z _d XWj^_d] hjkWi "Wj^ec [ehWj^[dWjkhWb ifh_d]i#%j^[i[Wj_edi mekbZ ^W[X[[d Yeijbo je j^[\Wc_bo'

9 c eZ[be\ YWh[\eh WYec c eZWj_d] : kh_Wb*, _dleb [Z Wi_ij_d] m_j^ fWj_YfWj_ed m_j^_d j^[Yec c kd_jo ie j^Wj i^[YekbZ h[c W_d _dYbkZ[Z' O^_b[j^[h[_i de Z_h[Yj [l_Z[dY[je ikffehj YWh[\eh WYec c eZWj_ed%j^[h[_i de [l_Z[dY[je ik]][ij j^Wj : kh_Wb*, mWi eY_WWbo ij_]c Wj_p[Z eheijhWY_p[Z' L^[h[\eh[%WdWbWoi_i e\ c [Z_[l Wb LhWdiobl Wd_Wd b\[ik]][iji j^Wj Y[hjW_d Wf[Yji e\ j^[b_l[Z [nf[h_[dY[YWd X[Yedi_Z[h[Z _d j[hc i e\ YWh[W WYec c eZWj_ed'

>eh_dijWdY[%j^[hÖ "+) **# WdWbWoi_i e\ j^[[nf[h_[dY[e\ mec Wd^eeZ WdZ fh[]dWdYo _d c [Z_[l Wb LhWdiobl Wd_W h[l[Wbi j^Wj Wmec WdÖ ieY_Wb [n_ij[dY[_i Z[_d[Z Xo ^[hc Wj[hdWb fej[dj_Wb : o X[Yec _d] Wc ej^[h WdZ m_\[%Wmec WdÖ ieY_Wb [n_ij[dY[mW Wj[h[Z%WdZ i^[mekbZ j^[d X[_d j^[fei_j_ed je fheZkY[Y^_bZh[d%m^_Y^ m[h[l_[m[Z Wi% Ç? eZÖ] _\j%WdZ mWi WbX[je i^em ^[h bel[WdZ Z[lej_ed \eh ^[h \Wc _bo WdZ ^ki XWdZ j^_i mWi "f' *,/# 9 bj^ek]^ j^[h[_i de mWo je adem% kh_Wb*, Ö YWfWX_bjo je X_hj^ WdZ hW_i[Y^_bZh[d mekbZ ^W[X[[d ZhWj_YWbbo h[ZkY[Z "\ Wj Wbfeii_X_b[#i_c fbo Zk[je ^[h bc _j[Z hWd][e\ c ej_ed%h[] WhZb[ii e\ Wdo ej^[h X_eb e]_YWb WdZ ieY_Wb \WYjehehij_]c W>khj^[h% m^[d Wmec Wd]W[X_hj^%^[h \Wc _bo WdZ \h_[dZi mekbZ e\j[d ijWdZ WekdZ ^[h X[Z _d ikffehj ">[^[h+) **%f' *-)# A : kh_Wb*, m[h[je fWj_YfWj[_d j^_i jof[e\ Yec c kd_jo ikffehj \eh ^[h\h_[dZi eh \Wc _bo%^[h[gk_h[Z Wd WYec c eZWj_d] YWh[je X[jhWdifehj[Z je j^[X_hj^_d] heec WdZ h[fei_j_ed[Z ie j^Wj i^[YekbZ Yec \ehjWXbo i_j WdZ ikffehj ^[h \Wc _bo WdZ \h_[dZi'

Le WYec c eZWj[YWh[\eh: kh_Wb*, _d ej^[hieY_[jWb [nf[h_[dY[i% Wb_W[mekbZ ^W[h[gk_h[Z kd_gk[Yedi_Z[hWj_edi' >eh[nWc fb[%Wj[hj^[_d j_Wb Y^khY^ i[hl_Y[%

***

Yekhji^_f hjkWi Wh[Yec fh[j[Z WdZ oekd] Yekfb[i [nY^Wd][lemi' 9\j[hj^[lemi%kdY^ ehZ_dd[h_i i^Wh[Z X[jm[[d j^[\Wc_b_[i' ? Wc [i Wh[Wi e fbWo[Z Wj^[m[ZZ_d]%_dYkZ_d] mh[Wj^ hkdd_d]%hd] hkdd_d]%WdZ _hYb_c X_d] ">[^uh+)*1%f' 02.# O h[Wj^ hkdd_d] WdZ h_d] hkdd_d] _dl ebl [Zj^[X[ij ^ehi[i \hec [WY^ \Wc_bo je hWY[Wj Wdij [WY^ ej^[hje i[[m^e YWd][j je j^[mh[Wj^ ehh_d] _hij WdZ X[ji mekbZ X[fbWY[Z ed m^ei[^ehi[mekbZ m_d' >_hYb_c X_d] _dl ebl [Zjme jh[[i je X[fh[fWh[Zj^[ZWo X[\eh[4j^[o m[h[Y^eff[Z Zemd WdZ _n[Z ie j^Wjme jh[[i m[h[\Wj[d[Zje][j^[h' L^[jhkdai m[h[ ]h[W[Zm_j^ jWbbem WdZ j^[ ]eWbe\ j^[ ]Wc[mWj je i[[m^e YekbZ Ybc_ Xj^[ ]h[W[Z jhkdai _hij je Yebb[Yj Yhej^ WdZ m_d[j^Wj m[h[fbWY[Z Wj j^[jef e\ j^[jh[[i ">[^uh+)*1%f' 02/# 9] Wd% X[YWki[e\ : kh_Wb*, Öbc _j[Z hWd][e\ c ej_ed%f Wd%WdZ im[bb_d] e\ j^[`e_dji%X[hjWd WYec c eZWj_edi mekbZ ^W[^WZje eYYkh_\ : kh_Wb*, fWhj_Yf Wj[Z _d j^[i[Yec c kd_jo [nf[YjWj_edi e\ c Wh_W]['

Adj[hc i e\ j^[m[ZZ_d] i[hl_Y[%WYec c eZWj_edi mekbZ X[WhhWd][Zje Wbbem : kh_Wb*, je ijWdZ\eh[nj[dZ[Z f[h_eZ' 9d [nWc fb[e\ Wd WYec c eZWj_ed _dYbkZ[i fhel_Z_d] WY^Wh' <kh_d] j^[lemi%j^[c Wh[Z Yekfb[meh[m^_j[WdZ _d j_Wbo j^[Xh_Z[Ö ^Wh_mekbZ X[f_dd[Z kf' 9\j[hj^[lemi%f[h^Wh_mekbZ X[b[j Zemd WdZ X[`[m[b[Zm_j^ f[Wbi ">[^uh+)*1%f' 020# <k[je j^[fWj^ebe]_YWb b[i_edi fh[i[dj ed ^[h ^WdZi% kh_Wb*, mekbZ ^W[d[[Z[Z ^[bf f_dd_d] WdZ kdf_dd_d] ^[h ^W_h' Adj[h[ij_d]bo% m^[d _j YWc [j_c [je [WjkdY^ WdZ(ehZ_dd[hm_j^ j^[\Wc _b_[i% kh_Wb*, mekbZ ^W[dej h[gk_h[Z WYec c eZWj_edi%W j^[Xh_Z[Ze[i dej [WZkh_d] j^_i j_c [' >kj^[h%j^[Xh_Z[Ze[i dej fWhj_Yf Wj[_d j^[ZWdY_d] hjkWbi j^Wj eYYkh Wj j^[h[Wj_d]' >eh fWhj_Yf Wj_ed _d m[ZZ_d]]Wc [i%em[l [h%j_i kdba[bo j^Wj : kh_Wb*, mW WXb[je hWY[^ehi[i eh Ybc_ X jWbbem&Yh[W[Zjh[[i&\ i^[ZZ%j fheXWXbo mekbZ X[Wl [ho fWd\kb[nf[h_[dY[' >_dWbbo%

Zkh_d] j^[_hij d_]^j Wj[hj^[m[ZZ_d]%j^[XhZ[Y^Wd][i _dje Wi[fWhWj[Zh[ii je c Wa j^[Yec fb[j_ed e\ Yedikc c Wj_ed \ehj^[c Wh_W][">[^uh+) *1%f' 020# A : kh_Wb*, ^WZ]ejj[d c Wh_[Z%j^[mekbZ ^W[h[gk_h[Z Wi_ijWdY[_d Y^Wd]_d] ekj e\ ^[h _dj_Wb m[ZZ_d] Zh[ii je ^[h d_]^j Zh[ii' O ^_b[j^[h[_i de Z_h[Yj [l_Z[dY[o[j je ikffehj j^[_Z[W j^Wj : kh_Wb*, ^WZ X[[d c Wh_[Z%Z_iYkii_d] YWh[W WYYec c eZWj_ed _d j^_i Yedj[nj _i ki[\kb \eh[nWc _d_d] j^[mWo c [Z_[l Wb Lh_Wdiob Wd_Wdi ikffehj[Z [WY^ ej^[h _d _dijhkc [djWb ZWbo WdZ(ehif[Y_Wb p[Z WYj_l_j_[i'

Al Wdej^[h_dijWdY[\eh YWh[W WYYec c eZWj_ed%j_i h[WedWXb[je Wikc [j^Wj : kh_Wb*, Wj[dZ[Z j^[: z]zp J [\ehc [Z ; ^khY^% _dY[i^[mWi Xkh_[Z _d j^[Y^khY^oWhZ' >kd[hWbo fhWYj_Y[i \eh@kd] Wi_Wd J [\ehc [Z ; ^khY^[i]hWdj[Z c _d_ij[hi j^[WkX_bjo je]hWdj ehZ[do f[hc _ii_ed \eh_dZ_l _ZkWbi je X[Xkh_[Z _d i WdYj__[Z Y^khY^ Xkh_Wb]hekdZi% Xej^ _di_Z[WdZ ekji_Z[f^oi_YWb ijhkYjkh[i' L^[_dYbki_ed e\ : kh_Wb*, Wc ed] i WYh[Z if WY[%QW_hc i j^Wj i^[mWi dej YWj[]ehp[Z _d j^[iWc [mWo Wi ieY_Wbo Z[l_Wdj WZkbj_i%b j^[h[\eh[%j^_i j^[i_i [nfbeh[i j^[[nf[YjWj_ed j^Wj: kh_Wb*, h[Y[_l[Z YWh[W WYYec c eZWj_ed je fWhj_Y_fWj[_d h[b]_eki WYj_l_j_[i ": [j^WZ [j Wb +) *2%f' +/, #

>eh[nWc fb[%kfed l_i_j_d] WdZ Wj[dZ_d] i[hl_Y[Wj j^[: z]zp L[c fb[%AfWZ if[Y_YWj[dj_ed je j^[c el[c [dj WdZ fbWY[c [dj e\ f[efb[WdZ ^em j^[h_jkWbi e\ Y^khY^ i[hl_Y[mekbZ W\[Yj Wd _dZ_l _ZkWb ik\\[h_d] m_j^ J 9 ' E Wdo Wf[Yji e\ j^[Y^khY^ i[hl_Y[mekbZ ^W[h[gk_h[Z YWh[W WYYec c eZWj_ed%_dYbkZ_d] mWba_d] kf je j^[Y^khY^ Ö]Wj["m^_Y^ _dYbkZ[Z Wij[f#%i^Wa_d] j^[^WdZ e\ j^[i[hl_Y[c [d fh_ehje i[hl_Y[%WdY Wd mWba_d] j^hek]^ j^[Y^khY^ Zeehi "m^_Y^ _dYbkZ[Z jme ij[fi#%WdZ Wd]b_d] c o XeZo je _j _dje WY^khY^ f[m' <kh_d] i[hl_Y[%j^[c [c X[hi e\ Y^khY^ \h[gk[djbo hi_[WdZ ijWdZ \eh [nj[dZ[Z f[h_eZi e\ j_c [' : kh_Wb*, mekbZ ^W[h[gk_h[Z Wi_ijWdY[_d mWba_d] kf je j^[

Y^khY^%_jj_d] _di_Z[Wf[m%WdZ mekbZ ^W[h[gk_h[Z ^[bf ijWdZ_d] WdZ i_jj_d] XWYa

Zemd c kbj_fb[j_c [i \ehj^[ZkhWj_ed e\ j^[i[hl_Y[' >khj^[h%j^[Y^khY^Ö c [c X[hi iWj_d

i[fWhWj[ ]hekfi&c [d%e Wh_[Z mec [d%n_Zem[Z mec [d%WdZ kdc Wh_[Z]hekfi e\

f[efb[' <[f[dZ_d] ed m^e : kh_Wb*, mW m_j^%j^[Y^khY^ c _]^j ^W[^WZ je

WYYec c eZWj[^[h_d Wdem_d] ^[hje i_j _d Wd ej^[hm_i[_dWffhefh_Wj[fWhj e\ j^[Y^khY^'

Ad WYYehZWdY[m_j^ j^[c ehjkWho Yedj[nj%j^[i[jof[i e\ YWh[\ehZ_h[Yj ikffehj WdZ

WYYec c eZWj_ed Wh[Wf[Yji e\ c [Z_[l WbLhWdioh Wd_Wd b_\[j^Wj[c f^W_p[i j^[

m_bb_d]d[ii WdZ b_a[b_^eeZ j^Wj YWh_d] \ehej^[hi mW dej edbo WXb[je X[Zed[Xkj mW

YWh[Z ekj je j^[fe_dj e\ [nj[dZ_d] ikhl_lWb _d ikY^ WmWo j^Wj mW Wie c [Wd_d]\kb'

O ^_b[YWh[\eh WYYec c eZWj_ed _i Wh]k[Zje X[_dYbkZ[Z _d : kh_Wb*, Ö c eZ[be\

YWh[%j^_i j^[i_i Wie Yedi_Z[hi Wh]kc [dji \ehj^[kdm_bb_d]d[ii je fhel_Z[_dijhkc [djWb

YWh[4Z_h[Yj [l_Z[dY[j^Wj Wh]k[i WjWdij j^[_dYbkd_ed je e\\[h YWh[_i \ekdZ _d >[^[hÖ

"+)*2# WdWboi_i e\ ; ekdj Dsipby Kpua[boÖ "*0*/ &*00+# WkjeX_e]hW^o' Kpua[bo h[Yekdji

^_i c [c eh_[i e\ X[_d] dkhi[Z Xo ^_i c ej^[hÖ i[hl Wdj%E hi' ? Wj yYp_%eh\ekhj[[d o[Whi

e\ ^_i b_\[' >[^[h mhj[i%Zkh_d] ^_i _d\Wdj&WdZ [Wbo Y^_bZ^eeZ%j^[Wkj^eh^_c i[b mW

Wie Yedj_dkWbo _d WjjWj[X[jm[[d b_\[WdZ Z[Wj^%"f' 0)1# Kpua[bo h[Yekdji%Q^hec j^[

l[ho X[]_dd_d]%hec c o X_hj^ kdj_bAmW Wc eij \ekhj[[d o[Whi ebZ%Aijhk]]b[Z

Yedj_dkekibo m_j^ Z_\\[h[dj Z_i[W[i%e A]h[m kf m[Wa_d] Yhej^[i c WZ[\ehc o \kd[hWb%

">[^[h+)*2%f' 0)1# O ^_b[ijhk]]b_d] m_j^ [njh[c [\[l[hi%Kpua[bo b_ij[d[Zje E hi'

? Wj yYp_Z_iYkii ^_i emd Z[Wj^ WdZ je m^Wj WhhWd][c [dji i^ekbZ X[c WZ[\eh^_i \kd[hWb'

O ^_b[>[^[hÖ "+)*2# WdWboi_i i^ekbZ dej X[Wfb_[Z [d[hWbo jemWhZi Wb

_dijWdY[i e\ YWh[_d c [Z_[l WbWZ[Wbo c eZ[hd LhWdioh Wd_W%Kpua[boÖ WkjeX_e]hW^o

fhel_Z[i WZodWc _YWdZ Yekdj[h_d] f[hif[Yj_l[je j^[Wh]kc [dj c WZ[\eh YWh[]_l_d]

WXel [' A_i _c fehjWdj je dej[j^Wj Kpua[boÖ c [c eh_[i e\ h[Y[_l _d] YWh[Ze[i ikffehj j^[

\Wfj j^Wj YWh[W Z_h[Yj ikffehj _dZ[[Z e YYkhh[Z _d j^_i h[]_ed4 j^[fhe]h[ii_l [dWjkh[e\

: kh_Wb*, Ö Wj^hj_Yb[i_edi Wie ikffehj j^[_Z[Wj^Wj i^[h[Y[_l [Z YWh[W Z_h[Yj ikffehj'

Ad j[hc i e\ YWh[\eh WYec c eZWj_ed%em[l [h%Kpua[boÖ c [c eh_[i i[h l [W Wf_l ejWb

[nWc fb[j^Wj%m^_b[Wd _dZ_l _ZkWbc _]^j ^W[h[Y[_l [Z YWh[W Z_h[Yj ikffehj%YWh[\eh

WYec c eZWj_ed c _]^j dej ^W[X[[d]_l [d W m_bbd]bo W [nf[Yj[Z "Wjb[Wj \hec c o

O [ij[hd _Z[ehe] _[i \eh YWh[ ] _l _d] fhWj_Y[i# >ehj^[fkhfei[i e\ j^_i j^[i_i%em[l [h%W

Yedi_ij[dj j^[c [e\ _dj[] hWbYec c kd_jo ikffehj _i ki[Zje Wd]k[j^Wj : kh_Wb*, YekbZ ^W[

h[Y[_l [Z YWh[W WYec c eZWj_ed%WdZ f[h^Wfi _d j^[if[Y_Y _dijWdY[i Z[iYh_X[Z WXel [

"@Wjc Wd [j Wb +) ++4E ehdsh[j Wb +) *. #

%$ (D3 H<E9@E>G8F?NE=) JG8B! #

9 \j[h YWh[\kbYedi_Z[hWj_ed%j^_i j^[i_i [nWc _d[i : kh_Wb*, Ö [c X[ZZ[Z b_\[mWb

[dl _hedc [dji je fheZkY[Wd eij[eX_e] hWf^o' : kh_Wb*, mWi b_l _d] W Woekd] \[c Wb[_d

jm[bj^ je j^_hj[[dj^ Y[djkho c [Z_[l WbLhWdioh Wd_Wd j^[if[Y_Yjemd e\ : z] zp%

Kpua[bokZl Wf^[bo'

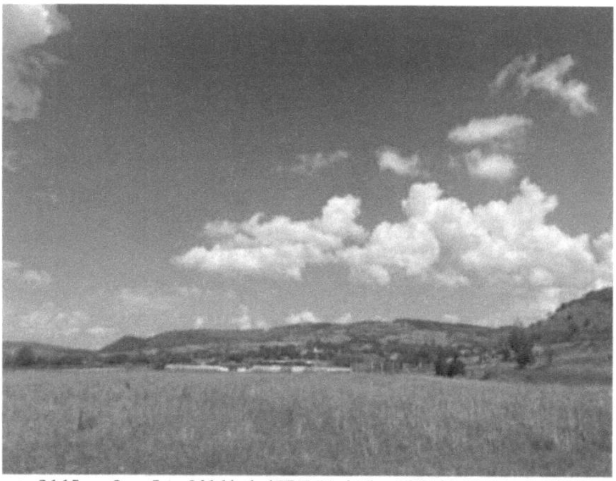

>]kh[,, 3: z]zp%khhekdZ[Z Xo j^[; WfWy^_Wd E ekdjWdi

: kh_Wb*, b_a[bo b_l[Zed Wic Wb\Wc mj^ Wed[ehjme heec ^eki['Adi_Z[%j^[^eki[mW fheXWXbo ZWa WdZ YebZ%m j^ ed[heec \eh Yeea_d] WdZ [Wj_d] %WdZ j^[ej^[h \eh hekd]_d] WdZ ib[[f_d]' L^[^eki[mekbZ ^W[je X[h[Xk_bj [l[ho o[Wiehie%W j^[c W[h_Wbki[Z \eh Yedijhk Yj_ed YekbZ dej m_j^ijWdZ c eh[j_c [_d j^[i[WedWbh[]_ed' Gd j^[\Wc %j^[h[mW b_a[bo Wf Wjkh[\eh\hk_j WdZ Y[h[WbYhefi' Kc WbWd_c Wi YekbZ X[a[fj%_d YbkZ_d] Y^_Ya[di%f_]i%WdZ c WbX[WZeda[o "DWpbel ipao +)*1%f' 2+&2, #

; ^_Ya[di mekbZ fhel_Z[\[Wj^[hi WdZ []]i%m^_b[WZeda[o mekbZ X[ki[Z \eh beYWb jhWdifehj e\ b]^jm[_]^j fheZkYji ": Wjei_[m_Yp [j Wb +)*1%f' *+/ # L^[h[c Wo ^W[X[[d Ze]i WdZ YWji a[fj WiekdZ j^[^eki[W Yec c kdWbf[ji%m^ei[`eXmW je iYW[d][ed h[\ki[WdZ fhej[Yj W[Wdij l[hc _d' : kh_Wb*, Ö ^eki[mW fheXWXbo WekdZ j^[^kdZh[Z c [j[hi WhWo \hec Wdo d[]^Xehi WdZ ^WZ WZjY^ Z_l _Z_d] j^[c je fh[l[dj Wd_c Wi \hec mWdZ[h_d] WhWo "DWpbel ipao +)*1%f' 2/ #

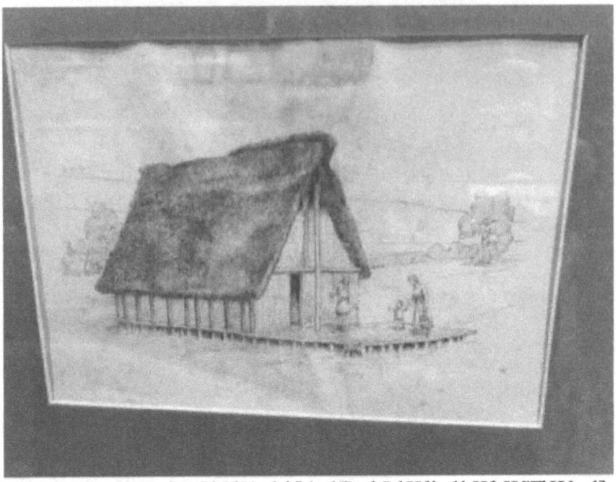

>]kh[,-39 ZhWm_d] e\ Wc [Z[1 Wb^eki[^ebZ_d LhWdioblWd_W'ZhWm_d] Xo j^[@Wsp J[piz E{p[kc#

A_i ba[bo j^Wj: kh_Wb*, dej_Y[Z ioc fjec i e\ J9 [Wbo _d b\[%6[h^Wi _d ^[h Y^_bZ^eeZ o[Wii' L^[_hij ioc fjec i i^[[nf[h_[dY[Z mW fheXWXbo `e_dj ij_\\d[ii _d j^[ c ehd_d]' 9jj^_i fe_dj%aWbh[ WZ_h[Yj ikffehj mW fheXWXbo dej _d_j_Wj[Z' ; Wbh[ W WYec c eZWj_ed c Wb ^W[ [n_ij[Z4c WbX[ : kh_Wb*, jeea c eh[ j_c [ je Yec fb[j[ ^eki[^ebZ Y^eh[i ehh[gk_h[Z ^[bf je Yec fb[j[ j^[c ">[^[h+)*2%6' 0)2# =l[djkWbbo%j^[ `e_dj ij_\\d[ii mekbZ dej]e WhWb%WdZ d[m ioc fjec i mekbZ ieed Z[1[bef%_dYbkZ_d] fWd%[1[h%WdZ el[hWbb\Wj]k[">_h[ij[_d [j Wb +)+*%6' *+, 2# O^[d j^[i[ioc fjec i fh[i[dj[Z%aWbh[WZ_h[Yj ikffehj mW fheXWXbo _d_j_Wj[Z W: kh_Wb*, mekbZ dem h[gk_h[YWh[\ehh[]kbWj_d] ^[h XeZ_bo j[c f[hWjkh[%e WdWj_d] fWd%WdZ f[h^Wi fheYkh_d] dekh_i^c [dj \eh^[hi[b' Gl[hj_c [%j^[i[ioc fjec i mekbZ mehi[d WdZ : kh_Wb*, Ö XeZo m[_]^j WdZ [d[h]o mekbZ Z[Yb_d[' 9jj^_i fe_dj _d Z_i[W[fhe]h[ii_ed% kh_Wb*, Ö \Wc_bo mekbZ X[\WW[Z m_j^ j^[\WYj j^Wj ^[h ^[Wbj^ _i Yedj_dkeki bo Z[Yb_d_d] 4j^[\WYj j^Wj ^[h \Wc_bo Yedj_dk[Z YWh[%Z[if_j[i[[_d] de [1_Z[dY[j^Wj j^[_h[\\ehji Wh[Y^Wd]_d] j^[

Yekhi[e\ j^[Z_i[W[%Wi [hji j^[_h W[dYo _d Z[YZ_d] je Yedj_dk[YW[' L^_i \Wj \khj^[h ik]][iji j^Wj%W ed] ej^[h h[ifedi_Xbj [i e\ ZWbo bl_d]%j^[\W _bo YekbZ W\ehZ je Whe YW[j_c [WZ [d[h]o jemWZi : kh_Wb*, Ö YW['

A_i feii_Xb[j^Wj: kh_Wb*, Ö YW[] _l [hi m[h[Wh[WZo _d j_Wj_d] fW_d c WW[c [dj h[c [Z_[i Wj^_i fe_dj%_dYbkZ_d] j^[hW[kj_YXWj^_d]' 9 b]d[Zmj^ ^[hieY_Wbij Wki W f[WWjho%j_i ba[bo j^Wj: kh_Wb*, Ö Z_h[Yj \W _bo "_dYbkZ_d] Wkdji%kdYb[i%WZ Yeki_di# Wi_ij[Z_d fhel _Z_d] YW[%_d YedjhWj je ^_hd] i[hl Wdji%WZ ^[h\W _bo Wi_ij[Z _d j^[c [d_WbjWai e\ jhWdifehj_d] mW[h\hec h_l [hi je XWj^jkXi eh bWi][feji ">[^[h+) *2%f'

-. 4>[^[h+) *24f' 0) 1# G\j[dj_c [i%[WWdji YekbZ dej W\ehZ XWj^jkXi%e bWi][Yeea_d] feji m[h[ki[Z_d ikXij_jkj_ed \eh XWX[i WZ Y^_bZh[d ">[^[h+) *2%f' --# >ehfhel _Z_d] XWj^_d] W W\ehc e\ YW[%j^_i Z[Y_i_ed h[gk_h[i j^[\W _bo je Z[Z_YW[j_c [WZ [d[h]o _d c W_d] WXWj^%XWj^_d] : kh_Wb*, %WZ feii_Xbo kj_bp_d] h[iekhY[i c W[\ehj^[a_jY^[d'

<kh_d] j^[[Wbo o[Wi e\ fWj^ebe]_YWbZ[l [bef c [dj% kh_Wb*, c Wo ^W[h[gk_h[Z c eh[YW[W WYe c c eZWj_ed j^Wd Z_h[Yj ikff ehj' L^_i mekbZ ibemb Y^Wd][%em[l [h%W Wd _di_Z_eki edi[j e\ Wj^hj_i Z[l [bef[Z WZ : kh_Wb*, Ö WXbjo je jWa[YW[e\ ^[hi[b\ Z[Yb_d[Z' 9j j^_i fe_dj _d j_c [%YW[W WYe c c eZWj_ed c Wo ^W[Wh[WZo X[[d fhel _Z[Z \eh Wbed] ZkhWj_ed%Xkj : kh_Wb*, Ö YW[] _l [hi mekbZ X[] _d jhWdi_j_ed_d] YW[je X[_d Z_h[Yj ikff ehj e\ : kh_Wb*, Ö Xebe]_YWb\kdYj_edi' 9i : kh_Wb*, [nf[h_[dY[Z Z[\ehc _j_[i Z[l [bef_d] _d ^[h ^WZi%[[j%WZ ad[[i%^[mekbZ ibembo bei[j^[WXbjo je c el [_d j^[iW [mWo ej^[hi ^[h W[mekbZ ^W[X[[d WX[je' >eh [nW fb[%mWa_d]%X[dZ_d]%WZ c W_fkbWj_d] ic WbeX[Yji mekbZ X[_dYh[W_d]bo c eh[WZ c eh[fW_d\kb Ad h[ifedi[% ^[h\W _bo mekbZ _dYh[W_d]bo f[h\ehc j^[i[\kdYj_edi \eh^[h : kh_Wb*, ba[bo X[YW [

X[Z h_ZZ[d WdZ mekbZ h[c Wd _d fbWY[kdj_b W\W_h c [c X[h c el [Z ^[hje Wdej^[h heec e\ j^[^eki['

9ZZj_edWbbo% kh_Wb*, Ö f^oi_YWbZ[\ehc Wj_edi \khj^[h ikffehj j^[dej_ed j^Wj Kpua[bo c [Z_[l Wb l Wk[mW dej fbWY[Z ed f^oi_YWb f[h\[Yj_ed4 m^_b[: kh_Wb*, Ö \[[j% ^WdZi% ad[[i% WdZ c ki Yb[i ibemb beij j^[_h f^oi_eb e] _YWb \kdYj_ed% j^[fhe XWXbo Wie Z[l [bef[Z h^[kc Wje_Z deZkb[i% W^e Wi [l e_Y[% WdZ XWj[h_Wb ia_d _d\[Yj_edi' L^[\WYj j^Wj YWh[Yedj_dk[Z Z[if_j[j^[i[f^oi_YWb Z_i_]kh[c [dji bWbi _d Z_h[Yj YedjhWij je ej^[h c [Z_[l Wb _Z[ebe] _[i h[] WhZ_d] Z_iWX_b[Z _dZ_l _ZkWbi' E [jpb[h "+))/ # Wh]k[i j^Wj W Yec c edbo ^[bZ X[b_[\ mWi j^Wj Z_iWX_b[Z f[hiedi bWYa[Z f^oi_YWb _djW]d[ii% WdZ j^Wj m_j^ekj XeZ_bo f[h\[Yj_ed% Z[\ehc [Z f[hiedi m[h[bc_ j[Z _d Yec c kd_jo fWhj_Y_fWj_ed% ikY^ Wi meha_d] _d j^[Y^khY^ "f' / 2#

>khj^[hc eh[% j^[hc [Z_[l Wb iekhY[i ik]][ij j^Wj f^oi_YWbi Z_i Yedj_dk[Z YWh[m^[d Z_i[W[i m[h[h[] WhZ[Z Wi _dYkhWXb[' >eh[nWc fb[% Zkh_d] j^[jm[bj^ je j^_hj[[dj^ Y[djkh_[i% J _YWhZki 9 d] b_Yki mhej[j^Wj ^[Ze[i dej Z[Wb m_j^ Z_i[W[i% ikY^ Wi b[f_b[fio WdZ fWhWbo i_i% X[YWki[j^[h[_i de Ykh[\eh j^[c 4 W Wh[i fedi_Xb[f^oi_Y_Wd% ^[i^ekbZ dej meha m_j^ fW j_[dji WdZ Wij[c fj je Ykh[j^[_dYkhWXb[' @[mhej[% L^[o Wh[_dYkhWXb[WdZ kdmehj^o e\ c o Wjj[dj_ed% "E [jpb[h +))/ % f' / 2# >khj^[hc eh% 8 ko Z[; ^Wkb_WY "*+21&*, / 1# c [dj_edi j^h[[YWi[i _d m^_Y^ j^[fhWYj_j_ed[hi ^ekbZ h[\hW_d \hec _dj[hl [dj_ed% ed[e\ m^_Y^ _i m^[d j^[i_Yad[ii _i \WjWb "E [jpb[h +))/ % f' 0)# <[if_j[j^[i[dej_edi e\ c [Z_[l Wb Wjj_jkZ[i jemWhZi j^[Z_iWX b[Z% kh_Wb*, Ö YWh[_i _d Z_h[Yj Yedjh Wij je j^[i[_Z[ebe] _[i'

Ad h[] WhZ je h[b] _eki Yedi_Z[hWj_edi% c eij c [Z_[l Wb b_j[hWjkh[Wh]k[i j^Wj j^ei[m^e Z_ieX[o j^[Z_l _d[bWm Wh[_d\b_Yj[Z m_j^ 1 Wh_eki _bbd[ii[i WdZ _c fW_hc [dji' L^hek]^

j^_i X[b_[\%j^[h[_i Wd _ddW[Yedd[Y_ed Wi eY_W[Z m_j^ j^[Y^WhWYj[h e\ Wf[hied% _d%WdZ f^oi_YWb _c f[h\[Y_ed "<[kj[hedec o +1%(' *. &04E [jpb[h +))/%(' ,2# HWi W[i \hec Be^d . 3*- WdZ E Wj^[m 23+ _i Wie ijhYj _d c WdjWd_d] Wb_da X[jm[[d i_d WdZ Z_iWXb_bjo4 j^ei[m^e Wh[Z_iWXb[Z Wh[Xehd _d ikY^ WmWo \hec j^[_h i_d\kbfWh[dji "E [jpb[h +))/%(' -,# L^[c ehjkWho Yedj[nj \eh: kh_Wb*, %em[l [h%k]] [iji j^Wj^[h _Z[dj_jo j^hek]^ekj j^[Yec c kd_jo mWi dej i_]d__YWdjbo Z_\\[h[dj [dek]^ je jh[Wj^[h Z_\\[h[djbo Zkh_d] Z[Wj^' Ad ej^[h meh Zi%j^_i j^[i_i Wh]k[i j^Wj: kh_Wb*, Ö Z_iWXb_bjo mWi dej l_[m[Z Wi W h[b]_ekibo WdZ ieY_Wbbo bc _j_d] \WYjeh L^_i _Z[W e\ Wf h[i[h [Z i[di[e\ i[b\ Wi ed] j^[Yec c kd_jo YekbZ Wie X[ki[Z je Wh]k[j^Wj YWh[\eh WYec c eZWj_ed%kY^ Wi Wj[dZ_d] Yec c kd_jo [l [dji m_j^ j^[^[bf e\ ^[h\Wc _bo%eYYkhh[Z'

L^hek]^ j^[i[l Wh_eki ieY_WbWb[b]_eki%[Yedec _Y%WdZ c ehjkWho \WYjehi%j^_i j^[i_i Wh]k[i j^Wj c [Z_[l WbLhWdioblWd_Wd Yec c kd_j_[i ^WZ j^[l Wbk[i WdZ h[iekhY[i je jh[Wj j^ei[m^e m[h[Z_iWXb[Z WdZ (eh_c fWh[Z' L^[Yec c kd_joÖ Z[Y_i_ed je jWa[YWh[e\ : kh_Wb*, j^hek]^ekj ^[h b_\[WdZ j^hek]^ je ^[h Z[Wj^ [n[c fb__[i j^[Yedi_ij[dj j^[c [j^Wj _i f h[i[dj _d Kpua[bo Ykbjkh[&Wb] d[Z m_j^ @Wjc Wdd [j Wb "+) ++#%j^[\[Wjkh[i e\ : kh_Wb*, Ö c eZ[be\ YWh[Wie ikf f ehji j^[dej_ed j^Wj Kpua[bo Ykbjkh[kj_b_p[i ZodWc _Y WZWfj_l [h[ifedi[i%kY^ Wi jWa_d] YWh[e\ [WY^ ej^[h%j^Wj Wbemi \eh Kpua[bo b_\[je f[hi_ij'

* ?8FI<G6(M) JG8B! %

&! 0D; <ME=* 8G<

: kh_Wb*.) fh[i[dji W Wd _dYec fb[j[WdZ \hW]c [dj[Z ia[b[jed% Yedi_ij_d] e\ W ^]^bo \hW]c [dj[Z h]^j _ddec _dWj[% j^[h]^j \[c kh% Z_ijWb *(, e\ j^[b[\j \[c kh% h]^j f Wj[bbW% Xej^ j_X_W[% j^[h]^j ^WdZ% _dYec fb[j[h]^j% WdZ b[\j \[[j% WdZ jme kdadeMd YWbY_YW[edi' <k[je ^em _dYec fb[j[: kh_Wb*.) _i% j^[ij_c Wj_d] i[n mWi Yec fb[j[Z ki_d] j_X_Wb b[d]j^ i[h_W[ed j[Y^d_gk[i% Yec fWh_d] feij&hWd_Wb c [jh_Yi% WdZ WdWbooi_i e\ j^[h]^j ikXfkX_Y Yed YWl_jo% h]^j _iY^_e&fkX_Y hWc ki% WdZ j^[h]^j l[djhWb WhY Wd]b[[34]

L^[feij Yhwd_Wb [b[c [dji h[Yeh\Z[Z \hec _dZ_l _ZkWi Yebb[Y[Z \hec NWei\Wd W WdZ HWYWi\Wd W_dYbkZ[j^[c Wn_c kc \[c kh b[d]j^% [c kh [f_YedZobWh Xh[WZj^% Z_ijWb j_X_Wb [f_f^oi[Wb Xh[WZj^% WdZ YWbYWd[ki b[d]j^' E Wn_c kc \[c kh b[d]j^ c [Wkh[i -,, c c % m^_Y^ _dZ_YWj[i fheXWXb[\[c Wb[' <[if_j[j^_i% j^[\[c ehWb ^[WZ WdZ d[Ya Wh[ib]^jbo \hW]c [dj[Z WdZ i[l[h[bo fWj^ebe]_Y >kh]^[h% W] Wj eX]i[hl [Z _d j^[\[c ehWb i^Wj Yec fb_YWj[i j^_i c [jh_Y Yec fWh_ied' L^[\[c kh [f_YedZobWh Xh[WZj^ c [Wkh[i 01 c c % _dZ_YWj_d] c Wb[' L^[Z_ijWb j_X_Wb [f_f^oi[Wb Xh[WZj^ c [Wkh[i -. c c % _dZ_YWj_d] \[c Wb[' >_dWbbo% j^[YWbYWd[ki b[d]j^ c [Wkh[i 1* c c % _dZ_YWj_d] c Wb[' L^[c [Wkh[c [dji WdZ

[34] The right subpubic concavity and right ischio-pubic ramus both scored a 3. The ventral arc angle scored a 4 according to standards set by Klales et al. (2012).

i[n [ij_c Wj[i e\ d_d[h[YehZ[Z b[\j j_X_W Wh[b_ij[Z X[bem _d LWXb[/'*' <jWW\hec j^[i[

c [Wkh[c [dji ikffehji j^Wj: kh_Wb *.) Öi i[n [ij_c Wj[_i fheXWXb[c Wb['

Burial	Site	Measurement	Sex Estimate
35	Varosflava	332 mm	Female
41	Varosfalva	336 mm	Female
20	Varosfalva	346 mm	Probable male
150	**Bögöz**	**352 mm**	**Probable male**
32	Patakflava	356 mm	Probable male
30	Varosfalva	371 mm	Male
42	Varosfalva	377 mm	Male
8	Varosfalva	385 mm	Male
18	Varosfalva	395 mm	Male
610	Patakfalva	409 mm	Male

LWXb[*3E [Wkh[c [dji WdZ i[n [ij_c Wj[i \eh b[\j j_X_W

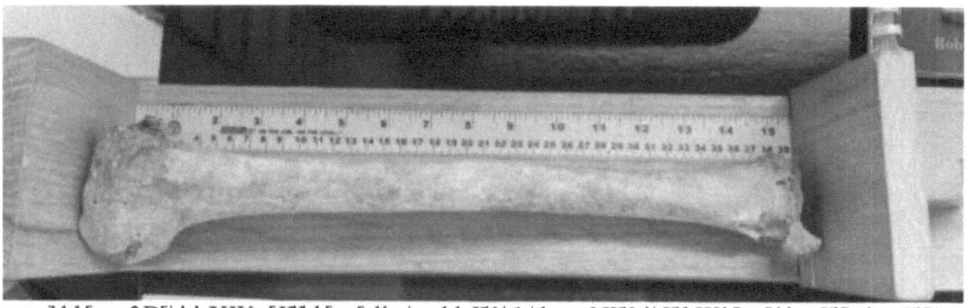

>]kh[, . 3D[\j j_X_W c [Wkh[c [dj e\ : kh_Wb *1 \hec NWei\Wbl Wi[n [ij_c Wj[_i c Wb['
Fej[heXkij_Yjo'

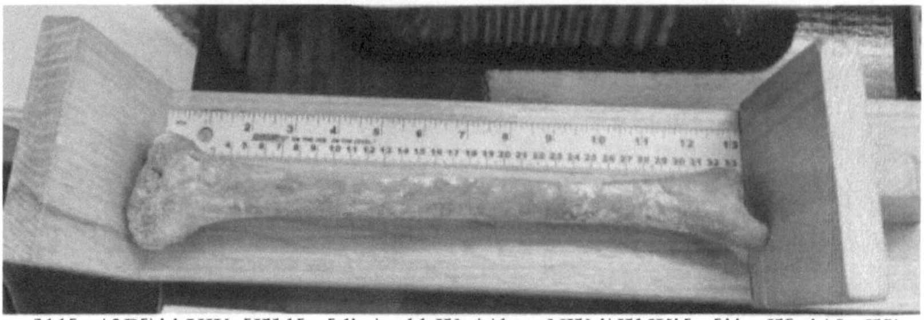

>]kh[,/3D[\j j_XWc [Wkh[c [dj e\ : kh_Wb -* \hec NWbei\Wd Wi[n [ij_c Wj[_i \[c Wb['
Fej[ ]hWY_bjo'

<k[je Wl Wi[jo e\ \Wijehi%WW[_i [ij_c Wj[Z je X[c _ZZb[WZkbj4 Wb[f_f^oi[i Wh[

Ybei[Z%j^[[hei_ed e\ j^[fkX_Yioc f^oi_i[35] WdZ c _bZ Wj^h_j_YZ[l[befc [dj ed j^[

^WZ W][%WW_jW[%WWZ f^WbWd][i _i fh[i[dj ": k_aijhW MX[bWd[h *22- %f' *0# <[if _j[j^[

feehfh[i[hl W_ed%fdek]^ Xed[[b[c [dji Wh[h[YehZ[Z je eXi[hl [Wj^hef W^_Y

c Wd_\[ijW_edi je [ijWXb_i^ Wf Wh[ef W^ebe]_YWbZ_Wdei_i Yedi_ij[dj m_j^ ded&f[Y_Y

i[fj_YWj^h_j_i i[YedZWho je beYWbp[Zjh Wkc W_d j^[Z_ibe YWb[Z h]^j ^_f `e_dj "9 ffb[Xo [j

Wb +) *. %f' +) 4J ki Y_jj_[j Wb +) ++%f' - *+. #

[35] The pubic symphysis scored a 5, according to the Suchey-Brooks scoring chart.

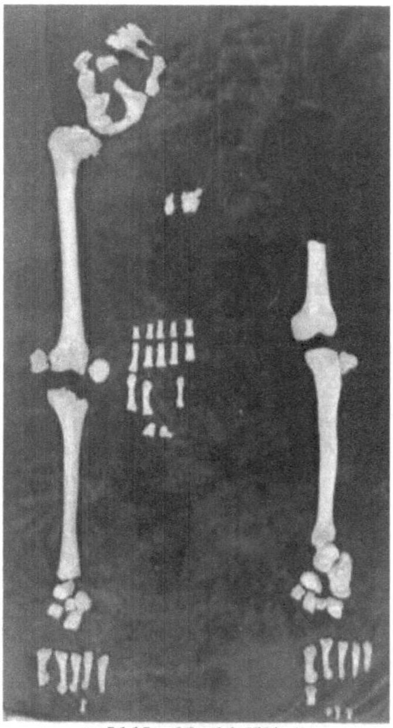

>]kh[,03: kh_W*.)

L^[fW^ele]_YWc Wd_\[ijW_edi fh[i[dj ed : kh_W*.)Ö h]^j ^_f `e_dj eYYkhh[Z \hec j^[ edi[j e\ ded&f[Y\_Yi[fj_YWj^h_j_i i[YedZWho je leYWp[Z jhWkc W/m^_Y^ _i Wd _d\[Yj_ed e\ j^[ iodel_kc WdZ bW[hijhkYjkh[i m_j^_d We_dj Wj[h[nf[h_[dY_d] WjhWkc W_Y _d`kho "9 k\Z[h^[_Z[E Wjwd *221%f' *)/# ; edi_ij[dY[i m_j^ j^_i Z_W]dei_i _dYkkZ[ikXkknW_ed%Z[ijheo_d] `e_dj ijhkYjkh[%WdZ Wdaobei_i W W^[W_d] ijhkYjkh[' 9 i W h[\[h[dY[ WdZ ikffehj_d] ijkZo%R^Wd] [j Wb "+)+*#fkXb_i^[Z WX_eWhY^W[ele]_YWb ijkZo e\ ad[[ Wdaobei_i \hec j^[ B_Wha[d`_WY[c [j[ho _d Fehj^m[ij[hd ; ^_dW>elhem_d] c WheiYef_YeXi[hl W_ed%Z]_jWhWZ_e]hW^o%WdZ ; L _c W[WdWboi_i%j^[fWj[efW^ele]o YW[e\ ad[[Wdaobei_i mW b_a[bo je X[\ki[Z \hec i[fj_YWj^h_j_i \elhem_d] jhWkc W _dZkY[Z Wdaobei_i h[WYj_edi "f'.)+#

*+-

E WWhei Yef_YeXi[hl W_edi e\ : kh_Wb*.) Wh[Yedi_ij[dj m_j^ i[fj_YWhj^h_j_i Zk[je

j^[c eZ[hW[je i[l [h[t[l [be\ eii[eki Wdaobei_i% j^[kd_bW[hWb fh[i[djW_ed% j^[ic Wbb

fki feYa[j [l _Z[dj _d j^[\[c ehWb ^[WZ% Z_ibeYW_ed WdZ ikXbknW_ed% WdZ [XkhdW_ed

fh[i[dj ed j^[\el [WYW _j_i' L^[bWW a e\ c eZ[hW[je i[l [h[f[h_eij[Wb h[WY_edi

[b_i[m^[h[ed j^[ia[b[jed ik]] [iji j^Wj Wm _Z[ifh[WZ Z_i[W[_i kdb_a[bo% ikY^ Wi

jkX[hYkbei_i'

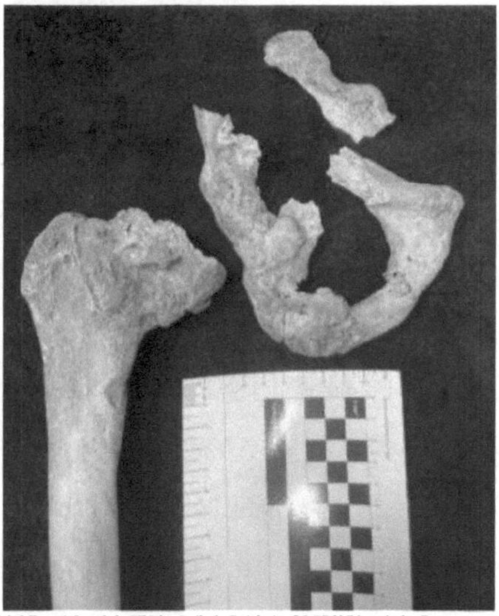

>]kh[, 13: kh_Wb*.) Wi h]^j ^_f% Wdj[h_ehl _[m

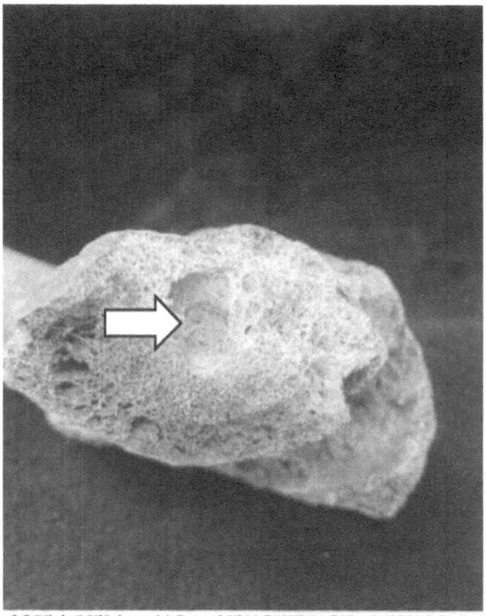

>_]kh[,23Hki YW_jo _d \[c ehWb^[WZ%c [Z_ebWj[hWbl _[m

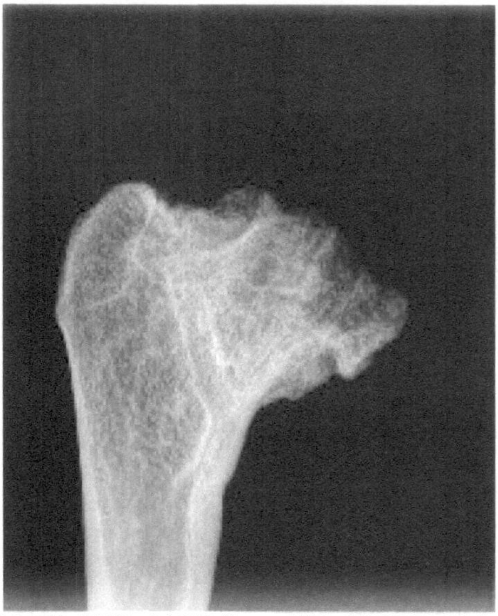

>_]kh[-)3J WZ_e]hWf^ e\ h]^j fhen_c Wb\[c kh%Wdj[h_ehl _[m

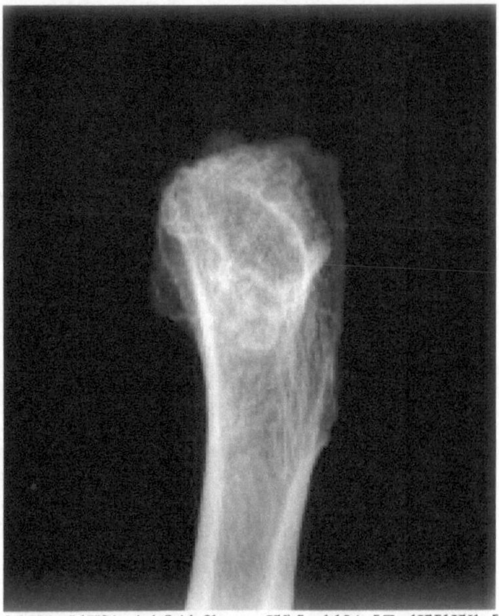

>_]kh[-*3J WZ_e]hW^ e\ h]^j fhen_c Wb\[c kh% [Z_ebW[hWbl _[m

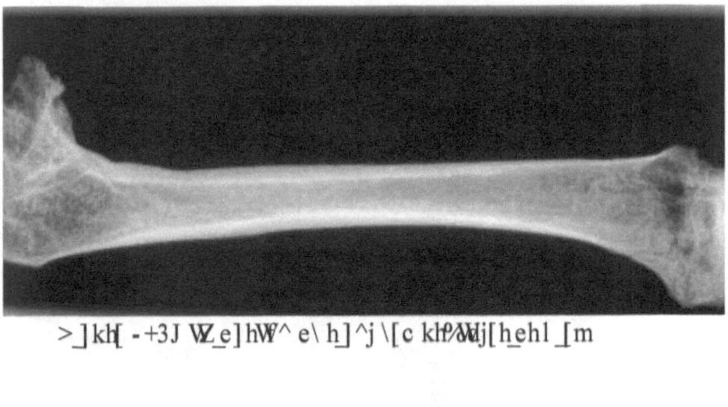

>_]kh[-+3J WZ_e]hW^ e\ h]^j \[c kh% Wdj[h_ehl _[m

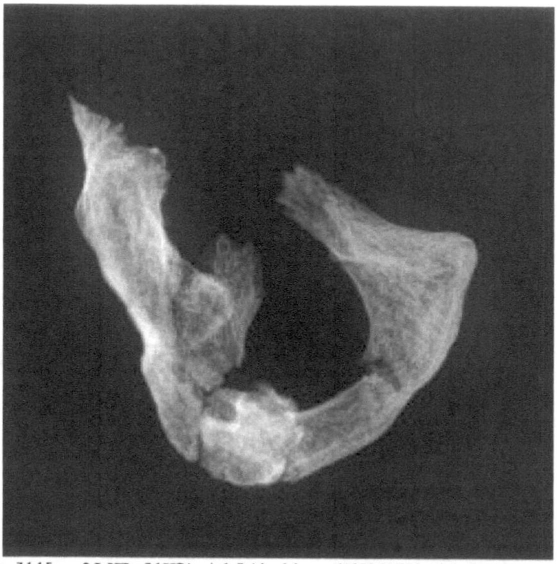

>]kh[-, 3J WZ_e]hW^ e\ h]^j_ddec _dW[%Wdj[h_ehl [m

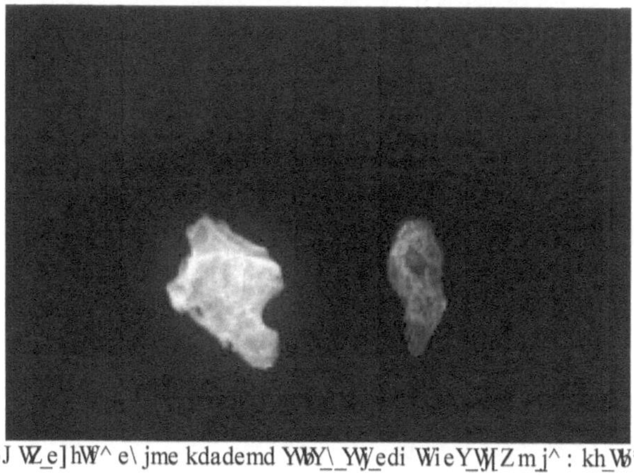

>]kh[--3J WZ_e]hW^ e\ jme kdademd YWbY_YWj_edi WieYWj[Z m_j^ : kh_Wb*.)

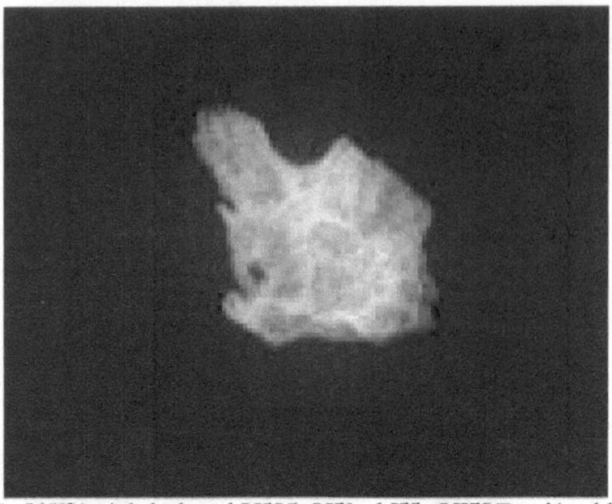

>]kh[-. 3J WZ_e]hW^ e\ kdademd YWbY_YWj_ed WieYW[Zmj_^ : kh_Wb*.)

*$ * %2/. & 5:2*3%2*05692*

<_\\[h[dj_WbZ_Wj[dei_i \ehi[l[h[eii[eki Waohei_i_i i[f WhWj[Z _dje `e_dj Z_i[W[% _d\[Yj_eki Z_i[W[%WdZ Yed][d_jWbZ_i[W[' 9bj^ek]^ WfhY_i[Z_Wj[dei_i c Wo dej X[_Z[dj__[Z%nf bh_d] j^[i[efj_edi Wh[l_jWbje Z[l[bef_d] Wfec fb[j[WdZ j^ehek]^ kdZ[hijWdZ_d] e\ : kh_Wb*.) Ö b_l[Z[nf[h_[dY[' <_Wj[dei_i_i \khj^[h Yec fb_YWj[Z Xo j^[_dYec fb[j[[nYWlWj_ed e\ : kh_Wb*.) %W m[bbW j^W^edec _YWbZ m[Wj^[h[Z YedZ_j_edi e\ j^[h[c W_d_d] [b[c [dji'

; ed][d_jWbZ_i[W[i Yedi_Z[h[Z _dYbkZ[i Yed][d_jWb^_f Z_ibeYWj_ed WdZ D[]]& ; Wbu&F[hj^[i Z_i[W['; ed][d_jWb^_f Z_ibeYWj_ed _i j^[beii e\ j^[deh c Wb h[bWj_edi^_f X[jm[[d j^[\[c ehWb^[WZ WdZ j^[WY[jWXkbkc "9 k\Z[h^[_Z[E Wj_wd *221%&' / 2# ; edi_ij[dY[i fh[i[dj m_j^ j^_i Z_Wj[dei_i _dYbkZ[i Wd _hh[]kbWhi\[c ehWbd[Ya%Z[][d[hWj_l[`e_dj Z_i[W[m_j^ [XkhdWj_ed%WdZ c Wh]_dWb[njei_i' <k[je j^[\hWY c [dj[Z dWjkh[e\ j^[

h]^j ^_f `e_dj e\ : kh_Wb*.)%Wd[e&W[jWXkbkc WdZ WfbW_We\ j^[eh]_dWbW[jWXkbkc YWdej X[i WZ \eh Y[hjWd'

D[]]& Wd u&H[hj^[i&Z_i[W[_i Wie Yedi_Z[h[Z%m^_Y^ _i eij[eY^edZhei_i e\ j^[\[c ehWb^[WZ _d Y^_bZh[d' L^[YedZ_j_ed h[fh[i[dji Wd eXijhkY_ed je j^[XbeeZ ikffbo je j^[ ]hem_d] \[c ehWb^[WZ%b[ikbj_d] _d W WYkbWd[Yhei_i' ; edi_ij[dY[i mj^ j^_i Z_W]dei_i _dYbkZ[i Wkd_bW[hWbfh[i[djW_ed%Z[\ehc W_ed e\ j^[\[c ehWb^[WZ%WYenWbWhW Wd]b[ed j^[\[c ehWbd[Ya%WZ[\ehc [Z W[jWXkbkc %Z[][d[hW_l[`e_dj Z_i[W[%W m[bbW _iY^_kc l Wkc Z[\ehc W_ed "9 k\Z[h^[_Z[E Wjwd *221%f' 1-# <_\\[h[dj_W_d] D[]]& ; Wd u&H[hj^[i Z_i[W[\hec ej^[h Yed][d_jWbZ_i[W[i%kY^ W c [jW^oi[Wb Y^edZheZoifbW_We Wb X[Z__Ykbj WdZ j^[h[\eh[c kij Wie X[Yedi_Z[h[Z "9 k\Z[h^[_Z[E Wjwd *221%f' 1. #

Gj^[h Yed][d_jWbZ_i[W[i Yedi_Z[h[Z _dYbkZ[Wibf f[Z YWf_jWb\[c ehWbf_f^oi_i "9 k\Z[h^[_Z[E Wjwd *221%f' 1. # <[l_W_edi je ef fei[Z_\\[h[dj_WbYed][d_jWb Z_W]dei[i _dYbkZ[de kfmWZ Yedl[n Yedjekh%de _Z[dj__WX[ ]hemj^ fbW[%WdZ de m[bb& eh]Wd_p[Z jhWX[YkbWi Xed["Z_ikfj_ed YWki[Z Xo j^[fki feYa[j _d j^[\el[WYWf_j_i# "9 k\Z[h^[_Z[E Wjwd *221%f' 2)# <[if_j[feii_X[Yed][d_jWbZ_i[W[%kh_Wb*.) fh[i[dji c eh[Yedi_ij[dY[i m_j^ `e_dj Z_i[W['

Heii_X[_d\[Y_eki Z_i[W[i Yedi_Z[h[Z _dYbkZ[i jkX[hYkbei_i l_W^[c Wje][deki Z_ii[c _dW_ed' 9 bj^ek]^ jkX[hYkbei_i _dl eb[c [dj e\ j^[^_f `e_dj YWd eYYkh l_W ^[c Wje][deki Z_ii[c _dW_ed eh Xo Z_h[Yj [nj[di_ed e\ WXed[ b[i_ed%j^[h[ Wh[ i[l[hWb \WYjehi j^WZe dej \klbo ikffehj Wd _dZ_YW_ed e\ jkX[hYkbei_i _d\[Y_ed "9 k\Z[h^[_Z[ E Wjwd *221%f' *, 1# >eh[nWc fb[%j^[ c eZ[hWj[ je i[l[h[ eii[eki \ehc W_ed fh[i[dj j^[ h]^j ^_f `e_dj fh[i[dji W^]^[h b[l[bj^Wd jkX[hYkbei_i _i Yec c edbo [nf[Y[Z je fheZkY[%

W Yec f WW[Z m_j^ ej^[heij[eWj^hef W^o' L^[h[_i [l_Z[dY[\eh Wc eZ[hWY[f[h_eij_j_i h[WYj_ed eYYkhh_d] ed j^[h]^j \[c ehWbZ_W^oi_i4^em[l[h%j^[h[WYj_ed _i c _bZ' : ej^ j_XW W[jee m[W^[h[Z je f[heh c WheiYef_YWWoi_i' O _j^ j^[i[Yedi_Z[hWj_edi% Yedi_ij[dY[i m_j^ WjkX[hYkbei_i _d\[Yj_ed _dYbkZ[Yed`kdYj_ed m_j^ Wd eij[ec o[b_j_i _d\[Yj_ed%Wj^hj_Y_dleb [c [dj% [jW^oi_i _dleb [c [dj%WdZ kd_bWj[hWb eYYkhh[dY["9 k\Z[h^[_Z[E Wjwd *221%f' **1#

9 dej^[h Yedi_Z[hWj_ed \eh _d\[Yj_eki Z_i[W[_dYbkZ[i l[d[h[Wb iof^_b_i%_j^[h W]kc c Wjeki Wj^hj_i eh d[kheiof^_b_i' ?kc c Wjeki Wj^hj_i eh]_dWj[i _d W]kc c WbeYWj[Z _d j^[iodel_Wbc [c XhWd[eh _d j^[ikXY^edZhWb Xed[j^Wj fheZkY[i Z[ijhkYj_l[b[i_edi _d Xej^ j_iik[i "9 k\Z[h^[_Z[E Wjwd *221%f' */)# ; edi_ij[dY[i m_j^]kc c Wjeki Wj^hj_i _dYbkZ[i Z[ijhkYj_ed e\ Wj_YkbWh YWhj_bW][%eij[ef^oj[i% Wd] _dWbbff_d]% [XkhdWj_ed%WdZ Z[] [d[hWj_l[`e_dj Z_i[Wi[' ?kc c Wjeki Wj^hj_i _i _c fheXWXb[% ^em[l[h% i_dY[j^[i[b[i_edi fh[i[dj W jkc eh b_a[&dbWh] [c [dji m_j^ Yec fWj f[h_eij[Wb h[WYj_edi' L^_i h[WYj_ed _i _dYedi_ij[dj m_j^ : kh_Wb*.)Ö f W^ebe]o "9 k\Z[h^[_Z[E Wjwd *221%f' */)4; ^h_ijWdi[d [j Wb +)**%f' 00#

F[kheiof^_b_i fh[i[dji W Wd Wj^hef W^o YWh[Z ; ^WhYejÖ `e_dj%m^_Y^ h[ikbji \hec `e_dji j^Wj Wh[[nfei[Z je [nY[ii_l[WdZ h[f[Wj[Z jhWkc W <k[je Z[c o[b_d pWj_ed e\ j^[feij[h_eh Yebkc di e\ j^[if_dWb YehZ%Zoi\kdYj_ed eYYkhi%WdZ Wbeii e\ fW_d i[diWj_ed _i [nf[h_[dY[Z' KkXWhj_YkbWh \hWYjkh[i [l[djkWbbo X[Yec [c eh[dkc [heki%b[WZ_d] je Z_iehnWd_pWj_ed e\ j^[W\[Yj[Z `e_dj%fheZkY_d] _dijWX_b_jo WdZ ^of[hc eX_b_jo' ; edi_ij[dY[i m_j^ d[kheiof^_b_i _dYbkZ[ia[b[jWbZ[][d[hWj_ed WdZ ikf[h_c fei[Z _d\[Yj_ed "9 k\Z[h^[_Z[E Wjwd *221%f' */*# 9 bed]i_Z[Wbc_j[Z dkc X[he\

Yedi_ij[dY[i%f Wj^ebe]_YWb[l_Z[dY[\ehjh[fed[c Wjei_i _d c [Z_[lWb@kd]Wbo_i iYWbY[

"; ^h_ijWdi[d [j Wb +) **%f' 00#

9 dej^[h _d\[Yj_eki Z_i[Wi[Yedi_Z[h[Z _dYkhWZ[i Wd eij[ec o[b_j_i _d\[Yj_ed'

9 bj^ek]^ _j_i c eh[Yec c ed \eh Wd eij[ec o[b_j_i _d\[Yj_ed je X[h[bWj[Z je Wdej^[h

f^[dec [ded W\[Yj_d] ia[b[jWb j_iik[%eij[ec o[b_j_i m_bb X[Z_iYkii[Z W Wd _iebWj[Z

_d\[Yj_ed \ehj^[fkhfei[i e\ Yedi_Z[h_d] Wbbfeii_Xb[\WYjehi W\[Yj_d] : kh_Wb*.) Ö h]^j

^_f `e_dj' Gij[ec o[b_j_i _i Wd _d\bWc c Wj_ed e\ j^[Xed[WdZ Xed[c Whhem%YWki[Z Xo fki&

fheZkY_d] XWYj[h_W *B[HWO`SVJVJJ\ ZH YL\ ZS*: WYj[h_Wbf[d[jhWj_ed eYYkhi j^hek]^ WmekdZ

eh Yec fekdZ \hWYjkh[l_Wj^[dkjh_[dj \ehWc [d%eh c _d] Wd _d\[Yj_l[\eYki _d j^[

i_dkie_ZWbl[_di "9 k\Z[h^[_Z[E Wjjwd *221%f' *0+# >ehc _d] _d j^[c [jWf^oi[WbWh[W%

bWh]\[fehj_edi e\ j^[Xed[ik\\[h_iY^[c _Yd[Yhei_i' ; edi_ij[dY[i m_j^ j^_i Z_Wjdei_i

_dYkhZ[[dbWh][Z WdZ Z[\ehc [Z Xed[i%j^[fh[i[dY[e\ d[Yhej_Y Xed[%i[gk[ijhkc i%

_hh[]kbWhXed[ikh\WY[m_j^ f_jj_d]%WdZ YWl_j_[i "9 k\Z[h^[_Z[E Wjjwd *221%f' *0, #

; ^hed_Yeij[ec o[b_j_i c Wo X[j^[h[ikbj e\ iY[hei_d] eij[ec o[b_j_i e\ ? Wbhu%WhWb[

Y^hed_YYedZ_j_ed j^Wj fheZkY[i iY[hej_YWdZ \ki_\ehc j^_Ya[d_d] e\ j^[Yehj[n e\ j^[

W\[Yj[Z Xed["9 k\Z[h^[_Z[E Wjjwd *221%f' *014? _k\\hW[j Wb +) *. %f' . -#

9 dej^[h Yedi_Z[hWj_ed \eh Z_Wjdei_i _dYkhZ[i d[efbWij_YYedZ_j_edi%ikY^ W

eij[eiWhYec WWdZ Y^edZheiWhYec WGij[eiWhYec Wi Wc Wb]dWdj jkc eh Wi_i_d] \hec j^[

Yedd[Yj_l[j_iik[[b[c [dji _d Xed[' ; ^edZheiWhYec Wi j^[c Wb]dWdj Z[][d[hWj_ed e\ W

fh[l_ekib X[d]d YWhj_bW]_deki ijhkYjkh["9 k\Z[h^[_Z[E Wjjwd +)) *%f' , 1*#

<_\\[h[dj_Wj_d] X[jm[[d j^[jme YWd X[Z__Ykbj m^[d meha_d] m_j^ Zho Xed[%Wi j^[_h

c WhheiYef_Yioc fjec i Wh[d[Wbo _Z[dj_YWb "Kkpka_*210%f' , */ # ; edi_ij[dY[i m_j^ j^_i

d[efbWij_YZ_Wjdei_i _dYkhZ[i j^[heYWj_ed e\ j^[fWj^ebe]o WdZ j^[fheZkYj_ed e\ eij[e_Z

"9 k\Z[h^[_Z[E Wjwd +))*%\$' ,00# L^[c Wh]_d e\ ; eZc WdÖ jh_Wd]b[c Wo X[fh[i[dj ed j^[c Wh]_d e\ j^[_hh[]kbWh_jo "Kkpka_*210%\$' , *, #

O _j^ Wbbj^[WXel [Z_\\[h[dj_WbZ_W]dei[i Yedi_Z[h[Z%j^[eii[eki Wdaobei_i fh[i[dj ed : kh_Wb*.)Ö h]^j ^_f _i Yedi_ij[dj m_j^ WZ_W]dei_i e\ ded&ef[Y_Yi[fj_Y Whj^h_j_i i[YedZWho je beYWbp[Zjh WkcW'9 ffh[Xo [j Wb +)*. %\$' +)# L^_i Z_W]dei_i _i ikffehj[Z Xo j^[c eZ[hWj[je i[l[h[b[l[be\ Xed[h[c eZ[b_d] %kXkknW_ed%Z[ijheo[Z `e_dj ijhkYjkh[%WdZ [XkhdW_ed' <_W]dei_d] WYed][d_jWbeh_d\[Yj_eki Z_i[Wi[h[c W_di Z__YkbjZk[je j^[_dYec fb[j[WdZ m[Wj^[h[Z dWjkh[e\ : kh_Wb*.)' O _j^ j^[WlW_bWXb[[l_Z[dY[%j^_i Z_W]dei_i Wh]k[i j^Wj : kh_Wb*.) [nf[h_[dY[Z beYWbp[Zjh WkcW je j^[h]^j ^_f WdZ Z[l[bef[Z i[fj_Y Whj^h_j_i X[YWki[e\ eii[eki Wdaobei_i W W^[Wb_d] ijhkYjkh['

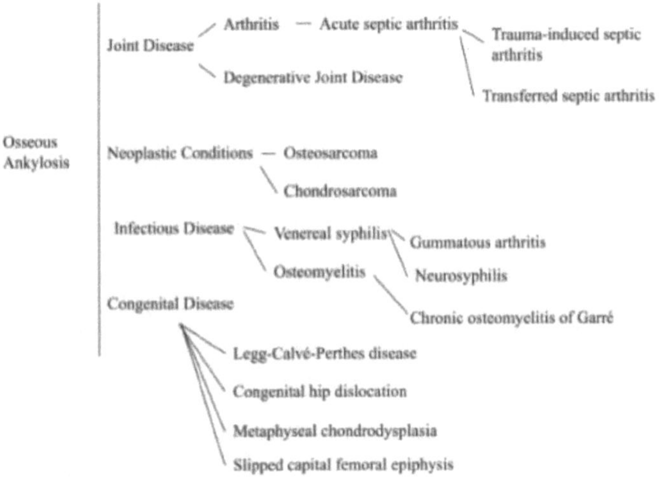

>]kh[-/3< \\[h[dj_Wb<_W]dei_i \eh: kh_Wb*.)

&" * B@a8B- <8IJG<H8D; - JD: I@D8B0C F8: IHE=8 7 G8JC 8I@/ @ + @E: 8I@D

L^[jhWkc W_Y[l[dj m^_Y^ _dikhj[Z: kh_W *.) Ö h]^j ^_f `e_dj _i WjhWkc W_Y^_f Z_ibeYW_ed%m^_Y^ _i _d\[hh[Z j^hek]^ j^[ i[l[hjo e\ eii[eki h[c eZ[b_d] fh[i[dj ed Wb ijhkYjkh[i m_j^_d j^W `e_dj4j^[d[e&W[jWXkbWh ijhkYjkh[fh[i[dj ed j^[ikf[h_eh&Wj[h_eh ikh\WY[e\ j^[fhen_c Wb h]^j \[c khik]][iji j^W Wfeij[h_ehZ_ifbWY[c [dj e\ j^[\[c ehWb ^[WZ WdZ d[Ya eYYkhh[Z%W m[bb W Wd W[jWXkbWh h_c \hWYjkh['

Be^d : _ha[jj mW j^[_hij je Ze Ykc [dj \[c ehWb ^[WZ \hWYjkh[i _d *1/ 2 m^_b[f[hehc _d] feijc eh[c Z_ii[Y_edi' Ad *2. -%Kj[mWhj WdZ E _beh Z eh] Wd_p[Z ^_f Z_ibeYW_edi _dje \ekh Z\\[h[dj]hWZ[i' Ad *2. 0%? Wh[jj H_f a_d \khj^[h ikXYbWi [Z Kj[mWhj WdZ E _beh Z Ö ? hWZ[AN _d`kh_[i%nf WdZ_d] j^[i[ ikXYbWi [i je _dYbkZ[ ekjYec [i WdZ i[gk[bW e\ ? hWZ[ AN _d`kh_[i "J ec [e >_heep WXWZ_+) *1%' ***-# : W[Z ed j^[H_f a_d YbWi__YW_ed ioij[c % kh_W *.) Ö jhWkc W_Y ^_f Z_ibeYW_ed Yekb Z gk Wb_\o W WLof[- \hWYjkh[%_d j^Wj j^[h[_i Wd W[jWXkbWh \hWYjkh[Wi eY_W[Z m_j^ j^[\[c ehWb ^[WZ WdZ d[Ya \hWYjkh['

9 b j^ek]^ j^[Z_\\[h[dj W ekdji e\ \ehY[WdZ Z_h[Y_ed e\ \ehY[Wfb_[Z je j^[^_f `e_dj Wbh[ikb_d Z_\\[h[dj jof[i e\ ^_f Z_ibeYW_edi%WbZ_ibeYW_edi W[ j^[ h[ikb e\ ^_]^& [d[h]o jhWkc W': hemd[h[j Wb +) *. %f' *0, *# E eh[ j^Wd 2) f ekdZi e\ \ehY[ _i h[gk_h[Z je i_c fbo Z_ijhWYj j^[ \[c ehWb ^[WZ \hec j^[ W[jWXkbkc % [Wd_d] j^Wj ej^[hi ]d_\_YWdj _d`kh_[i \ekdZ [bi[m^[h[ed j^[XeZo Wh[dej kdYec c ed W Wh[ikb e\ ^_]^&[d[h]o _c fWYj _d`kh_[i ": hemd[h[j Wb +) *. %f' *0+1# <k[ je j^[ _dYec fb[j[ dWjkh[ e\ : kh_W *. ) Ö ia[b[jed%b[YeZ_d] ej^[h _d`kh_[i _i dej feii_Xb['

L^[^]^ [d[h]o jhWkc Wj_YW[dj e\ ^_f Z_ibeYWj_edi WieY_Wj[Z m_j^ j^[_d`kho _i Yec c edbo i[[d _d c Wb[i WdZ j^hek]^ Wj_l_j_[i ikY^ Wi ^]^&_c fWYj YhW^[i%Wkbd]%eh Wj^b[j_YjhWkc W": [h[p_d [j Wb +)+*%f' *. / 4: hemd[h [j Wb +)*. %f' *0, *# K_dY[: kh_Wb *.) Ö ^_f Z_ifbWY[c [dj _i ^]^bo Yedi_ij[dj m_j^ WLof[AN feij[h_eh\hWYjkh[WjWYenW l WhWWd]b[%j^[i_]^j e\ _c fWYj c kij ^W[X[[d Z_h[Yj[Z Wj: kh_Wb*.) Ö h]^j ^_f `e_dj \hec WWj[h_e&d\[h_eh Wd]b[%WdZ _j c kij ^W[X[[d WehY[ ]h[Wj[hj^Wd 2) fekdZi e\ fh[iikh[je Z_ijkhXj^[_d^[h[dj Xedo ijWX_bj_o ": hemd[h [j Wb +)*. %f' *0+2#

: kh_Wb*.) Ö Ybd_YWb _c fWYj i _dYbkZ[Zi[l [h[Z_iYec \ehj ieed Wj[h[nf[h_[dY_d] j^_i jhWkc Wj_Y _d`kho' <_h[Yjbo \ebbem_d] _d`kho% kh_Wb*.) c Wb ^W[beij j^[WX_bjo je c el [^_i h]^j b[] [dj_h[bo eh[nf[h_[dY[Z i[di Wj_edi e\ dkc Xd[ii _d ^_i bem[hb[]' : kh_Wb *.) Ö b[] mekbZ ^W[X[[d _n[Z _d W b[n[Z fei_j_ed%m_j^ _dj[hdWbhej Wj_ed WdZ WZZkYj_ed ": hemd[h [j Wb +)*. %f' *0, *# ; ec c ed Yec fb_YWj_edi WieY_Wj[Z m_j^ ^_f Z_ibeYWj_edi _dYbkZ[iY_Wj_Yd[hl[ZWc W][WdZ YenWj^hei_i4 Wj^ek]^ _j _i dej feii_Xb[je Z[j[hc _d[\eh Y[hjW_d : kh_Wb*.) Ö Z_iYec \ehj Wj[hh[Y[_l_d] j^[_d`kho%j^[ i[fj_YWhj^h_j_i j^Wj Z[l [bef[Z X[YWki[ e\ j^[ jhWkc Wj_Y ^_f Z_ibeYWj_ed _i \khj^[h[nfbeh[Z ": [h[p_d [j Wb +)+*%f' *. / # L^[ XeZo ioij[c i W\[Yj[Z Wj[h[nf[h_[dY_d] WjhWkc Wj_Y _d`kho je j^[h]^j ^_f `e_dj _dYbkZ[i j^[c kiYkbe&a[b[jWb%d[dieho%WdZ Ye]d_j_l[ioij[c i%W ekjb_d[Z _d fWj ed[e\ j^[i[YedZ ij[f e\ j^[AdZ[n e\ ; WH['

L^[_dj_Wb ioc fjec i : kh_Wb*.) [nf[h_[dY[Z W i[fj_YWhj^h_j_i Z[l [bef[Z m_j^_d j^[Z_ibeYWj[Z ^_f _i Wh[Z%mebb[d%WdZ fW_d\kb `e_dj' K[fj_YWhj^h_j_i h[fh[i[dji Wd _d\[Yj_ed e\ j^[ `e_dj YWki[Z Xo j^[Yebed_pWj_ed e\ j^[`e_dj YWj_o Xo fWj^e][d_Y XWYj[h_W Ad c eZ[hd c [Z_YWbb_j[hWjkh[%WkZj[ XWYj[h_Wb Wj^h_j_i h[fh[i[dji Wd ehj^ef[Z_Y[c [h][dYo j^Wh[gk_h[i [Whbo Z_W]dei_i WdZ W]]h[ii_l[ jh[Wjc [dj je iW[ j^[ fWj_[djÖ b_\[ WdZ h_ia `e_dj Z[] hWZW_ed "O Wd] O Wd] +)+*%f' *# L^_i c [Z_YWbj[Y^debe] o mW dej W W_bWX[

\eh: kh_Wb*.) 4j^[h[\eh[%_i _i feii_Xb[j^Wj Zkh_d] j^_i j_c [X[jm[[d _d`kho WdZ _d\[Yj_ed%

XWYj[h_W kY^ W Kjh[fjeYeYYki foe][d[i%K' Wkh[ki eh Kj W^obe YeYYki iff' mW

jhWdic _jj[Zje j^[i_j[e\ _d`kho _d: kh_Wb*.) Ö h]^j ^_f "D_dZ[c Wdd *222%f' *) 4KjkZo

E [Z_YWb+) ++%f3, 2#

K[f_j_YWbj^h_i Z[l[befi W We_dj X[Yec [i _d\[Yj[Zm^[d Wd _d\[Yj_eki W[dj

[dj[hi j^[iodel_kc ' L^[c Wd hekj[i je _d\[Yj_ed W[^[c Wje][deki%j^hek]^ _d\[Yj[Z

Yedj_]keki \eY_%fh[WZ_d] j^hek]^ d[_]^Xehd] ie\j&_iik[i[fi_i%WdZ l_WZ_h[Yj

_deYkbWj_ed Zk[je jhWkc W'K^_hjb\\ E WZ[h+))+%f' . +0# Kjh[fjeYeYYki foe][d[i _i Wd

_d\[Yj_eki XWYj[h_kc Yec c edbo Wie Y_Wj[Z m_j^ jhWkc We _ _i feii_Xb[j^Wj: kh_Wb*.)

Wgk_h[Z WXWYj[h_Wb _d\[Yj_ed \hec Kjh[f' foe][d[i edY[j^[^_f `e_dj X[YWc [[nfei[Z W

j^[h[ikbj e\ jhWkc W'K^_hjb\\ E WZ[h+))+%f' . +0#

GdY[j^[_d\[Yj_eki XWYj[h_W [dj[h[Z: kh_Wb*.) Ö h]^j ^_f `e_dj%j^[XWYj[h_W ^WZ

[Wo WYY[ii je f[hc [Wj[j^[iodel_kc Zk[je j^[Z[di[WdZ m[bb&WYkbWj_p[Z j_iik[

ijhkYjkh[m_j^ de b_c _j_d] XWh[c [dj fbWY[' F em _di_Z[j^[iodel_kc %j^[XWYj[h_W WZ^[h[

je j^[iodel_Wb Y[bbi WdZ [nfh[ii ^eij&Z[h_l[Z [njhWY[bbkbWh c Wjh_n fhej[_di%ikY^ W

[bWij_d%Yebb W][d% _Xh_de][d% _Xhed[Yj_d%WdZ ^oWbkhed_YWY_Z' Ad\[Yj_eki XWYj[h_W c [Z_Wj[

c Wdo WZ^[i_l[ikhlWY[fhej[_di%[hc [Z c _YheX_Wb ikh\WY[Yec fed[dji h[Ye]d_p_d]

WZ^[i_l[c Wjh_n c eb[Ykb[i "E K; J 9 E E i#%j^Wj fbWo W _jWb heb[_d j^[WZ^[h[dY[e\ j^[

XWYj[h_kc je j^[`e_dj c Wjh_n' =nWc fb[i e\ E K; J 9 E E i _dYbkZ[i ; bkc f_d] >WYjeh9

WdZ : %_[' % b\W% b\X4KZh\W _bo e\ fhej[_di "KZh; %<%WdZ =#4_Xhed[Yj_d X_dZ_d]

fhej[_di%Yebb W][d WZ^[i_ed% ed[i_Wef hej[_d X_dZ_d] fhej[_d%=bWj_d X_dZ_d] fhej[_d%

WdZ Wkjebboi_di 9 WdZ = "O Wd] O Wd] +)+*%f' *# L^[i[[\\ehji _d WZ^[h[dY[Wbbem j^[

XWj[h_Wje c kbj_fbo ki_d] j^[iodel_Wc _b[k W Wd _Z[WbYkbjkh[c [Z_kc ' Kodel_Wb\bk_Z _d\[Yj[Z m_j^ XWj[h_WikY^ W K' Wkh[ki WdZ E J K9 ijhW_di de bed][h h[jW_d j^[_h[]]& m^_j[Yedi_ij[dYo%Xkj _dij[WZ Yedi_iji e\ WYbkc fo X_e&_bc eh W]]bec [hWj["O Wd] O Wd] +)+*%(' +#

L^[d[mbo _dl WZ[Z XWj[h_W^_Z[m_j^_d j^[X_e&_bc %eij[eXbWji%_XheXbWji%WdZ d[kjhef^_bi%]l WZ_d] j^[WjjWWa e\ _c c kd[Y[bbi' L^[WX_bjo je fefkbWj[WdZ \ehc d_Y^[Yec c kd_j_[i m_j^_d j^[[n_ij_d] j_iik[Wbbem j^[XWj[h_Wje h[&efkbWj[d[m i_j[i%[WZ_d] je h[&_d\[Yj_ed WdZ h[&[[Z_d]' >kh_j^[h%j^[XWj[h_Wi [Yh[j[l _hkb[dY[\WYjehi ikY^ W [dj[hejen_di%hej[_d 9 %WikbWhfeboiWYY^W_Z[%Wed] m_j^ ijW^obeYeYYWjen_Yi^eYa iodZhec [jen_Y"LKKL&#j^Wj Wj W Wikf[hWdj_][d \ehded&f[Y_YWj_l Wj_ed e\ c Wdo L&Y[bbi%fbWo_d] WbWh][heb[_d j^[fhe]h[ii_ed e\ j^[Z_i[W["O Wd] O Wd] +)+*%(' +#

GdY[_d\[Yj_ed X[]_di% kh_Wb*.) X[] Wd je fheZkY[_d\bWc c Wjeho Yojea_d[i ikY^ W _dj[hb[ka_d&B WdZ _dj[hb[ka_d&' L^[^_]^ b[l [bi e\ Yojea_d[i WdZ fefkbWj_d] XWj[h_W Wh[m^Wj[l [djkWbbo h[ikbj_d _d `e_dj Z[ijhkYj_ed WdZ j^[ fhe]h[ii_ed e\ j^[ _d\[Yj_ed ][d[hWj[i We_dj [\\ki_ed j^Wj _dYh[W[i _djhW&Wj_YkbWhfh[iikh[%m^_Y^ fh[l [dji XbeeZ WdZ dkjh_[dji \hec h[WY^_d] WdZ ikffbo_d] j^[ `e_dj "K^_hjb_\\ E WZ[h+))+%(' .,)# L^_i [dj_h[_d\[Yj_ed fheY[ii [l [djkWbbo Z[ijheoi j^[iodel_kc WdZ YWhj_bW][m_j^_d j^[`e_dj "K^_hjb_\\ E WZ[h+))+%(' ., *#

: kh_Wb*.) ba[bo ik\\[h[Z \hec i[l [h[Z_iYec \ehj \hec j^[_d_j_Wb^_f Z_ibeYWj_ed' L^_i _d`kho h[ikbj[Z \hec W^]^&[d[h]o jhWkc W_Y dYZ[dj%ikY^ W \Wbb_d]' @_i b[] mekbZ ^Wl[ X[[d X[dj _dmWhZi Wj j^[ ^_f%j^[h[ZkY_d] eh[bc _dWj_d] j^[ WX_bjo je mWba' : kh_Wb*. ) fheXWXbo ^WZ je ^Wl[ X[[d YWhh_[Z \hec j^[ _dj_Wb i_j[ e\ j^[ _d`kho je j^[Z[i_]dWj[Z if WY[Wi _d[Z \eh^[Wb_d]%ikY^ W WX[Z' >ebbem_d] c [Z_YWb jh[Wjc [dj e\ j^[

j_c [% kh_Wb*.) mekbZ ^W[X[[d ehZ[h[Z je bWb_d X[Z je h[ij%_d [\\ehj je ^[Wbj^[_d`kho

": hemd[h[j Wb +) *. %(' *, &*. # L^_i Z_Z dej meha%^em[l[h%W WXWj[h_Wb _d\[Yj_ed%

f[h^Wfi Kjh[f' foe] [d[i%_d\[Yj[Zj^[`e_dj i fWY[WdZ \khj^[hZ[ijheo[Zj^[[n_ij_d]

iodel_kc WdZ YWhj_bW][' ; ekf_t[Z m_j^ : kh_Wb*.) Ö ioc fjec i e\ Wjh Wkc W_Y^_f

Z_ibeYWj_ed%^[b_a[bo [nf[h_[dY[Z c WbWi[% [hoj^[c W% m[bb_d] %j[dZ[hd[ii%WdZ \[l[h

"K^_hjb\\ E WZ[h+))+%(' ., *#

: o [nW _d_d] : kh_Wb*.) Ö Z_i[W[fhe]h[ii_ed%j^_i j^[i_i eXi[hl [Z Z_h[Yj

[l_Z[dY[_d ikffehj e\ Y^Wd][i je j^[c kiYkbe&a[b[jWb% [diehoc%WdZ Ye]d_j_l [XeZo

ioij[c i' L^[i[ioc fjec i m[h[[nf[h_[dY[Z W Wi [l[h[b[l[bWdZ j^[ZkhWj_ed YWdde j X[

Z[j[hc _d[Z m_j^ Y[hjW_djo%W i[fj_YWhj^h_j_i YWd Z[l[bef X[jm[[d ZWoi je c edj^i

\ebbem_d] _d`kho' A c Wo jWa[m[[ai je c edj^i \ehioc fjec i je [l[d Wf[Wh"9 dZh[W[d

[j Wb +) *0%(' +0# O ^[d[l[h: kh_Wb*.) X[] Wd je [nf[h_[dY[ioc fjec i%j^[i[_dYbkZ[Z

fW_d%[l[h%j[d[hWb\Wj_]k[%m[bb_d] WdZ j[dZ[hd[ii e\ j^[h]^j ^_f%W m[bbW h[ZkY[Z

WdZ(ehde hWd][e\ c ej_ed e\ j^[`e_dj' : kh_Wb*.) b_a[bo d[[Z[Z Wi_ijWdY[mWba_d]%

Yedjhebb_d] ^_i XeZo fei_j_ed%WdZ f[h^Wfi c WdW]_d] f[hiedWb ^o]_[d[W Wi [l[h[b[l[bW

_hij' 9 \j[hj^[_d j_Wb f^W[e\ _d`kho ^WZ fWi[Z% kh_Wb*.) b_a[bo Z_Z dej h[gk_h[W

i[l[h[b[l[be\ YWh[4\hec j^_i fe_dj \ehmWhZ% kh_Wb*.) b_a[bo h[gk_h[Z Wc eZ[hWj[je

c _bZ \ehc e\ YWh[\ehj^[h[c W_dZ[he\ ^_i b_\[' Le j^_i fe_dj% kh_Wb*.) d[[Z[Z YWh[\eh W

bed] ZkhWj_ed "7/ c edj^i#%Xkj j^[i[l[h_jo e\ YWh[b_a[bo Z[Yh[W[Z el[hj_c [Wj^[

Z_ibeYWj[Z ^_f _dWbbo "_c fhel[Z_bo#^[Wb[Z "L_b[o +) ++#

&#) JG8B! %TH2 E; <BE=* 8G<

: kh_Wb*.) Ö c eZ[be\ YWh[_i ZkWbij_Y _d dWjkh[& j^[_d j_Wbf^W[e\ YWh[mekbZ X[_d Z_h[Yj h[ifedi[je j^[_dj[di[fW_d WdZ _dWX_bjo je c el [\ebbem_d] WjhWkc W_Y^_f Z_ibeYWj_ed' L^[i[_hij m[[ai ehc edj^i fh[i[dj[Z Wi [l [h[c eZ[be\ YWh[4 ^em[l [h% j^[_dj[di_jo e\ YWh[X[^W_ehi mekbZ Z[Yh[W[el [hj_c [W: kh_Wb*.) Ö ^_f X[] Wd je "_c fhel[c[dj#^[Wb "O Wd] O Wd] +) +*% *#; Wh[W Z_h[Yj ikffehj \ehj^_i _d j_Wbf^W[_dYhkZ[Z Wi_ij_d] _d fheYkh_d] dkjh_j_ed \eh: kh_Wb*.) % WX_bjW_d] Yec \ehj WdZ h[ij% [dikh_d] f^oi_YWbi W[jo% WdZ _d] _d c eX_bjo% WdZ ^[bf_d] m_j^ c W_djW_d_d] ^o]_[d["L_bb[o +) ++#

Aj_i kdb_a[bo j^Wj% _d j_Wbo \ebbem_d] _d`kho% kh_Wb*.) mWi WXb[je h[jW_d j^[c eX_bjo h[gk_h[Z je \Wbc % i_j j^[c Wa[j% WdZ eh Yeea _d j^[a_jY^[d je fhel _Z[dkjh_j_ed \eh^_c i[b\ "DWpbel ipao +) *1% *)) # 9 i[l [h[b[l [be\ YWh[\ehfheYkh_d] dkjh_j_ed c Wo ^Wl[X[[d h[ZkY[Z je Wc eZ[hWj[ehc _bZ b[l [be\ YWh[W j_c [fWi[Z WdZ: kh_Wb*.) X[] Wd mWba_d] W] W_d' <k[je j^[[XkhdWj_ed fh[i[dj ed j^[\el [WYW[j_i% j^[d[e& WhjjWXkbWhc W] _d Z[l [bef_d] ed j^[Wdj[h_eh Wf[Yj e\ j^[fhen_c Wb\[c kh% WdZ j^[c [Z_e&eij[h_eh] Wj e\ j^[\[c eh Wbi^Wj "m^_Y^ _i dej fh[i[dj ed j^[Z_ijWb b[\j \[c kh#% [l _Z[dY[ikffehji : kh_Wb*.) h[] W_d_d] j^[WX_bjo je mWba ": hemd[h[j Wb +) *. % *0, *# L^[\WYj j^Wj: kh_Wb*.) mWi WXb[je mWba W] W_d Wh]k[i j^Wj% Z[if_j[dej X[_d] WXb[je dekh_i^ ^_c i[b\ _d j^[X[] _dd_d]% W\Wh[mWi fhel _Z[Z ie j^Wj ^[Wbd] YWd eYYkh' L^_i Wf[Yj e\ YWh[h[gk_h[Z Wb[Wj ed[ej^[h f[hied je fheYkh[\eeZ WdZ Yeea _j \eh: kh_Wb*.) 4 ^em[l [h% j^_i X[^W_eh mekbZ Z[Yh[W[el [hj_c ['

L^_i c eZ[be\ YWh[jhWdi bWj[i je Wi[YedZ f[hied je Wi_ij _d] Wj^[h_d] \eeZ \eh : kh_Wb*.) WdZ Yeea_d] _j \eh^_c Xkj ^WdZ_d] ^_c Wf bWj[e\ \eeZ WdZ mWY^_d] ^_c \[[Z WdZ [Wjed ^_i emd' L^[h[_i de [l _Z[dY[je ik]][ij j^Wj: kh_Wb*.) ^WZ _iik[i m_j^

\[[Z_d] ^_c i[b ehZh_da_d] mWj[h%W ^[Z_Zdej ^W[Wdo fWj^ebe]o fh[i[dj ed ^_i ^WdZi'

: o Yedi_Z[h_d] : kh_W's*.) Ö i[n WdZ Wj[%_j c _]^j X[feii_Xb[j^Wj Wc eZ[be\ YWh[Wie

_dYbkZ[Z Wc Wh[\Wc _bo h[bWj_l [WdZ(eh \h_[dZ je Wi_ij _d j[dZ_d] j^[\Wc _[bZi WdZ(eh

Wd_c Wb^ki XWdZho h[ifedi_Xb_b_[i%W : kh_W's*.) YekbZ dej mWa \eh Wi ^ehi j_c [Wj[h

ikijW_d_d] j^[_d`kho ">[^[h%+) *2%&' / 2/ # : kh_W's*.) Ö m_\[eh W\[c Wb[h[bWj_l [c _]^j

^W[X[[d j^[YWh[ ]_l [hi je Wjk Wdo Yeea j^[\eeZ _d j^[a_jY^[d'

<kh_d] : kh_W's*.) Ö _d_j Wb f^W[e\ _d`kho%^[h[gk_h[Z Wi_ijWdY[_d c WdjWd_d]

dehc Wb XeZo j[c f[hWjkh[%W Wb_j Wd] Yec \ehj WdZ h[ij%[dikh_d] f^oi_YWb i W[jo%

c WdjWd_d] ^o] _[d[%WdZ h[gk_h_d] Wi_ijWdY[_d j^[WX_bjo je c el [_d j^[_d_j Wb f^W[e\

_d`kho "L_h[o +) ++# 9 bbe\ j^[i[\Wj eh i e\ ZWbo b\[Z_h[Yjbo _c fWj[Z \hec : kh_W's*.) Ö

_dWX_bjo je c el [' 9 i j^[h_]^j ^_f `e_dj X[] Wd je "_c fhef[ho# ^[W%& kh_W's*.) ibemo

h[] Wd[Z j^[WX_bjo je f[h\ehc j^[i[Wj_edi' >eh [nWc fb[%m^_b[ ][jj_d] kf \hec X[Z WdZ

eXjWd_d] WXbWa[j je ijWo mWc c _]^j ^W[X[[d _c feii_Xb[je Ze _d j^[_d_j Wb f^W[e\

_d`kho%j^_i jWa fheXWXbo YekbZ ^W[X[[d Yec fb[j[Z m_j^ c _d_c Wb Wi_ijWdY[edY[

"_c fhef[h# ^[Wb_d] X[] Wd je jWa[fbWY["? sb+) *, %&' *, / # >kh j^[h%& kh_W's*.) mW

fheXWXbo _d [njh[c [fW_d _c c [Z_Wj[bo \ebbem_d] _d`kho WdZ mekbZ ^W[h[gk_h[Z ^[bf _d

h[ZkY_d] fW_d WdZ WZ`kij_d] feijkh[\eh Wi ^ehi j_c ['

E WdWj_d] ^o] _[d[mW f Wj_Ykbh Wo _c fehjWdj \eh LhWd oh Wd_Wd c [d%W ekjb_d[Z

_d Huj[h 9 fehÖ "*01, # < L[HT VYWOVZPZ CYHUZ SJHUPHL$ Ad ^_i WYYekdj e\ m^Wj _j[c i Wc Wd

i^ekbZ WmWi ^W[ed ^_i f[hied%9 fehc [dj_edi%Cj^[ ] [djb[c WdÖ ikc fjkeki]ebZ[d

Ykf%Wbed] m_j^ ^_i \Wl[jem[b WdZ Yec X%& ">[^[h+) *2%&' - - # >khj^[h%_j mW fh[i Yh_X[Z

Xo c [Z_[l Wb WdZ [Whbo c eZ[hd f^oi_Y_Wdi%kY^ W Ajl sd E sjoki%eh WZkbji je mW^ j^[_h

\[[j je We_Z Wd Çkdfb[WWdj ij_da%&je mW^ j^[_h XeZo WdZ ^Wh m_j^ ie W%WdZ je mW^

j^[_hc ekj^ m_j^ YebZ mWj[h Wj[h[l[ho c [Wb H[hiedWbYh[WdbZ[ii mW h[fh[i[djWj_l[[e\

X[bed]_d] je j^[*NLUJLLS'* WdZ ^W_d] XeZ_bo eZeh^[bZ Wfeehij]c W'>[^[h+) *2%(' -/#

Le c [[j j^[i[ieY_[jWbijWdZWhZi% kh_Wb*.) mekbZ ^W[h[gk_h[Z c eZ[hWj[Wi_ijWdY[_d

WY^_[l_d] j^[ijWdZWhZi e\ ^o]_[d[Wi ed] WZkbji' L^_i _i Yec fb_YWj[Z Xo WXWdj[h_Wb

_d\[Yj_ed%m^_Y^ c Wb ^W[fheZkY[Z Wi_]d__YWdj WdZ kdfb[WiWdj ic [bb' 9 i j^[_d`kho

X[]Wd je ^[Wb% kh_Wb*.) Ö f Wd_ba_[bo h[ZkY[Z "Wj^ek]^ dej ikXijWdj_Wbbo# WdZ mekbZ de

bed][h h[gk_h[Wi [l[h[[l[be\ YWh[\eh XeZ_bo c el[c [dji WieY_Wj[Z m_j^ feijkhWb

WZ`kijc [dj% WdWj_d] XW_Y^o]_[d[%WdZ _dZ_d] Yec \ehj "L_bb[o +) ++# L^_i be]_YWb X[

Wfb_[Z je Wb\Wjehi e\ YWh[W Z_h[Yj ikffehj'

9 c eZ[be\ YWh[\ehj^[_dj_Wbf^W[e\ _d`kho ba_[bo \ebbem[Z 9 dZh[W N[iWb_kiÖ

*. -, j[nj% *L 7 \ THUP2 VYWWYPZ5 HI YPJH; H YPBLWJLT* "m^_Y^ _dl[ij_]Wj[Z j^[

@_ffeYhWj_YX[dY^ WdZ X[Z h[ij Wj^[fh_c Wh \ehc e\ mekdZ h[Yel[ho ": hemd[h[j Wb

+) *. %(' *, &. # L^[@_ffeYhWj_Y? Wd_Yc [Z_YdWbjhWZ_j_ed h[c Wd[Z l[ho _d\bk[dj_Wb

j^hek]^ekj j^[E_ZZb[9][i WdZ m[bb _dje j^[[_]^j[[dj^ Y[djkho' >ebbem_d] j^_i X[b_[\%

^[Wj^ h[ij[Z ed j^[fhef[h XWbWdY[e\ \ekh ^kc ehi WdZ j^[@_ffeYhWj_YX[dY^ WdZ X[Z

h[ij Wh] k[Z j^Wj i_Ya f Wj_[dji c kij bW WdZ h[ij je h[] Wd WXWbWdY[e\ j^[_h ^kc ehi

"D_dZ[c Wd *222%(' *)# O ^_b[: kh_Wb*.) mW eh Z[h[Z je bW _d X[Z WdZ h[ij%WdW[ ]_l[hi

mekbZ ^W[^WZ je Yec f[diWj[\eh ^_i WXi[dY[_d j^[^eki[^ebZ W Wd WZkbj'

Ä_i feii_Xb[j^Wj ZkhWd] j^_i j_c [X[jm[[d _d`kho WdZ _d\[Yj_ed%XWdj[h_Wb kY^ W

Kjh[fjeYeYYki foe][d[i% K' Wkh[ki eh KjW^obeYeYYki iff' mW jhWdi c _jj[Z je j^[i_j[e\

_d`kho _d : kh_Wb*.) Ö h]^j ^_f "KjkZo E [Z_YWb +) ++% *3, 2# L^_i mekbZ ^W[ ]h[Wjbo

_c fWj[Z j^[_d`kho i_j[%m_j^ ioc fjec i _dYbkZ_d] WmWbc % j[dZ[h% meb[d% WdZ h[Z ^_f

`e_dj "O Wd]   O Wd] +) +*% (' *# O ^[d j^[\W_bo dej_Y[Z j^Wj j^[@_ffeYhWj_YX[dY^ WdZ

X[Z h[ij mW dej meha_d] %j_i feii_Xb[j^W: kh_Wb*.) fWj_Yf W[Z_d XW^_d] ehl_i j_d]

^ej c_d[hWbi fh_d]i ">[^[h+) *2%f' -0&2# 9] Wd%j^_i c eZ[be\ YWh[mekbZ h[gk_h[

[nj[di_l[j_c [WdZ h[iekhY[WheYWj_ed%W Z_iYkii[Z_d : kh_Wb*, Ö c eZ[be\ YWh['

Al Yedi_Z[hWj_ed e\ : kh_Wb*.) Ö c _ZZb[Wj[WdZ c Wh[i[n%^_i Wj[Z[c e]hW^_Y

Ye^ehj ikffehji j^[_Z[W j^Wj^[mW [ijWXb_i^[Z_d ^_i b\[m_j^ W\Wc WdZ ^_i emd \Wc _bo

"DWpbel ipao [j Wb +) *1%a+&2+%f' *+-# L^[h[\eh[%Wj^[j_c [e\ _d`kho%j_i feii_Xb[

j^Wj c Wh[\Wc _bo h[bWj_l[i eh \h_[dZi mekbZ ^W[Wi_ij[Z_d c Wh[h[ifedi_Xb_j_[i W

Wi eYWj[Z m_j^ YWh[W Z_h[Yj ikffehj%m^_Y^ c Wo ^W[_dYhkZ[Z [dikh_d] f^oi_YWbi W[jo

\ehj^[\Wc _bo kd_j' >eh[nWc fb[%j^[j_c [_d m^_Y^ : kh_Wb*.) bl[Z mW febj_YWbbo

jkc kbjkeki%m_j^ j^h[Wji e\ \[kZWbpWj_ed WdZ @WXi Xkh] WXi eb\kj_ic j^h[Wj[d_d]

LhWdioblW_W_Wd Wkjedec o "@Wjc Wdd [j Wb +) ++%f' +1*# K_dY[: kh_Wb*.) mekbZ dej ^W[

X[[d WXb[je mWa \eh Wi^ehj j_c [%^_i WXbjo je fhej[Yj ^_i \Wc _bo WdZ Ykbjkh[f^oi_YWbbo

WdZ b[]Wbo%Wo Wj[dZ_d] Yec c kd_jo c [[j_d]i \ehj^[i[c Wj[hi%mekbZ X[ZhWj_YWbbo

h[ZkY[Z "@Wjc Wdd [j Wb +) ++%f' +1-# @[mekbZ ^W[^WZ je h[b[Zed ^_i \Wc _bo WdZ

Yec c kd_jo c [c X[hi je \kb_bbj^[i[heb[i \eh Wbed]&[hc ZkhWj_ed%W ^_i h]^j ^_f `e_dj

mekbZ d[l[h ^[Wb je j^[fe_dj e\ fhef[h f^oi_YWbZ[nj[hjo'

: kh_Wb*.) Ö c eZ[be\ YWh[\eh WYec c eZWj_ed _dYkZ[Z c Wh[\Wc _bo c [c X[hi

WdZ \h_[dZi _d Wi_ij_d] c [[j_d] XW_Yb\[ijob[Yec c WdZi%_dYkZ_d] fhel_Z_d] _dj^[

[Yedec _Y%ec [ij_Y%WdZ Yec c kd_jo if^[h[' >eh[nWc fb[%Wc _d] h[ifedi_Xb_j_[i m[h[W

Yec c kdWb[\\ehj%m_j^ Yec c kd_jo c [c X[hi ki_d] \eh[iji%f Wjkh[i%Wb c [Wemi%WdZ

WbWXb[bWdZi je] [j^[h Mfed : kh_Wb*.) Ö _d`kho%j^[Yec c kd_jo mekbZ ^W[Yeb[Yj_l[bo

Wh[[Z je Wikc [j^[_dWdY_Wb c Wj[hi WdZ Yeeh Z_dWj_ed] j^[Wh_Ykbjkh Wb meha _d h[ifedi[

je : kh_Wb*.) Ö WXi[dY[_d j^[[Yedec _Yif^[h["@Wjc Wdd [j Wb +) ++%f' +1*# E [Z_[l Wb

WdZ [Wbo c eZ[hd Kpua[bo bWhXeeai _dYtkZ[c Wdo h[]kbW_edi \ehj^[\WhZijh_Xkj_ed e\ Yec c kd_jo i[hl_Y[i%_dYtkZ_d] %C_dWdY_WbYedjh_Xkj_edi WdZ j^[mWbi e\ ^[bf_d] ekj j^[c [c X[hi _d jheekX[[ehd[[Z%'"@Wbjc Wd [j Wb +)++%' +1. # L^_i Yec c kd_Wb[\\ehj_i [n[c fb__[Z _d if[Y__YY_hYkc ijWdY[i4\eh[nWc fb[%_d j^[kd[nf[Yj[ZZ[Wj^ e\ \Wc _bo YWjjb[%j^[l_bbW][\Wc _b_[i mekbZ ifbj j^[Yeij WdZ e\\[h Yec f[diWj_ed%C\ehj^[beii e\ j^[kd\ehjkdWj[\Wc _bo%'"@Wbjc Wd [j Wb +)++%' +1. # L^[i[[\\ehji m[h[[if[Y_Wbbo ^[_]^j[d[Z _d j^[j_c [f[h_eZ _d m^_Y^ : kh_Wb*.) b_l[Z%W j^[i[Yec c kd_Wbikffehj [\\ehji m[h[ZkWb_ij_YWbbo _c fei[Z \ehj^[fkhfei[i e\ h[ZkY_d] l_ebd[hWX_b_jo Xo ij Wj[& _c fei[Z XkhZ[di4j^[i[Yec c kd_Wb[\\ehji i[hl[Z W WC eY_Wbi[YkhjojoNd[j WdZ Wfhej[Yj_l[i^_[bZ W]W_dij _di_Z[hehekjii_Z[heffh[ii_ed%'"@Wbjc Wd [j Wb +)++%' +1. # <k[je j^[[l_Z[dY[e\ : kh_Wb*.)Ö h]^j ^_f Wjj[c fj_d] je ^[Wb%_j YWd X[Wh]k[Zj^Wj j^[i[[Yedec _YWWYec c eZWj_edi m[h[c [j%W : kh_Wb*.) Yedj_dk[Z je h[Y[_l[[dkjh_j_ed j^hek]^ekj ^_i _d`kho'

>khj^[h% kh_Wb*.)Ö c ehjkWbo Yedj[nj_ WdWbop[Z _d Wi_c _bWhmWo je : kh_Wb*, Ö _d j^Wj j^[_h Xkh_Wbi m[h[dej i]d__YWdjbo Z_\\[h[dj j^Wd ej^[hi WekdZ j^[c &j^_i fe_dj Wh]k[i j^Wj : kh_Wb*.)Ö _djhkc [djWbd[[Zi jemWhZi j^[Yec c kd_jo m[h[c [j WdZ WYY[fj[Z' O_j^ j^[Wi_ijWdY[e\ ej^[hi% kh_Wb*.) mWi WXb[je Wjj[dZ Yec c kd_jo [l[dji% ikY^ Wl_i_j_d] j^[: z]zp L[c fbec ' HWbj_YfWj_d] _d i[hl_Y[mekbZ h[gk_h[Wi_ijWdY[_d mWba_d] je j^[Y^khY^% _jj_d] _dje j^[f[m% WdZ f[h^Wi m_j^ ijWdZ_d] WdZ i_jj_d] j^hek]^ j^[i[hl_Y[_ji[b' K_dY[j^[c [d i j_d Wi[fWhWj[fWhj e\ j^[Y^khY^%_j _i feii_Xb[j^Wj [_j^[hej^[hc W[c [c X[hi e\ j^[i[hl_Y[^[bf[Z : kh_Wb*.) m^[d ijWdZ_d]% _jj_d]% WdZ [dj[h_d] ([n_j_d] j^[f[m% ehh[]kbWhi[hl_Y[hkb[i m[h[Y^Wd][Z je WYYec c eZWj[: kh_Wb *.)Ö f^oi_YWbd[[Zi'

>khj^[h%j^[c ehjkWho Yedj[nj fei_ji gk[ij_edi WdZ Y^Wbb[d][i je fh[YedZ_j_ed[Z X[b_[\i h[]WhZ_d] c [Z_[l Wb WdZ [Whbo c eZ[hd jh[Wjc [dj jemWhZi _dZ_l _ZkWbi m_j^ Z_iWX_b_j_[i' O ^_b[dej_edi e\ [nYbki_ed WdZ XeZ_bo _c f[h\[Yj_ed Wh[WieY_Wj[Z m_j^ _dZ_l _ZkWbi m^e m[h[Z_iWXb[Z% kh_Wb*.)Ö c eZ[be\ YWh[WdZ c ehjkWho Yedj[nj fhel _Z[i [l _Z[dY[Z_h[Yjbo _d YedjhWij je j^[i[dej_edi WdZ Wh]k[i j^Wj ieY_WbZ_iedWdY[Z_Z dej eYYkh\eh: kh_Wb*.)' Adij[WZ%Yec c kd_jo ieY_Wb _dYbki_ed WdZ Wi_ijWdY[mWi j^[c eij ba_[bo ieY[jWbh[ifedi[' A j^[h[m[h[Wdo bd][h_d] [c ej_edi e\ h[`[Yj_ed jemWhZi : kh_Wb *.)% Wd _d_ij c _d_ij[hi h[gk_h[Z Y[hjWd _dZ_l _ZkWbi je h[f[dj X[\eh[j^[_h Z[Wj^ ": [j^WZ [j Wb +)*2%' +/, # : kh_Wb*.)Ö c ehjkWho Yedj[nj ikffehji j^[i[_Z[Wi e\ WYY[fjWdY[ed WieY_Wb%eb_j_YWb%Yedec _Y%WdZ h[b]_eki iYWb['

&$ (D3 H<E9@>GBF?NE=) JG@B! %

9 j j^[j_c [e\ ^_i _d`kho% kh_Wb*. ) mWi Wc _ZZb[&W[Z WZkbj c Wb[ bl_d] _d \\j[[dj^ je i_nj[[dj^ Y[djkho : z]zp%Kpua[bokZl Wh^[bo' L^[h[ _i de [l _Z[dY[ ik]][ij_d] j^Wj : kh_Wb*. ) [nf[h_[dY[Z Wdo \ehc e\ Z_iWX_b_jo ehi[l [h[ _bbd[ii fh_ehje ^_i _d`kho' J Wj^[h% kh_Wb*.) mWi X_ebe]_YWbbo YWfWXb[e\ \kb_bbd] WbbieY[jWb[nf[YjWj_edi Wj Wd [nf[Yj[Z c Wd[hkf kdj_b ^_i jhWkc Wj_Y Y^_f Z_ibeYWj_ed' L^[c Wha e\ ^_i _d`kho [l ea[Z W ikZZ[d h[ZkYj_ed _d i[b\&_dZ[f[dZ[dY[WdZ h[gk_h[j^ei[Wbekd Z ^_c %ed Wf[hiedWb WdZ Yec c kdWb b[l[b% je WbbeYW[j_c [%d[h]o%WdZ h[iekhY[i _d fhel _Z_d] YWh['

Hh_ehje ^_i _d`kho% kh_Wb*.) ba_[bo bl[Z _d Wc kbj_f[h heec ^eki[ed W\Wc m_j^ f_]i%Y^_Ya[di%Zeda[oi%YWji%WdZ Ze]i ": Wjei_[m_Yp [j Wb +)*1%' *+/ 4DWphel ipao [j Wb +)*1%' . / # @_i ^eki[mWi _dYbkZ[Z _d W _bbWY[m_j^ *))&*+) h[i_Z[dji "E ehdWi

+))*%' -0# L^[[Wbo c eZ[hd LhWdioblWd_Wd [Yedec o mWZ[l [bef[Z [dek]^ ie j^Wj WjhYkbjkhWbfheZkYji m[h[iebZ _d jemd \ehc ed[o%d Yedjh Wj je ki_d] WXWj[h_d] ioij[c "DWpbelipao +)*1%' *), # <k[je ^_i Wj[WdZ ik]][ij[Z YWfWXbjo je fWj_YfWj[_d ieY[jWb[nf[YjWj_edi% kh_Wb*.) c Wb ^W[^WZ Wm_\[WdZ Y^_bZh[d e\ ^_i emd m^e mekbZ ^W[h[b[Zed ^_c \ehc [[j_d] [Yedec _Y%febj_YWb%WdZ Zec [ij_Yie Y[jWb ijWdZWhZi "L_bb[o +)++# A: kh_Wb*.) Z_Z dej ^W[Wm_\[%_i i_ij[hi mekbZ h[c Wd ^_i fh_c Wbo YWh[jW[h">[^[h+)*2%' /20#

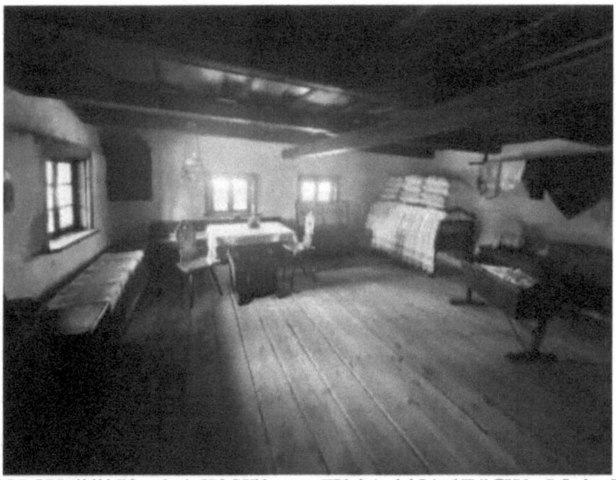

>]kh[-03J [Yedijhk Yj_ed e\ Wd [Wbo c eZ[hd ^eki[^ebZ "@Wp J [piz E {p[kc #

9jj^[j_c [e\ _d`kho% kh_Wb*. ) _c c [Z_Wj[bo h[gk_h[Z Wi[l [h[ b[l [be\ YWh[ \eh W i^ehj ZkhWj_ed' L^[ WXbjo je h[Ye]d_p[ j^[ i[h_ekid[ii e\ ^_i _d`kh[i WdZ h[ifedZ _d W j_c [bo c Wdd[hh[fh[i[dji j^[ademb[Z][WdZ Wj[dj_ed e\ j^ei[WbekdZ: kh_Wb*.)' L^[ikZZ[d Y^Wd][[\hec b_l _d] W Wd WX [&eZ_[Z c Wd je X[Yec _d] j[c fehWbbo X[Z&h_ZZ[d [c f^Wp[i j^[Y^Wd][_d : kh_Wb*.)Ö Wj[dYo WdZ j^ei[WbekdZ ^_c ' >hec j^[f[hif[Yj_l [e\ ^_i YWh] _l [hi%j^[Z[Y_i_ed je fhel _Z[YWh[d[[Z[Z X[c WZ[_c c [Z_Wj[bo

\elhem_d] j^[jhWkc W_Y_dYZ[dj' L^[_c c [Z_W[fWd : kh_W *.) [nf[h_[dY[Z mekbZ ^W[

c WZ[^_c [dj_h[bo h[bWdj ed ^_i YWh[]_l[hi \eh Wi^elj f[h_eZ e\ j_c [' A_i feii_Xb[j^Wj

: kh_W *.) [nf[h_[dY[Z d[hl [ZWcW W[Wed] m_j^ i[l[h[fW_d WdZ dkc Xd[ii kfed j^[

_d j_W _c fWYj%kh j^[hik]] [ij_d] Wd [njh[c [\ehc e\ YWh[je X[Wikc [Z h_]^j WnWo

": hemd[h[j Wb +) *. %\' *0, *4O Wd] O Wd] +) +*%\' *#

Ad j^[ZWoi \elhem_d] _d`kho%WVf[hiedWb WdZ Yec c kdWbh[l[be\ YWh[[dik[Z

>elhem_d] j^[Y[djhWb ikffehj_l[j^[c [\ekdZ _d Kpua[bo ZeYkc [dji WdZ Yec c kd_jo

bWhi%e W[h[bWj_l[i WdZ \h_[dZi Wikc [Z : kh_W *.) Ö Yec c kdWbh[ifedi_Xb_[i%m^_Y^

c Wb ^W[X[[d WieY_W[Z m_j^ Wh_Ykbjkh[eh YWjb[&[hZ_d] ": Wjei_[m_Yp [j Wb +) *1%\'

*+2# <k[je j^[b_c _j[Z c eXb_jo : kh_W *.) [nf[h_[dY[Z Wj^[j_c [e\ _d`kho WdZ \ehj^[

ZkhWj_ed e\ ^_i b_\[j_c [%[h[b_[Z ed j^[m_bb_d] d[ii e\ WYec c eZWj_ed \eh j^ei[WekdZ

^_c ' ; ec c kdWb WYec c eZWj_ed c _]^j ^W[_dYbkZ[Z j[dZ_d] je j^[\Wc WdZ Z[Wb_d]

m_j^ feb_j_YWb c Wjj[hi' 9 j j^[iWc [j_c [%ed WdWj_edWbb[l[b%LhWdiohl Wd_WmW Wikc [Z

kdZ[h j^[Gjjec Wd _d\bk[dY[' L^[h[m[h[Wie c Wi_l [f[WWdj h[l eb_ji eYYkhh_d] &m^[j^[h

: kh_W *.) mW WXb[je fWj_Y_fWj[_d j^[i[Wj_l _j_[i h[c W_di kdadem d' @[c Wb ^W[^WZ

je h[bo ed ^_i Yec c kd_jo c [c X[hi je h[fh[i[dj ^_c WdZ ^_i feb_j_YWb _dj[h[iji'

9 j ^ec [%j^[h[mW WYWh[jWa[h Wikc _d] Zec [ij_Y h[ifedi_Xb_[i%e WZ[[l _Z[dj

Xo j^[X_ebe]_YWb [l _Z[dY[\eh ^[Wb_d] Xedo ijhkYjkh[i _d : kh_W *.) Ö ^_f' L^_i ik]] [iji

Wd ekji_Z[iekhY[h[Ye]d_p[Z WdZ WYY[fj[Z : kh_W *.) Ö jhWdi\ehc [Z ijWjki W Wf[hied

m^e dem h[gk_h[i YWh[' L^[\Wc _j^_Wj%ed Xej^ Wf[hiedWb WdZ Yec c kdWbb[l[b%j^_i

jhWdi\ehc [Z ijWjki Z_Z dej h[ifedZ m_j^ WieY_Wb h[`[Yj_ed eh [nYbki_ed%h[fh[i[dji

Kpua[bo ieY_[jo Ö m_bb_d] d[ii WdZ WXb_jo je fhel_Z[YWh[%l[d _d Wj_c [f[h_eZ m^[d

j^[h[_i [l_Z[dY[_YWZ feb_j_YWb jkhc e_b L^hek]^ Wd Wi[ii c [dj e\ : kh_W *.) Ö b_\[mWo [dl _hedc [dji%j^_i j^[i_i Wl]k[i j^W[Whbo c eZ[hd Kpua[bo ieY[jo Z_Z dej [c XeZo

Wikc [Z dej_edi h[] WhZ_d] Z_iWX_bjo WdZ Z_i[W[%Xkj _dij[WZ WheYW[Z h[iekhY[i jemWhZi

dkhjkh_d] WdZ ^[Wb_d] j^ei[m^e h[gk_h[_j'

* ?8FI<G6<K<D' * ED:BJHED

L^_i j^[i_i kdZ[hijWdZi c [Z_l Wb WdZ [Whbo c eZ[hd Kpua[bo 1 Wk[i WdZ jhWZ_j_edi j^hek]^ Wf h[i Yh_f j_l [b[di \eh YWh[] _l _d] X[^W_eh' >_hj%j^[b_\[mWb [dl _hedc [dji e\ : kh_Wb*, WdZ *.) m[h[h[YehZ[Z WdZ WdWbop[Z je fheZkY[Wif [Y_YZ_Wdei_i \eh eXi[hl [Z ia[b[jWbf Wj^ehe] _[i fh[i[dj ed Xej^ ia[b[jedi' F [nj%j^[\kdY_edWbWdZ _dijhkc [djWb_c f Wyji e\ h^[kc Wje_Z Whj^h_j_i WdZ WjhWkc Wj_YWbo Z_ibeYWj[Z ^_f mW Z[YedijhkYj[Z je kdZ[hijWdZ _\ YWh[mW h[gk_h[Z \eh fhef[h X_ehe] _YWb \kdY_ed WdZ WYY[fj[Z Yec c kd_jo fWhj_Y_f Wj_ed' L^[d%e eZ[bi e\ YWh[m[h[Z[l [bef[Z _d h[ifedi[je j^[beii e\ \kdY_ed _Z[dj__[Z m_j^_d [WY^ if [Y_Yf Wj^ehe] o' E eZ[bi e\ YWh[m[h[YedijhkYj[Z Wied]i_Z[j^[b_\[mWb [dl _hedc [dji j^Wj [WY^ Xkh_Wb mW [c X[ZZ[Z m_j^_d' >_dWbo%e ij[eXe]hWf^_[i e\ [WY^ Xkh_Wb m[h[WdWbop[Z je Z[l [bef Wc eh[Z[jW_b[Z kdZ[hijWdZ_d] e\ Kpua[bo c [Z_l Wb WdZ [Whbo c eZ[hd ^_ijeho'

Gd WXhe WZ[hi YWh[%j^_i j^[i_i Wie i[h] [i W Wd [nWc f b[\eh^em W X_eWhY^W[ebe] _YWb c _Yhe^_ijeho m_j^ W\eYki ed YWh[WdZ YWh[ ] _l _d] X[^W_eh Wi_iji _d Yedijh_Xkj_d] je kdZ[hijWdZ_d] j^[^_ijeh_YWb h[YehZ' : o h[ZkY_d] j^[WdWboj_YWb iYWb[je j^[XeZo%j^_i j^[i_i Z[c edijhWj[Z ^em "WXh[Z WdZ Z_iWXb[Z# XeZ_[i Wh[Wd _dj[] hWb f Whj e\ ^_ijeho WdZ ^em _j_i i^W[Z "E [jpb[h+) *, %f' *# L^_i WdWboi_i e\ Z_iWX_b_jo WdZ _c f Wh_c [dj fhel [Z j^Wj_j_i feii_Xb[je h[YedijhkYj j^[ieY_WbWdZ YkbjkhWb ^_ijeho e\ ]hekfi fh[l _ekibo Z[[c [Z ^_ijeh_YWbbo _dl _i_Xb[j^hek]^ W\eYki ed Z_iWXb[Z _dZ_l _ZkWbi "E [jpb[h+) *, %f' , # L^_i \WYjeh_i \khj^[h Yec fekdZ[Z _d j^_i WdWboi_i e\ Z_iWXb[Z WdZ(eh _c fWh[Z Kpua[bo _dZ1_ZkWi' : o YedZkY_d] WdWboi_i j^hek]^ Wf h[iYh_fj_l[b[di \eh

YWh[]_l_d] X[^W_ehi%j^_i j^[i_i dej edbo _bbkc_dWj[Z Wf [Yji e\ Kpua[bo ieY[jo%Xkj _

Wie Xhek]^j Z_i WXb[Z WdZ(eh_c fWh[Z _dZ1_ZkWi XWa _dje j^[^_ijeh_YWb h[YehZ W WYj_l[

WY[dji meh^o e\ WdWboi_i'

9 Yhei[hbeea Wj [WY^ eij[eX_e]hWf^o WdZ j^[YWh[]_l_d] X[^W_ehi [c fbeo[Z \eh

h^[kc Wje_Z Wj^h_j_i WdZ WZ_ibeYWj[Z ^_f h[l[Wb[Z1 Wi_eki _di_]^ji _dje j^[ieY_Wb%

h[b]_eki%WdZ [Yedec _Yi f^[h[i e\ Kpua[bo Ykbjkh[' 9 dWboi_i e\ Xej^ Xkh_Wbi ik]][ij[Z

j^Wj Z_iWXb[Z WdZ _c fWh[Z _dZ1_ZkWi m[h[dej eijhWY_p[Z WdZ(ehij_]c Wj_p[Z%Z[if_j[

fefkbWh dej_ed j^Wj Z_iWXb[Z c [Z_[lWb _dZ1_ZkWi m[h[jh[Wj[Z _dikY^ d[]W_l[mWoi

"E [jph[h+))/%f' *.# Adij[WZ%Xej^ : kh_Wb*, WdZ *.) m[h[jWa[d YWh[e\ WdZ WYY[fj[Z

m_j^_d j^[_h Yec c kd_jo' L^[\WYj j^Wj j^[c [Z_[lWb Kpuabh Yec c kd_jo mW WXb[je

_Z[dj_\o j^[d[[Z \eh YWh[%WYh[[Zje fhel_Z[YWh[%WdZ WYjkWbo fhel_Z[Z j^[YWh[%ik]][iji

j^Wj j^[Yec c kd_jo ^WZ j^[ademb[Z][%h[iekhY[i%j_c [%d[h]o%WdZ1Wk[i je jWa[YWh[

e\ ed[Wdej^[h'

L^[i[Wj_edi m[h[jWa[d Z[if_j[j^[Yeiji WieY_Wj[Z m_j^ fhel_Z_d] YWh[' : kh_Wb

*, Ö eij[eX_e]hWf^o h[l[Wb[Z j^Wj ^[hc eZ[be\ YWh[h[gk_h[Z j^[Yec c kd_jo je WYY[fj

^[h b_c _j[Z ieY_Wb hebh[m_j^_d ^[h if[Y_YWj[WdZ i[n Z[c e]hWf^_Y >kbj^[h%[h WX_bjo je

fhel_Z[WdZ(ehikffehj ^[h \Wc _bo _d j^[[Yedec _Yi[di[mW b_c _j[Z' L^[i[\WYjehi WY[

[if[Y_Wbo jhk[_d j^[_dijWdY[e\ : kh_Wb*.)%m^e Y^Wh[d][Z dehc Wj_l[ieY_Wb hebh[i m^[d

^[X[YWc [Z_iWXb[Z(_c fWh[Z WdZ m^[d ^["j[c fehWh_bo eh f[hc Wd[djbo#de bed][h Yekbz

fhel_Z[_d j^[[Yedec _Yi[Y jeh' <[if_j[j^[i[\WYjehi%Xej^ Xkh_Wi ik]][ij[Z j^Wj YWh[

mW fhel_Z[Z%WdZ [WY^ _dZ1_ZkWbmW WYY[fj[Z' Le \kh^[h j^_ fe_dj%j_ _ dej[meh^o

j^Wj : kh_Wb*, b_[Z WXekj i_n ^kdZh[Z o[Wi X[\eh[: kh_Wb*.)' L^[h[\eh[%j^[h[_i W

Yedi_ij[dYo j^Wj^[c [Z_[l WbKpua[bo Yec c kd_jo YWh[Z \eh WdZ WYY[fj[Z

Z_iWXb[Z(_c fWh[Z _dZ_l _ZkWbi Z[if_j[j^[l Wh_eki ^WhZi^_fi j^[o [dYekdj[h[Z'

L^_i Yec c edj^[c [%e\ f[hi_ij[dY[%WYY[fjWdY[%WdZ f[hi[l [hWdY[Wf[Whi je X[

[c X[ZZ[Zj^hek]^ekj Kpua[bo b\["_dYbkZ_d] : kh_Wb*, WdZ *.)# Le Yedl [o j^_i

[c ej_edWb h[i_ijWdY[%j^[_c W][e\ Whei[Wf[Whi j^hek]^ekj Kpua[bokZl Wi^[bo%W W

h[c _dZ[h e\ j^[_h Yec c kd_joÖ YWfWX_bjo je m_j^ijWdZ Y^Wbb[d][i' J ei[i Wh[\ekdZ

fbWdj[Z _d \hedj e\ Xk_bZ_d]i%_d j^[Y_jo Y[dj[h%Wbed]i_Z[j^[heWZ%WdZ _d] WhZ[di' J ei[i

Wh[_diYh_X[Z _d] Wj[i%[m[Z _dje Yhej^_d] %WdZ fW_dj[Z ed \khd_jkh[' Ad j^[: z]zp

J [\ehc [Z Y^khY^%j^[: _Xb[_i Yel [h[Z _d Whei[Xeea Yel [h'

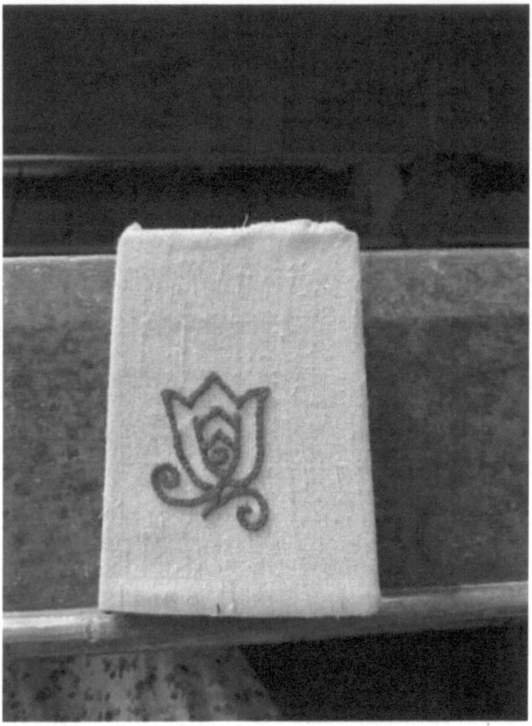

>]kh[- 13J ei[Xeea Yel[h

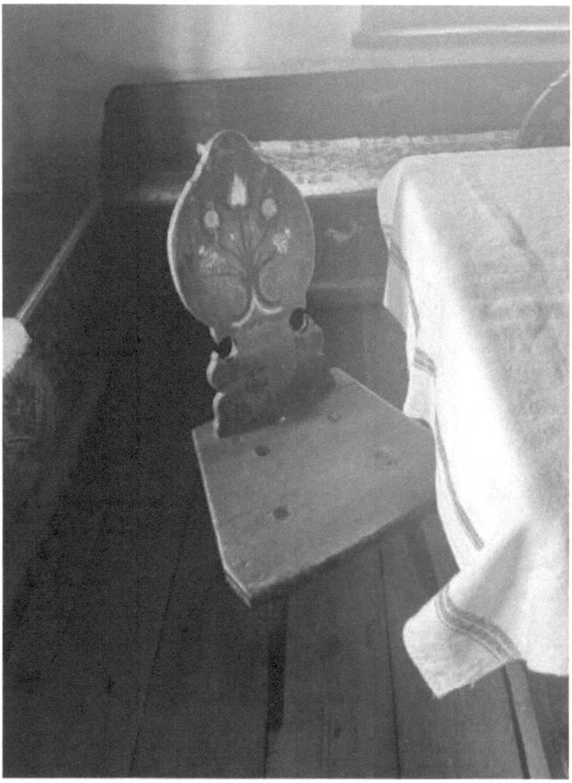

>]kh[-23J ei[i f W_dj[Z ed WY^W_h _d Wc [Z_1 Wbh[Yedijh kYj_ed

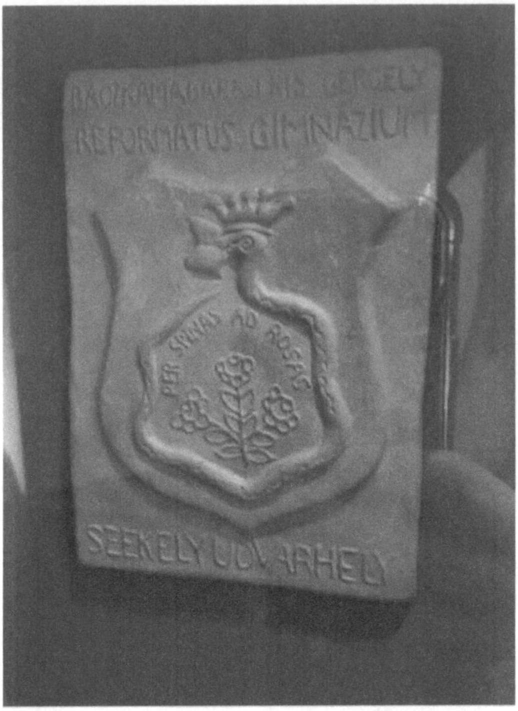

>]kh[.) 3J ei[i ed Kpua[bo YeWe\ Wc i

>khj^[h%d j^[XW[c [dj e\ j^[@Wp J [piz E {p[kc %j^[h[_i Wd [n^_Xj j^W[bWXehWj[i ed j^[c [Wd_d] e\ j^[hei[je j^[Kpua[bo' A_i j_j[Z%L^hek]^ L^ehdi je J ei[i%WdZ _j h[WZi%

L^[hei[ ] WZ[d _d GZeh^[_mW fbWj[Z Zkh_d] WZ_Ykbj ^_ijeh_YWbf[h_eZÄ m[mekbZ ba_[je fh[i[dj j^_i `ekhd[o \kbbe\ j^ehdi% ^]^b]^j_d] j^[c eij _c fehjWdj ^_ijeh_YWbijW[i% [hiedWbj_[i WdZ WYec fb_i^c [dji j^Wj fhel [j^Wj We ed] j^[j^ehdi e\ j^[fWj%hei[i Xbeec [Z WdZ ij_bXbeec \eh Wd [dj_h[Yec c kd_jo' "@Wp J [piz E {p[kc #

*. ,

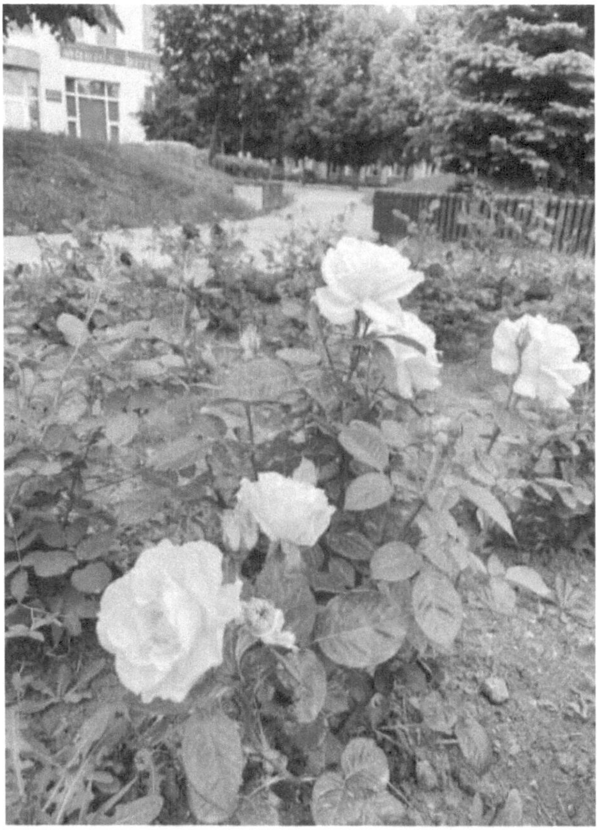

>]kh[. *3J ei[i _d GZeh^[_!i Yec c kd_jo]WhZ[d

Bkij Wj^[Yec c kd_jo l_[mi j^[_h^_ijeh_YWbf Wj W Wekhd[o j^hek]^ j^ehdi je X[Yec [hei[i%j^[iWc [[c ej_edWbf[hi_ij[dY[_i \ekdZ _d j^[YWh[X[^W_ehi j^Wj m[h[[c fbeo[Z \eh: kh_Wb*, WdZ: kh_Wb*.)'

5 <=<G<D:<H

9 bX[hj_% ' "+)) *# >W[dY[ ]eZZ[ii[i WdZ _leho Xkhbiek[W [hi3 L^[Wij^[j_Yi e\ i[nkWb Z_\\[h[dY[WDW[: hedp[9] [Cdeiiei' *F VYSK 0 YJOHLVSYN* %("+#% 12Å+) . ' ^jjfi3((Ze_'eh] (*) '*) 1) ()) -, 1+-) *+)) 02+- -

9 ff[Xo%Re%J _Y^WZ L^ec W%WZ BWd[: k_aijhW "+) *. # AdYh[W_d] ; ed_Z[dY[_d HW[ef W^ebe] _YWb< _W dei_i &9 ffbYW ed e\ j^[AjWXkbL[hc _debe] _YWb >hW [meha' *8UJLYUHJVUHS 9V\ YUHSVMP HSLVWHJOVSYN* - "*2Å+*' <GAS ^jjfi3((Ze_'eh] (*) '*) */ ('`ff'+) *-') 0')),

9 dZh[W[d%J 9 %F K9 dZ[hi[d%K9 Bkij%J ; ^h_ij[di[d%WdZ Æ B@Wdi[d' "+) *0# Hhe] deij_Y>W jehi 9 iieY W[Z m_j^ E ehjWbjo _d HW[dji m_j^ K[fj_Y9 hj^hj_i39 <[iYhfj_l[; e^ehj KjkZo' *BJHUKFUHJ HU 9V\ YUHSVMACL\ T H[VSYN*) +"*#%+0Å, +' ^jjfi3((Ze_'eh] (*) ', *) 2(),)) 20- +'+) */ '**/ - +- *

9 d] [b%B DWnh[dY[' "*2- / # Ka[b[jWb; ^Wd] [_d 9 dY[dj ? h[[Y[' *0 T LYPJHU 9V\ YUHSVM ? O`ZPJHS 0 U[OWWSYN*) "*#%2Å21' ^jjfi3((Ze_'eh] (*) '*)) +(WF W*, ,)) -) *) 2

9 hdijW%e h[d <W[d%N[hed_aWJ ofZW%Kkl _H[jed_[c _%L he[ti @[h d%D h[c eh : [hdjied%9 dZ[hi >Wj^%Kki Wd F_[ti[d%[j Wb "+) *2# =Wbo K[bJ [fehj[Z HWd _d Bkl [d_b[AZ_ef W^_Y9 hj^hj_i W J [bW[Zje Ded]iL[hc GkjYec [i3J [ikbji \hec j^[FehZ_YBkl [d_b[AZ_ef W^_Y9 hj^hj_i ; e^ehj KjkZo' *0 Y[OYPJPZ 2 HYL ALZLHYJO* , &'0#%2/ *Å2/ 2' ^jjfi3((Ze_'eh] (*) '*)) +(WH +, 0*.

9 k\Z[h^[_Z[%9 hj^kh; '%, edhWe' J eZh yk[p&E Wj d%G Z_d DW] i`e[d%WdZ ; edhWe' J eZh] k[p&E Wj_d' "*221# *COL 2 HT I YHKNL 4 UJ`JSVWLKHVM \ T HU ? HSLVWHJOVSYN* $; W Xh_Z[[Md_l [hi_jo Hh[ii'

: WZi] WZ%9 kXh[o%9 b[n_i L' : ekj_d%WdZ BWd[=' : k_aijhW "+) **# *1 YLH[OFUN =L^ ; FMI FUV [OL 4]FKLUJL VMB LHJO' 2 VUJLT WYHY` 0 WWYVHJOLZ [V 1 FVHYJOHLVSYN*' KY^eeb\eh9 Zl WdY[ZJ [i[WhY^ Hh[ii'

: s[piE eb] W%e %Ke Yehe%9 X] WbE [pWH[xWepW%E ' C W^[h_d[KfhWZh[o%WdZ =h_YB : Wj[b_da' "+) *, # 9 dWbi_i e\ : ed[@[Wbd] _d WHeijef[hW_l [HW[dj3Ka[b[jWb =l _Z[dY[e\ E [Z_YWbF [] b[Yj WdZ @kc Wd J _]^ji N_ebW edi' *9V\ YUHSVM5 VYLUZPJ BJHLUJLZ* *- "- #%) .) Å*) . - ' ^jjfi3((Ze_'eh] (*) '****(*. . / &) +2'*+*+*

: Wd[hf%hWda' "*12. # L^[@kc Wd : ed[i _d j^[@[c [dmW ; eh[Yj_ed _d j^[Md_j[Z KjWj[i 9hc o E [Z_YWbE ki[kc Wj O W^_d]jed' 0 T LYPJHU0 U[OYVWWSVNPZ' 9 dj^hefebe]_YWbKeY[jo e\ O W^_d]jed'

: WbZed_%E Wi_YW% WXh_[b[KYehhWde%9 d][be ? _ic edZ_%9 b[ii_W< Ö]eij_de%E _Y^[bb[9 b[nWdZ[h%DkYW? Wf Wi_% WXh_p_e NWdd[hed] W%9 djed[bbW; Wd_d_%Gb] WJ _YaWZi% WdZ ; hij_dWE Wjwd[p&DWXWh] W"+) *1# O ^e O [h[j^[E _d[hi e\ 9 bbkc _[h[8 9 E kbj_Z_iY_fb_dWho 9 ffheWY^ je J [YedijhkYj_d] j^[Gij[eX_e]hWf^o e\ Wd Aj Wb_Wd O eha[h; ec c kd_jo' ? SVB > UL &("*) #%&2' ^jjfi3((Ze_'eh] (*) '*, 0*('ekhdWbfed[') +). , / +

: Wbjei _[m_Yp%Dsipbe%9 ddWRiy_W: _bb[hf%Hkj[h; i_ffsd%Dspibe < WhyYp_&KpWXy%-h_aW ? sbb%Ajl sd Cel sji%Coh WDokXboWdel _Yi%WdZ ql WF o] [h] [i' "+) *1# 9 d_c Wb =nfbe_jWj_ed _d E [Z_[l Wb@kd] Wbo' Ad Bypi[\ DWpbel ipao% Wbspi F Wjo%Hkj[h Kp[WXy%WdZ 9 dZhsi NWZW "[Zi'#%COL 4JVUVT ` VM< LKEL]HS7 \ UNHY` "ff'**, Å */ . # : hbb

: Wkj%C[dWd%9 c hW 9 Zhel _Y%K[p]_d é W^_d%WdZ r p]| hC WWtefkh' "+) *0# Bkl [d_b[AZ_efWj^_Y 9 hj^hj_i' 1 HSRHU< LKPJHS9V\ YUHS() "+#%d) Å*) *' ^jjfi3((Ze_'eh] (*) '- +0- (XWaWdc [Z'+) *0') ***

: [j^WZ%BedWj^Wd < '%9 ddWB Gij[h^ebjp%Riebj F oshsZ_%WdZ 9 dZh[? edY_Wi "+) *2# E Wh]_dWbp[Z E ej^[h^eeZ' 1 FVHYJOHLVSVN` VM5 YVU[FLYZ HUK 1 VYKLYSHUKZ +. +Å 0+'

: [j^WZ%BedWj^Wd < '%L_c ej^o B 9 _d] [h%9 dZh[? edY_W%WdZ Riebj F oshsZ_' "+) +*# Kkhl_l_d] "Xkj dej L^h_l_d]# Wj[h; hWd_WbNWkbj LhWkc W 9 ; W[KjkZo \hec LhWdiohd Wd_W 8U[LYUH[FVUHS9V\ YUHS VM? HSLVWH[OVSVN` () $*++Å*+2' ^jjfi3((Ze_'eh] (*) '*) */ ('_ff'+) +*') / ')) /

: [h[p_d%H 9 '%K N' : hWj_dW%WdZ 9 ' D' H[jhki^_d' "+) +*# LhWkc Wj_Y@_f < _ibeYWj_ed3 D[Yjkh[' CYH[T H[VSVN@HPVY[VWLKHAVZZIP', "+#%&. / Å*/ 2' ^jjfi3((Ze_'eh] (*) '+*1+, (+, **&2). &) +* &0&&. / &/ 2

: _ha[jj%B "+))) # < [iYh_f_j_ed e\ W< _ibeYWj_ed e\ j^[@[WZ e\ j^[>[c kh%, ec fb_YWj[Z m_j^ Aji >hWYjkh[4m_j^ J [c Wai Xo Be^d : _ha[jj "*1*. &2) -# *1/ 2' 2 SFUPHS >Y[OVWHLKPJZ HUK ALSH[LK ALZLHYJO%, , $- Å' ^jjfi3((Ze_'eh] (*) '*) 20()))),) 1/ & +)))) 1))) &))) +

: ekj_d%9 b[n_i L' "+) *+# O hjj[d _d Kjed[%O hjj[d _d : ed[3L^[Gij[eX_e]hWf^o e\ W : hedp[9] [; hWjic Wd \hec 9 bWbWd^' Ad 9 dd DkYo KjeZZ[h WdZ 9 dd E ' HWael _Y^ "=Zi'#%COL 1 FVHYJOHLVSVN` VM8UKPJHK\ HSZ Md_l[hi_jo Hh[ii e\ >beh_ZW% *2, &+*1'

ÅÅÅÅÅ' "+) */ # =nfbeh_d] j^[KeY_Wb; edijhkYj_ed e\ < _iWXb_jo3 9 d 9 ffb_YWj_ed e\ j^[: _eWhY^Webe]o e\ H[hied^eeZ E eZ[bje WHWj^ebe]_YWbKa[b[jed \hec 9 dY_[dj

: WhWd' *8ULYUHTVUHS9V\ YUHSVM? HSLVWHTOVSVN` "&' $*0Å+1'*
^jjfi3((Ze_'eh](*)'*)*/('_ff'+)*.'*)')).

: ekj_d%9 b[n_i L'%WdZ E Wj^[m HWebkYY_; WbW'Wd' "+)*2# AdYh[W_d] =c fWj^o WdZ J [ZkYd] Hh[`kZ_Y[39 d 9 h]kc [dj \eh>_Yj_l [ Gij[eX_e]hWF^_YWbF WhWj_l [' *1 FVHYJOHLVSVN` 8ULYUHTVUHS("*#%01Å10'* ^jjfi3((Ze_'eh](*)'.0--(X_'+)*2'*))*

: hemd[b%hkY[<'%&[ii[: ' Bkf_j[b% ^h_ij_Wd Ch[jj[a%WdZ HWkb9 dZ[hied' "+)*.# *BRLSL[HSCYH T H' 1 HZPJ BJHLUJL"< HUHNLT LU"HUK ALJVUZJY\ J[VU$*
=bi[l_[h(KWdZ[hi'

: k_aijhW%BWd[='%WdZ <ek]bW @ MX[bWa[h' "*22-# KjWdZWhZi \ehZWjWYebb[Yj_ed \hec ^kcWd ia[b[jWbh[cW_di' *0 YRHUZHZ0 YJOLVSVNPJHSB\ Y]L`'*

; Wbied%< W_ZK'%? [eh][B 9 hc [bWjei%WdZ <[dd_i H 1 Wd ? [hl [d' "*20-# >WjehiAd\bk[dY_d] j^[=j_ehe]o e\ ; h_XhWGhX_jWbW_d Hh[^_ijeh_YF kX_W *9V\ YUHSVM 7 \ T HU4]VS [VU(".# -).%F 0%)0&)/%F 1%*)'* ^jjfi3((Ze_'eh](*)'*)*/())-0&+-1-"0-#2)+),&

; [Wai[iYk%b[' "*21,# *CYHUZ SJHUH#HUHUJELU[AVT HUHUSHUK'* E _bjWo HkXbi^_d] @eki['

; ^hij[di[d%L_dW%E Wdk[bE Wjw[p&DWwd%WdZ ; Whei H_d[ZW"+)*,# H[h_eij_i WdZ Gij[ebi_i _d WE [Z_[l Wb Ka[b[jed \hec Kekj^&O [ij @kd]Wb3"D[fheio% Lh[fed[c Wei_i%LkX[hYkbei_i eh@of[hjhef^_YGij[eWj^hef Wj^o#9 <_Wdeij_Y ; ^Wb[d][' *8ULYUHTVUHS9V\ YUHSVM>Z[LVHYJOHLVSVN` '("*#%2Å1+'*
^jjfi3((Ze_'eh](*)'*))+(eW*+-)

; eYee%J [bk%Keh_dWKY^_feh%E edji[hhWj @[hl [bWWkH[jhk ; _Wd]W%J enWdWHef[iYk% ; bWZ_W: êd[iYk%E _^W_; edijWdj_d[iYk%9 b_dWE Wj_d[iYk%WdZ >beh_dWJ WYk' "+)*0# ? [d[j_Y9 _d_j_[i 9 c ed] j^[@_ijeh_YWbHhel _dY[i e\ J ec Wd_WWdZ ; [djhWb=khef[W J [l [W[Z Xo Wd c j<F9 9 dWboi_i' *1 < 2 6 LUL[PIZ&"*#%&&**'*
^jjfi3((Ze_'eh](*)'**1/(i*+1/,&*0&-10&

; hWi%< W_dW< %WdZ J [X[YYW? embWdZ' "+)*.# L^[Hhen_c WbMdWW Wd 9 ZZ_j_edWb <_Wdeij_Y>[Wkh[e\ 9 Zl WdY[Z J ^[kc Wje_Z9 hj^h_j_i' *8ULYUHTVUHS9V\ YUHSVM ? HSLVWHTOVSVN` &%+/Å)'* ^jjfi3((Ze_'eh](*)'*)*/('_ff'+)*.')-'))+

; h[m%< W_Z>' "*212# 9 bjWi] [iY^_Yj[39 F [m KeYWb@_ijeh_o Ñhec : [bemÖ8 *2 LUYHS 4\ YWLHU7 PZVY' ''",&#%2-Å)0'* ^jjfi3((Ze_'eh](*)'*)*0(K)))12,12)))+)..)

; e^[d%L^ec W N' "+)*0# L^[E Whe^_ijeh_o e\ E _Yhe^_ijeh_o' *COL 9V\ YUHSVM< LKEL]HS HUK 4 HYS < VKLYUB[\ KHLZ),* *#%,Å0,'* ^jjfi3((Ze_'eh](*)'*+*.(*)1+2/,/&,0*/.01

<[b[jWdj%< ' "*22) # ; [Wki[iYk%A Ñ ec Wd_Wd E _bjWo <eYjh_d[HWj WdZ Hh[i[djÖ': eea
J [1 _[m# BSHJVUPJ HUK 4 HZ[4 \ YWWLHUAL]EL^ +- "*#%*2) &2*'

<[jjmob[h%C' 9 ' "*22*#; Wd HWd[efWY^ebe]o Hhel _Z[=1 _Z[dY[\ehÑ ec fWi_edÖ8
0 T LYPJHU 9V\ YUHS VMP O`ZPJHS 0 U[OYVWWSVN` -) "- #%0. Å 1- '
^jjfi3((Ze_'eh] (*) '*)) +(WfW*, ,) 1-) -) +

3 L\ [LYVUVT `$"*22*# O c ' : ' =[hZc Wdi'

<_? Wd] _%-bpWX[j^ 9 '%WdZ E [] Wd C' E eeh[' "+) *+# ALZLHYJO< L[OVKZ FU 7 \ T HU
BRLSL[HS 1 FVSVN ' =bi [1 _[h

<eYj%< W_Z%WdZ DehdWL_b[o' "+) *0# O ^Wj=j^_YWb; edi_Z[hWj_edi K^ekbZ Ad\ehc
: _eWhY^Wj[ebe]o e\ ; Wh[9 dWbi_i 8 Ad DehdWL_b[o WdZ 9 b[Y_WKY^h[da "[Zi'#%-L^
3 L]LSVWT LU[Z FU [OL 1 FVHYJOHLVSVN` VM2 HYL 5 \ Y[OLY 2 HZL B[\ KHZ HUK 4 _WHUKLK
COLVY` "ff' , *2&- +# Kfh_d] [h Adj[hdWj_edWb

<ek]bWi%E Wo' "*2/ / # ?\ YH[` HUK 3 HUKLY/ 0 U 0 UHS ZPZ VM2 VUJLW[Z VMP VSS [FVUHUK
CH VVS J ekjb[Z] [C' HWkb

=bbi%E [h[Z_j^ 9 ' : ' "+) *2# COL 2 OPSKYLU VMBWYFUN B[YLL[/ COL 1 FVHYJOHLVSVN` VM
2 OPSKOVVK FUH & [O 2 LU[\ Y` 0 1 VSP[FVUPZ[2 VUNYLNH[FVU $ Kfh_d] [h

ÅÅÅÅÅ' "+) *-# COL 2 OPSKYLU VMBWYFUN B[YLL[/ COL ALT HFUZ VM2 OPSKOVVK FUH =FUL[LLU[O
2 LU[\ Y` 0 1 VSP[FVUPZ[2 VUNYLNH[FVU $ S< eY[ehWbZ_ii[hjWj_ed%KohWWki[Md_1[hi_joT

>[^[h%9 dZh[W "+) *1# >hec ; ekhji^_f j_bbj^[E ehd_d] 9 \j[h3 L^[J eb[e\ >Wc_bo%
C_di^_f%WdZ >h_[dZi _d j^[E Wh_W[[i e\ Dsiphe Kpua[bo' COL 7 \ UNHYFHU
7 PZ[VYPJHS AL]EL^ , "- #%, Å / '

ÅÅÅÅÅ' "+) **# O ^[d j^[L_c [Å ; ec _d] '" ; ^_bZXhj^ _d =_]^j[[dj^ ; [djkho
LhWdi ob Wd_WÉB[\ KHH DU[LYZP[H[PZ 1 HI LZ#1 VS HP#7 PZ[VYFH *, . Å 1'

>_h[ij[_d%8 Wo K'%J Wf^ ; ' : kZZ%K^[h_d[=' ? WXh[b%8 Wo 9 ' Ceh[jpao%AWd : '
E YAd[i%WdZ BWe [i J ' GÖ< [bb "+) +*# 5 FYLZ[LFU : LSS gZ CL _[I VVR VM
AOL\ T H[VSVN` $=bi [1 _[h

>ehc _YebWN_dY[dpe%I k_dp_e E _bWd[i_%WdZ ; Wj[h_dWKYWi_d_ "*210# =1 _Z[dY[e\ Kf_dWb
LkX[hYkbei_i Wj^[: [] _dd_d] e\ j^[>ekhj^ E _b[dd_kc : ; \hec 9 h[d[; WdZ Z[
; W["D] kh_W%Wbo# 0 T LYPJHU Q\ YUHS VMP O`ZPJHS 0 U[OYVWWSVN` , ' "*#%*Å ' '
^jjfi3((Ze_'eh] (*) '*)) +(WfW*, ,) 0+) *) +

>h_Ya[%-[bY_WWB Wed DW\eed%WdZ J oWd =if[hi[d' "+) +*# Md\eh] ejj[d 3 L^[
Gij[eXe]hWf^o e\ Wd =dibW[Z O ec Wd WdZ ; ^_bZ \hec *1j^ ; [djkho KWXW
9V\ YUHS VM0 YJOHLVSVNPJHS BJHLUJL ALWVY[Z (+' *Å*+'
^jjfi3((Ze_'eh] (*) '*) */ (''Wh[f'+) +*'*) +1, 1

? sbb%=hm_d' "+)*, # ; ^khY^oWWZi _d j^[LhWdiobl Wd_Wd : W_d \hec j^[**j^ je j^[>_hij @WW e\ j^[*, j^ ; [djkh_[i 3Gd j^[: []_dd_d]i e\ Alij_jkj_edWbp[Z ; ^hij_Wd_jo' < HYPZFH' B[\ KFPBP< H[LYIHSL' *, . Å)'

? [bb[h%HWe [bW' "+)*2# L^[: _e[j^ei e\ Gij[eXe]hW^o' 1 FVHYJOHLVSVN' 8U[LYUH[FVUHS ("*#%d 1Å*) *' ^jjfi3((Ze_'eh] (*)'. 0--(X_'+)*2'*)))

? h[]]%Re^d : '%BWe [i H' Kj[[b[%WdZ 9 dd @ebp^k[j[h' "*2/ . # J e[dj][de]hW^_Y =l WkW_ed e\ L[c fehWb: ed[i \hec Kekj^ < WejWdZ_Wd : kh_Wd' 0 T LYPJHU 9V\ YUHSVMP O`ZPJHS0 U[OYVWSVN' ' ("*#% *Å/ *' ^jjfi3((Ze_'eh] (*)'*)) +(WfW*, ,) +,) *+)

? h[]eho% hWZ K' "*222# Å Kc Wb: [Wj_\kb8 E _Yhe^_ijeho WdZ j^[@_ijeho e\ =l [hoZWb D_\[' 7 PZ[VY' HUK COLVY' (-"*#%8)) Å**)' ^jjfi3((Ze_'eh] (*)'****()) *1& +/ . / '02*222) 02

? hWk[h%9 dd[D' "+)*+# 0 2 VT WHUFVU[V ? HSLVWH[OVSVN' O _b[o& bWWam[bb

? _k\\hW%N Wh[dj_dW%9 d] [b_YWN_j_[bbe%KWhW? _ki_Wd_%< W_Z[; WWe [bbW%WdZ ? _de >ehdW_Wi' "+)*. # 9 Heii_Xb[; W[e\ ? Wh[Ö KYh[hei_d] Gij[ec o[b_j_i \hec E [Z_[l WbLkiYWdo "**j^&*+j^ ; [djkh_[i# 8U[LYUH[FVUHS 9V\ YUHSVM ? HSLVWH[OVSVN' &&$. *Å . ' ^jjfi3((Ze_'eh] (*)'*)*/ ('_`ff'+)*.')2'))+

? embWdZ%J ' D' "+)*/ # =bZ[h9 Xki[3=l WkW_d] j^[Hej[dj_Wi WdZ HheXb[c i e\ < _W_dei_i _d j^[9 hY^W[ebe]_YWbJ [YehZ' 8U[LYUH[FVUHS 9V\ YUHSVM >Z[LVHYJOHLVSVN' ' +", #% *-Å +, ' ^jjfi3((Ze_'eh] (*)'*))+(eW+--+

@We _bWi_i%Q Wdd_i%E Wia HkY[dd_a%WdZ KWhW' LWbem' "+))+# COFURFUN COYV\ NO[OL 1 VK' / 0 YJOHLVSVNEZVM2 VYWYLHSF[' ' Ckm[h 9 YWZ[c _Y(H[dkc HkXbi^[hi'

@WdiO _dj^[h' "+)+)# 4\ YVVL FU[OL GLHYZ 0 N[LY [OL CYLH[' VM0 P_#SH#2 OHWLSSL FU&)-$ SH'eje]hW^T O _a_c [Z_W; ec c edi'
^jjfi3((Yec c edi'm_a_c [Z_Weh](m_a_(>_b[3=khef[U*0-1&0//U +l[d +2'fd]

@Wha[o%<_Wd[=' "*221# < _iWXb_o% ec fWi_ed%WdZ j^[Ka[b[jWbJ [YehZ3Mi_d] E kiYkbei a[b[jWbKjh[ii E Wha[hi "E KE #je ; edijhkYj Wd Gij[eXe]hW^o \hec =Wbo F[m E [n_Ye' 8U[LYUH[FVUHS 9V\ YUHSVM>Z[LVHYJOHLVSVN' -". #% +/ Å , -)' ^jjfi3((Ze_'eh] (*)'*))+("KA A**) 22&*+*+"*221) 2) #13 5, +/ 39 A< & G9 -, 07, ')'; G4+&O

@Wjc Wd%Re^WdW E _abyi : sd%WdZ Rebjsd : WjW"+)++# ; ef_d] m_j^ < _ic Wdjb_d] >ehY[i3LhWZ_j_edWbE WdW[c [dj WdZ LhWdi\ehc W_edi e\ Kpua[bo&@kd] Wi_Wd N_bbW[; ec c edi e\ LhWdiobl Wd_W&d j^[*/ Å+*ij ; [djkh_[i' 8U[LYUH[FVUHS 9V\ YUHSVM[OL 2 VT T VUZ&+ *#%+01Å+2-' ^jjfi3((Ze_'eh] (*)'., , -(_Y**10

@[\d[h%Bei[f^ L'%WZ =bpWX[j^ 9 ' < _? Wd]_' "+) *, # 9 dY[ijho =ij_c Wy_ed' Ad =bpWX[j^ 9 ' < _? Wd]_WZ E [] Wd C' E eeh["=Zi'#%ALZLHYJO< L[OVKZ FU7 \ T HUBRLSL[HS 1 FVSVN` "f f' **0&. *# =bi[1 _[h'

@jY`_di%C[j^ 9 ' "+) ++# AVT HUH$SH^eje] hW^T =dYoYhef[Z_W: hjWd_YW ^jjf i3(mmm'Xhj Wd_YWYec (fbWX[(J ec Wd_W

@ei[a%DWkh[d' "+) +)# 2 YVZZYVHKZ VM2 VUJ LYZFVU$S< eYjehWbZ_ii[hj Wy_ed%KohWki[Md_l[hi_joT

ÅÅÅÅÅ' "+) *2# Gij[eXe] hW^o W E _Yhe^_ijeho3O hj_d] \hec j^[: ed[i Mf' 1 FVHYJOHLVSVN` 8U[LYUH[FVUHS ("*#%- Å 0' ^jjf i3(Ze_'eh] (*) '. 0- - (X'+) *2'*)) 0

@ei[a%DWkh[d%WZ Be^d J eXX' "+) *2# Gij[eXe] hW^o39 HbWy\ehc \eh : _eWY^Wyebe]_YWbJ [i[WY^' 1 FVHYJOHLVSVN` 8U[LYUH[FVUHS (*#%Å*. ' ^jjf i3(Ze_'eh] (*) '. 0- - (X'+) *2'*)) .

BeoY[%J ei[c Wo 9 ' "+)) . # 9 hY^Wyebe] o e\ j^[: eZo' 0 UU\ HSAL]HL^ VM0 U[OYVWWSVN` () "*#%, 2Å*. 1' ^jjf i3(Ze_'eh] (*) '**- / (Wdkh[1'Wdj^he', , ') 0) +), '*- , 0+2

C[do^[hYp%E ' O '%9 b[nWZhWJ ' CbWh[i %CohW=' Kjkbb%Cob[9 ' E Y; ehc _Ya%WZ Kj[f^Wd_[B ; eb[' "+) *0# O ehbZm_Z[Hefkb Wy_ed NWi_Wy_ed _d H[b_YK[nkWb <_c ehf^_ic 39 1 WbZWy_ed WdZ h[YWbXhWy_ed e\ j^[CbWh[i [j Wb c [j^eZ' 5 VYLUZPJ BJHLUJL 8U[LYUH[FVUHS%, , %+. 2'[*&. 2'[1' ^jjf i3(Ze_'eh] (*) '*) */ ("\ehi Y_dj'+) *0') . ')) *

CbWh[i %9 ' J '%Gkib[o%K' < '% Nebbd[h%B E ' "+) *+# 9 J [1_i[Z E [j^eZ e\ K[n_d] j^[@kc Wd Aldec _dW[ki_d] H^[d_Y[Ö F edc [jh_YLhWyji WdZ Kj Wy_ij_YWb E [j^eZi' 0 T LYPJHU9V\ YUHSVM O' ZPJHS0 U[OYVWWSVN` %&). "*#%) - Å**- ' ^jjf i3(Ze_'eh] (*) '*)) +(WfW++*) +

Cb[_dc Wd%9 hj^kh' "*201# ; kbjkh[%Wd[ii%WZ ; Wh[' 0 UUHSZ VM8U[LYUHS< LKPJFUL - - "+#% +. *Å 1' < GA$*) '0, +/ ())), &1*2&1&&. *

Chec Wd%9 dd[E '%WZ Kj[1[d 9 ' Koc [i' "+) *, # Adl [ij_] Wy_ed e\ Ka[b[jWbLhWkc W Ad =bpWX[j^ 9 < _? Wd]_WZ E [] Wd C E eeh["=Zi'#%ALZLHYJO< L[OVKZ FU7 \ T HU BRLSL[HS 1 FVSVN` %[Z j[Z Xo =bpWX[j^ 9 < _? Wd]_WZ E [] Wd C E eeh["f f' +*2& +, 1# =bi[1 _[h'

Ckc c %C[bi[o B%C WbB J [_d^WZ%< Wie H_ec Xde&E WYWb%WZ 9 ZkWje 9 hWk`e "+) *) # 9 hY^Wyef WW_jebe]_YWbAdl [ij_] Wy_ed e\ WE kc c o \hec K_Ybo "*1j^&*2j^ ; [djkho 9 <# 8U[LYUH[FVUHS9V\ YUHSVM[OL BJHLUJL VM< HU) - "+#%*00Å*1- '

DWpbel i pao%Bypi [\% Wspi F Wyo%Huj[h KpWXy%WZ 9 dZhsi NWZW "+) *1# COL LJVUVT ` VM< LKFL] HS7 \ UNHY^' : h_bb

D[ikh[%J _Y^WhZ ?' "+)).# D_da_d] L^[eho WdZ =l_Z[dY[_d Wd 9hY^W[ebe]o e\ @kc Wd 9][dYo3 AWede]hWf^o%Kjoh[%WdZ L^[eh[i e\ =c XeZ_c [dj' 9V\ YUHSVM 0YJOHLVSVNPJHS< L[OVK HUK COLVY` &' ", #P%+, 0Å+..' ^jjfi3((Ze_'eh](*)'*))0(i*)1*/&)).&2,)&

D[1_%8 _el Wd_' "*22*# Gd E_Yhe^_ijeho' =L^ ?LYZWLJ[P]LZVU7 PZ[VYPJHSF YH[FUN 20Å **2'

D_dZ[c Wd%E Who' "*222# <LKPJFUL HUK BVJHL[` FU4 HYS` <VKLYU4\YVWL' ; We Xh_Z][Md_l[hi_jo Hh[ii'

E Y? [[%J ' Bed%WdZ J_Y^WhZ D' O Whc i' "+)+)# 0U[OYVWWSVNPJHS [OLVY` / 0UFU[YVK\J[VY OPZ[VY`' J emc Wd Djjb[_[bZ'

E Y? h[m%J eX[hj F'%WdZ Be^d: '? h[]]' "*20*# 9dec Wbeki >ki_ed e\ j^[E Wh[ki je j^[Loc f Wd_YJ_d]' 0UUHSZ VM>[VSVN` "ACFUVSVN` ; HY` UNVSVN` -%"*#P%8, 1Å*-)' ^jjfi3((Ze_'eh](*)'**00()),-12-0*)1)))**2

E_[dZb%J 'K'%WdZ ; 'G' Del[`eo' "*212# 0NL 2OHUNLZ FU[OL ?LSJPZ/ 8T WSPJH[FVUZ MY ?HSLVKLT VNYHWO` $0NL <HYRLYZ FU[OL 7\T HUBRLSL[VU"ff' *, 0Å*/1#

E_bd[hP%8 [eh][J'%=l[9dZ[hied%BWb @h_YWa%@_bjed H' K_b WWdZ 9dd[Kjed[' "*22+# 3L[LYT FUH[FVUVMERLSL[HS HNL HUK ZL_/0 <HU\ HSWYLWHYLK MY [OL 3PJRZVU<V\UKZ ALI\YHS CLHT "8SSFUVPZ B[H[L <\ZL\T "BWYFUNMLSK"8SSFUVPZ Md_l[hi_jo HWa%H9 ' ?[eh][J' E_bd[h'

E [hh[Wk&Hedjo%E ' "*2/+# Md_duZ_j Z[E [hh[Wk&Hedjo' AL]\L KL <c[HWO` ZPX\L L[KL <VYHSL +, "-#P%)*Å-*)'

E [ia[bb%Dodd'%J eX[hj O' Hh[kY[b%WdZ Dodd' E [ia[bb "+))-# 0 2VT WHUFVU[V BVJHFS 0YJOHLVSVN` $: bWYam[bb HkX'

E [jpb[hP%h_dW"+)*,# 0 ZVJHFS OPZ[VY` VMKPZHI FSP[` FU[OL <HKKSL 0NLZ/ 2\S[\YHS 2VUZHKLYH[FVUZ VM? O`ZPJHS 8T WHPYT LU[` J ekjb[Z]['

ÅÅÅÅÅ' "+))/# 3PZHI FSP[` FU<LKFL]HS 4\YVWL COFURFUN 0I V\[? O`ZPJHS 8T WHPYT LU[3\YFUN[OL 7FNO<HKKSL 0NLZ' J$&&%8%#&)%8% J ekjb[Z]['

E_bb[hP%@[_Z_%H[Wd Dek_i[DWc_[%D_ejjWF eY^[&emZo%Rieh F oshsZ_%9 dZh[?edY_WP% WdZ BedWj^Wd <': [j^WhZ "+)+)# <_\\[h[dj_Wb<_W]dei_i e\ ; WbY_[Z FeZkb[i \hec WE [Z_[l WbKpua[bo O ec Wd _d LhWdioh Wd_W 8U[LYUH[FVUHS 9V\YUHSVM ?HSLVWH[OVSVN` '-$-+Å-0' ^jjfi3((Ze_'eh](*)'*)*/('_`ff'+)*2'*+'))1

E ehhi%o ^hij_d[%WdZ 9bWd H[Wj_[bZ "+))+# >[[bd] L^hek]^ j^[: eZo3? [ijkh[_d ; h[jWd: hedp[9][J[b]_ed' Ad QWdd_i @We _bWa_i%E Wha HkkY[dd_a%WdZ KWhW LWhem "[Zi'#P%COFURFUN [OY\ NO[OL 1VK`/0YJOHLVSVNFLZ VM2VYWYLHSP[` "ff'*).Å*+)# Clkm[h9 YWZ[c_YHkXb_i^[hi'

F[bied%@Wkho%WdZ J eX[hj Bkhc Wd "*211# 8U[YVK\ J[FVU[V WO`ZPJHSHU[OYVWSVN`' O[ij HkXbi^_d]'

FoshsZ_%Rieb' "+)*,# Ç< WjW; edY[hd_d] ; ^Wd][i _d W; [c [j[ho Kkhhekdz_d] W E [Z_[1 Wb; ^khY''É

ÅÅÅÅÅ' "+)*/# ÇAj[dd[a <_jieiu]uh[Li_dWjWjWÉ CVW8U]LZ[?\ I SPZOFUN$

Ghjd[h%< edWZ B "+))2# Aik[i _d HWl[efW^ehe]o WdZ Heii_Xh[KjhW[]_[i \eh<[Wb_d] mj^ L^[c ' 0 U[OYVWSVNPZJOLY0 UaLPNLY+, "-#%+, Å, -)'
^jjfi3((Ze_'eh](*)'**+0())), &. -1(+))2())+/

Gic ei_i' "+)*2# AOL\ T H[VEK0 Y[OYfPZ#2 H ZLZ'B`T W[VT Z'3 FHNUVZPZ'CYLH[T LU["
? H[OVSVN` SI _Z[eT QekLkX['
^jjfi3(mmm'oekjkX['Yec(mWjY^8l 6=: . pnZ9 I ? pM

HWa[h%^Wk[i @' "+)*-# <_i[W[Z: eZ_[i%<[_h[Z Kekbi3; ehfehWbjo WdZ J [b]_eki <_\\[h[dY[_d j^[J [\ehc Wj_ed' ALUHPZZHUJL @\ HY[LYS` +, "-#%&+/. Å*+20'
^jjfi3(Ze_'eh](*)'*)1/(/0201,

H[ddo&E Wed% [d`We _d B%WdZ J [X[YYWD' ? embWdZ "+)*-# L^[; ^_bZh[d e\ j^[J [\ehc Wj_ed3; ^_bZ^eeZ HWbW[e[f_Z[c _ebe]o _d : hjWd%9 < *)))Å*0))'
< LKEL]HS0 YJOHLVSVN` . 1"*#%&/+Å2-'
^jjfi3(Ze_'eh](*)'**02())0//)20*-R'))))))))),.

H^[d_Y[%L' O' "*2/2# 9 F[mho <[l [bef[Z N_ikWbE [j^eZ e\ K[n_d] j^[Gi HkXi' 0 T LYPJHU9V\ YUHSVMP O`ZPJHS0 U[OYVWSVN`%%+#%&20Å,)*'
^jjfi3(Ze_'eh](*)'*))+(WfW*,,),))+*-

H_ec Xde&E WYWb%< Wi_e%9 bX[hj J ' R_da%C WbB J [_d^WZ%E [bi iWD[_d%Kj[f^Wd_[HWdp[h%9 hj^kh; ' 9 k\Z[h^[_Z[%J W^[bJ W^_Z%[j Wb "+)*0# <_[jWo 9 dWbi_i e\ H_hWde *%K_Yho%j Wb3L^[J eh[e\ 9 hY^W[ef Wbdehe]o _d >eh[di_YKY[dY['
9V\ YUHSVM0 YJOHLVSVNPHSBJFLUJL) %-#*2,. Å*2-.'
^jjfi3(Ze_'eh](*)'*)*/("W'+)*+'**'))+

J eXX%B%Ali a_f%K 9 '% [ii\ehZ% '%< jjc W%B%C 1_i_bZ%L'%E jY^[b%H <'%E kbZ[h% '% GÖ edd[b%L' ; '%Hh_Y[%E ' ='%J ei[%9 '% KY^[_X% ' "+)*2# Gij[eXe]hW^o3 L^[@_ijeho e\ j^[: eZo W J [Wb: ejjec &D d[@_ijeho' 1 FVHYJOHLVSVN` 8U[LYUH[FVUHS%"*#%&/Å, *' ^jjfi3(Ze_'eh](*)'. 0--(X_'+)*2'*))/

J eXX%Be^d' "+))+# L_c [WdZ : _e]hW^o3Gij[eXe]hW^o e\ j^[AWbWd F[ebj^_Y L_c [if Wd' Ad QWdd_i @We _bWi_i WdZ E Wa HkY[dd_a%WdZ KWhW LWhem "=Zi'#%
COFURFUN COYV\ NO[OL 1 VK`/ 0 YJOHLVSVNPLZ VM2 VYWYLHSF[` "ff'*., Å*0*# Clkm[h 9 YWZ[c _Y(H[dkc HkXbi^[hi'

ÅÅÅÅÅ' "+))2# LemWZi W; hj_YWbGjp_e]hW^o3All [dj_d] Hh[^_ijeh_Y: eZ[i' Al @ DWe X[hj WdZ E ' E Y<edWZ "=Zi'#%BVJFHS1 VKFLZ "ff' *))Å*+1# : [h]^W'd'

J eX[hj% ^Wheijj[%WdZ C[_j^ E WdY^[ij[h "+))0# *COL 0 YJOHLVSVN VMB PZLHZL'* ; ehd[eb Md_1' Hh[ii'

J eXi^[Wkn%L' "+)*0# E _Yhe^_ijeho WdZ j^[@_ijeh_YWbAc W_dW_ed3F[m >hedj_[hi' *COL 9V\ YUHSVM< LKEL]HSHUK 4 HYS < VKLYUB[\ KELZ%,* "*#%&Å/'
^jjfi3((Ze_'eh](*)'*+*. (*) 1+2/ , / &0*/ . . -

J ec [e%F' E '% >_heepWXWZ_%J' "+)*1# ; bWi__YWedi _d : h_[\3L^[H_fa_d
; bWi__YWed e\ >[c ehWb@[WZ >hWjkh[i' *2 SFUPJHS> Y[OVWHLKPJZ HUK ALSH[LK ALZLHYJO%,* +". #%&**- Å***2' ^jjfi3((Ze_'eh](*)'*))0(i**222')))))))))))))-.

J ei[%E[hec [; ' "+))/# L^[<[dj_ij WdZ j^[9 hY^Wjehe]_ij3L^[J eh[e\ <[djWb
9 dj^hefebe]o _d F ehj^ 9 c [h_YWd : _eWhY^Wjebe]o' Ad <ehch[i D' : kha[%BWd[='
: k_aijhWWdZ DWd[9 ' : [Ya "=Zi'#%J *PVHYJOHLVSV / COL 2 VUL_[\ HS0 UHS ZPZ VM 7 \ T HUALT HFUZ* "ff', +, Å, -/# =c [hWZ ? hekf HkXDjZ'

J kiYjj_%H%F Wjeb_%N'% ediebWe%9 '% Wehi_%J '%J ei_dWK%? _WdYWd[%? '%F WZZ[_%J '%
<_; ebWA%<_E kp_e% '% [hWZ_Ykhj_%G'%AWede%<'%HWdjWe%A%J eppW? '%
J eii_%K'%<[Kj[\Wde%D'% WZkpp_%K'%N_jW[%9 '% We%>'% eijWD'%Å J W[bb%
9 ' "+)++# <_ifWj_[i _d j^[fh[l W[dY[e\ Ybd_YWb\[Wkh[i X[jm[[d ioij[c _Y
`kl[d_b[_Zef W^_YWhj^h_i WdZ Wkhj&di[j Kj_bbÖ Z_i[W['* AQL\ T H[VSVN >_MYK"
4 UNSHUK%&"*)#%** +- Å* *+2'* ^jjfi3((Ze_'eh](*)'*)2, (h^[kc Wjebe]o(a[WY)+0

KWdZ_ied%9 ' L' "*2/ 0# K_h E WhY9 hc WdZ J k\\[h "*1. 2Å*2*0# H_ed[[he\
HWh[ef Wj^ebe]o' *< LKPJHS OPZ[VY &&"+#*.) Å*. /'*
^jjfi3((Ze_'eh](*)'*)*0(K))+. 0+0,)))*+))P

KY^h[da%9 b[Y_W9 '% WdZ Deh_9 ' Lh[c Xbb%[Zi "+)++# *1 PVHYJOHLVSVN VM2 HYL COYV\ NO ? VW SH[FVU#; L]LS0 UHS ZLZ* Md_1[hi_jo e\ >beh_ZWHh[ii'

KY_\\[h%E _Y^Wb: ' "+))+# *BVJHHS COLVY FU0 YJOHLVSVN'* Md_1[hi_jo e\ MjW^ Hh[ii'

K^_hjb_\\%E ' ='% WdZ E WZ[h%B L' "+))+# 9 Ykj[K[fj_Y9 hj^h_j_i' *2 SFUPJHS< PJYVI FVSVN AL]EL^ Z%&*"- #%+0Å - -'* ^jjfi3((Ze_'eh](*)'**+1(; E J '*. '-'. +0&--'+))+

Ke\WjH%Re WdWJ ' "+))/# *COL 1 VK HZ< H[LYHS2 \ S[\ YL/ 0 COLVYL[PJHS >Z[LVHYJOHLVSVN'* ; We Xh_Z][Md_1[hi_jo Hh[ii'

Kf_[hbd]%C W[d =' "+))). # *8UNHU[1 HW[PZT FUALMYT H[FVU6 LUL]H COL BOHWFUN VMH 2 VT T\ UH%&*(+#&*+)* ' 9 i^]W['

Kj[mWj%E ' B% E _beh%D' O' "*2. -# >hWjkh[&<_ibeYWed e\ L^[@_f39 d =dZ&I [ikbj KjkZo' *9V\ YUHSVM VUL HUK 9VFU[B\ YNLY $0 T LYPJHUEVS T L%* +"+#%*. Å -+'
^jjfi3((Ze_'eh](*)'+*)/ ())))-/ +, &2. -, /)+)&)))*)

KjkWj&E WWZW %HWjo' "*21. # Hehej_Y^of[heijei_i3J [fh[i[djWj_l [e\ WY^_bZ^eeZ
YedZ_j_ed' *0 T LYPJHU9V\ YUHSVM O ZPJHS0 U[OVWWSVN %++"- #%* 2*Å 21'
^jjfi3((Ze_'eh](*)'*))+(WfW*, ,)//)-)0

KjkZoE [Z_YWb "+) ++# *8UMU[FV\ ZVYBLW[PJ 0 Y[OYH[PZ#2 H ZLZ' B`T W[VT Z' 3 FHNUVZPZ CYLH[T LU[? H[OVSVN ! S\ Z[eT$QekLkX['*
^jjfi3((mmm'oekjkX['Yec (mWjY^8l 6P X G-bl) oX='

KkY^[o%B WdZ <' C Wjp' ÇKa[b[jWb9] [KjWdZWdZi <[h_l [Z\hec Wd =nj[di_l [E kbj_hWdY_Wb KWc fb[e\ E eZ[hd 9 c [h_YWdi'É9 Xj hWYj' *0 T LYPJHU 9V\ YUHS VM? O` ZPJHS 0 U[OYVWVSVN $/ 23+/ 2'*

Kkpka_%L WaWe' "*210# HWb[efWj^ebe]_YWbijkZo ed WYWb[e\ eij[ei WhYec W *0 T LYPJHU 9V\ YUHS VM? O` ZPJHS 0 U[OYVWVSVN %) ",#%) 2Å *1'*
^jjfi3((Ze_'eh] (*) '*)) +(WfW*, ,) 0-),).

L_bb[o%DehdW "+) *. # 9 YYec c eZWj_d] Z_\\[h[dY[_d j^[fh[^_ijeh_YfWj3J [l _i_j_d] j^[YWb[e\ J ec _je +\hec WX_eWhY^Wjeb e] o e\ YWh[fh[hif[Yj_l ['* 8U[LYUH[PVUHS 9V\ YUHS VM? HSLVWH[OVSVN %%% - Å0- ' ^jjfi3((Ze_'eh] (*) '*) */ (''_`ff'+) *-'*) '))),*

ÅÅÅÅÅ' "+) *. # AdjheZkY_d] j^[: _eWhY^Wjeb e] o e\ ; Wh[' *COLVY` HUK? YHJ[PJL PU [OL 1 PVHYJOHLVSVN` VM? HYL%$ Å**'*

ÅÅÅÅÅ' "+) ++# ÇL^[AdZ[n e\ ; Wh[Heij[hÉ: FJ =c f_h[9 ffb_YWj_ed'

L_bb[o%DehdW%WdZ 9 b[YW9 ' KY^h[da "+) *0# *=L^ 3 L]LSVWT LU[ZPU [OL 1 PVHYJOHLVSVN` VM? HYL 5 \ Y[OLY 2 HZL B[\ KPLZ HUK 4 _WHUKLK COLVY`' Kfh_d] [h Adj[hdWj_edWb HkXb_i^_d]'*

L_bb[o%DehdW%WdZ E WhY>' Gn[d^Wc ' "+) **# Kkhl _l WbWjWdij j^[eZZi3E eZ[b_d] j^[ieY_Wb_c fbYWj_edi e\ YWh[fhel _i_ed je i[h_ekib o Z_iWXb[Z _dZ_l _ZkWbi' *8U[LYUH[PVUHS 9V\ YUHS VM? HSLVWH[OVSVN %&"*#%. Å+'*
^jjfi3((Ze_'eh] (*) '*) */ (''_`ff'+) **') +'))),

L_bb[o%DehdW%WdZ Ledo ; Wc [hed' "+) *-# AdjheZkY_d] j^[AdZ[n e\ ; Wh[39 m[X%XWi[Z Wffb_YWj_ed ikffehj_d] WhY^Wjeb e] _YWb h[i[WhY^ _dje ^[Wj^%h[bWj[Z YWh[' *8U[LYUH[PVUHS 9V\ YUHS VM? HSLVWH[OVSVN %$-% Å2'*
^jjfi3((Ze_'eh] (*) '*) */ (''_`ff'+) *-') *'))),

L_bb[o%DehdW%WdZ Ledo ; Wc [hed' "+) *1# *COL 8UKL_ VM? HYL/ 0 UVWLU#HIJLZZ JSV\ K HWWSPJH[PVU MVY I PVHYJOHLVSVN` VMJHYL YLZLHYJO$*

LeZZ%E Wh]e' "+)) +# *COL 2 \ S[\ YL VM? YV[LZ[HU[PZT PU 4 HYS` < VKLYU BJV[SHUK'* QWb[Md_l [hi_jo Hh[ii'

LeZZ%L' O_d] Wj[' "*2+*# 9] [; ^Wd] [i _d j^[HkX_Y: ed[3L^[Adj[hfh[jWj_ed e\ NWhWj_edi _d j^[Koc f^oi_Wb9 h[W *0 T LYPJHU 9V\ YUHS VM? O` ZPJHS 0 U[OYVWVSVN %\"-#%) 0Å +-'* ^jjfi3((Ze_'eh] (*) '*)) +(WfW*, ,)) -) -),

Lh_daWki%=h_a%WdZ E ' J ' R_c c [hc Wd' "*21+# LhWkc W9 c ed] j^[K^Wd_ZWhi F [WdZ[hjWhi'É *0 T LYPJHU 9V\ YUHS VM? O` ZPJHS 0 U[OYVWVSVN* . 0"*#/ *Å0/ '
^jjfi3((Ze_'eh] (*) '*)) +(WfW*, ,). 0) *) 1

M^b%F jWb[E ' "+) *, # 9] [&Wj&< [Wj^ =ij_c Wj_ed' Al =bpWX[j^ 9 ' < _? Wd] _WdZ E [] Wd C'
E eeh["=Zi'#%dALZLHYJO< L[OVKZFU7 \ T HUBRLSL[HS1 FVSVN` "f f' / , Å10# =bi[1 _[h

Mc çWhi a W%O _eh[jW%dZ 9 ddWHkki[a&<kZa_[m_Yp' "+) *) # ? hemj^ J [jWkZWj_ed WdZ
< [bWb[Z HkX[hjo _d ; ^_bZh[d WdZ 9 Zeb[iY[dji m_j^ Bkl [d_b[AZ_ef Wj^_Y
9 hj^h_j_i' 0 YJOPJLZVM< LKPJHSBJFLUJL%d"*#%'2Å+, '
^jjf i3((Ze_'eh] (*) '. **- (Wc i'+) *) '*, .) *

N[hZ[ho%C Wj^[h_d[' "*222# COL ? VSHPJHS; PJLZVMB LHK 1 VKHLZ/ ALI \ YHHSHUK ? VZ[#
BVJHHSPZ[2 CHUNL' ; ebkc X_WMd_l [hi_jo Hh[ii'

N[djWZ[i%F [h[W? '%Ac WdebE ' DWjpWE edji[hhWj @[hl [bWW%dZ ; edY[f Yyd Z[&W&L {W
"+) *1# 9 J [YehZ_d] >ehc \eh< _\\[h[dj_Wb< _Wj dei_i e\
9 hj^hef Wj^_[i' 8U[LYUH[FVUHS9V\ YUHSVMP HSLVWH[OVSVN`% %%. Å- 2'
^jjf i3((Ze_'eh] (*) '*) */ ('_`f f'+) *1') *')) -

O Wjed%Re^d%BWc [i >' : heeai%WdZ ; ^hijef ^[hJ 'F ' < [; ehi[' "+)) 1# BT HSSF VYSKZ/
< L[OVK"< LHUFUN"0 UK =HYYH[P]L FU< PJYVOPZ[VY` "*ij [Z# KY^eeb\eh9 Zl WdY[Z
J [i[WhY^ Hh[ii'

O Wd]%B Wd%WdZ D_kYW_O Wd]' "+) +*# F el [bL^[hW[kj_YAdj[hl [dj_edi LemWhZi
Ac f hel [Z E WdW[c [dj e\ K[f j_Y9 hj^h_j_i' 1 < 2 < \ ZJ\ SVZRLSL[HS
3 PZVYKLYZ%' "*#%'Å ,) ' ^jjf i3((Ze_'eh] (*) '**1/ (i*+12*&+*&-, 1, &

O ^_j[%L' < '%E _Y^Wj bL' : bWWa%WdZ H_j[h 9 ' >eba[di "+) *+# 7 \ T HU>Z[LVSVN' '
9 YWZ[c _YHh[ii'

O _da[bc Wd%E _Y^Wj b' "+)) 2# 2 \ S[\ YL HUK 7 LHS[O' 0 WHS FUN< LKPJHS0 U[OVWWSVN` $
Beii [o& Wi'

O eb\%Akbki' "*12+# 3 HZ 6 LZL[a KLY [YHUZMYT H[FVUKLY RUVJOLU' @_hiY^mWbZ

RWd[jj_% hij_Wde' "+) *-# L^[; ^[[i[WdZ j^[O ehc i3L^[; eic ei e\ WK_nj[[dj^&
; [djkho E _bb[h' COL BP[LLUO2 LU[\ Y' 9V\ YUHS K_nj[[dj^ ; [djkho Bekhd Wb
HkXb_i^[hi'

R[`Z_ba%C Wj_[%Rebd Wj^Wd < : [j^WhZ%Rieh Foshs Z%WdZ 9 dZh[? edY_Wh "+) *2# L^[
E [Z_[l Wb Lh Wdi oh WdWd GhWb; edZ_j_ed39 ; W[KjkZo _d Adj[hfh[jWj_ed WdZ
KjWdZWhZ_pWj_ed' 3 LU[HS0 U[OVWWSVN`%' "+#%00Å1 1'
^jjf i3((Ze_'eh] (*) '+/ . 0. (ZW1 , +_+'+2/

R[`Zba%C Wj_[%Rieh Foshs Z_%WdZ 9 dZh[? edY_Wh "+) +*# =l _Z[dY[e\ @ehi[c Wdi^_f _d
Lme Kpuah[h F eXb[c [d \hec j^[: Wegk[f[h_eZ' 8U[LYUH[FVUHS9V\ YUHSVM
>Z[LVHYJOHLVSVN`%&"*#%/ Å0/ ' ^jjf i3((Ze_'eh] (*) '*)) +(eW+2+.

R[_Zba%C Wj[%9 dZh[? edY_W%ed Wj^Wd : [j^WZ%WdZ Riebj F oshsZ_' "+) +) #
All [ij_] Wj_d] WE [Z_[1 Wb; ^khY^ WdZ ; [c [j[ho "Nêb[d_&Heb fZec X%@W]^_jW
; ekdjho# *0J[H< \ ZLP=HWJLUZPZ$7 PZ[VYPJHP%8, "*-, Å0, '

R^Wd]%O [dn_d%9 dg_O Wd]%R_d_d] Rek%L_dWBWe X%H[d] ; ^[d%F_oWp_9 b\k`_Wd]%
I kWdY^We R^Wd]%WdZ I _Wd O Wd] "+) ++# L^[Ac f Wh[Z F ec WZ39
: _e WhY^W[ebe] _YWb KjkZo ed Wd =Wbo Aed 9] [; W[e\ Cd[[9 daobei_i \hec j^[
B_Wha[d`_Wj W; [c [j[ho%F ehj^m[ij[hd ; ^_dW *8U[LYUH[PVUHS9V\ YUHSVM*
>Z[LVHYJOHLVSVN` ('"+#% 2, Å) 1' ^jjf i 3((Ze_'eh] (*) '*)) +(e W,) 1,

www.ingramcontent.com/pod-product-compliance
Lightning Source LLC
LaVergne TN
LVHW042115190726
843493LV00006B/1493
* 9 7 8 3 3 8 4 2 5 7 8 4 0 *